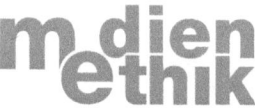

Herausgegeben von
PETRA GRIMM und OLIVER ZÖLLNER

Mitbegründet von
RAFAEL CAPURRO

Band 21

www.steiner-verlag.de/brand/Medienethik

Ethik der Digitalisierung in Gesundheitswesen und Pflege

Analysen und ein Tool zur integrierten Forschung

Herausgegeben von
Petra Grimm und Oliver Zöllner

Franz Steiner Verlag

Diese Publikation wurde finanziell durch das Bundesministerium für Bildung und Forschung (BMBF) gefördert (Förderkennzeichen: 16SV8793).

Umschlagabbildung: Holzhand und menschliche Hand vor EEG-Gerät © Oliver Zöllner

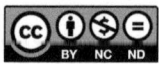

Dieses Buch ist eine Open-Access-Publikation.
Dieses Werk ist lizenziert unter einer Creative Commons Namensnennung –
Nicht kommerziell – Keine Bearbeitungen 4.0 International Lizenz.
creativecommons.org/licenses/by-nc-nd/4.0/deed.de

Bibliografische Information der Deutschen Nationalbibliothek:
Die Deutsche Nationalbibliothek verzeichnet diese Publikation in der Deutschen
Nationalbibliografie; detaillierte bibliografische Daten sind im Internet über
dnb.d-nb.de abrufbar.

© Petra Grimm und Oliver Zöllner 2025
Veröffentlicht in der Franz Steiner Verlag GmbH
Maybachstraße 8, 70469 Stuttgart
service@steiner-verlag.de
www.steiner-verlag.de

Druck: Beltz Grafische Betriebe, Bad Langensalza
Gedruckt auf säurefreiem, alterungsbeständigem Papier.
Printed in Germany.
ISBN 978-3-515-13551-1 (Print)
ISBN 978-3-515-13552-8 (E-Book)
DOI 10.25162/9783515135528

INHALTSVERZEICHNIS

Petra Grimm, Oliver Zöllner
  Ethik der Digitalisierung in Gesundheitswesen und Pflege.
  Grundlegende Überlegungen zu diesem Buch 7

I. ETHIK DER DIGITALISERUNG IM GESUNDHEITSWESEN

Claudia Paganini
  Neuer Wein in alten Schläuchen? Ethische Fragen zur Digitalisierung
  im Gesundheitswesen 17

Katharina Crepaz
  Diversität und Gesundheit – Digitalisierungsprozesse als
  Herausforderung und Chance 33

Jan Doria
  Kann KI Krankenhaus? Ein Lehrexperiment zum Einsatz von
  Rollenspielen zur Förderung multiperspektivischer ethischer
  Reflexionskompetenz 47

Annalena Binder, Benjamin Fetzer, Anna Maria Gebert, Mala Ginter,
Julia Kozlova, Elena Schäuble, Oliver Zöllner
  Mensch, Roboter, KI? Szenarien der Verantwortungsabgabe in der
  häuslichen Pflege 63

Karsten Weber
  Künstliche Intelligenz am Ende des Lebens: Szenarien des
  KI-Einsatzes zur Prognose und Gestaltung des Sterbens 87

II. DAS BMBF-PROJEKT ELSI-SAT HEALTH & CARE

Petra Grimm
  Ethik der Interdisziplinarität in der KI- und MTI-Forschung: eine
  Frage der Haltung? 109

Jan Mehlich
  Jenseits von Bereichsethiken: Die Navigation epistemischer Regime
  der Angewandten Ethik im ELSI-SAT-H&C-Projekt 127

Susanne Kuhnert
  BMBF-Projekt ELSI-SAT Health & Care: Ethische Fundierung
  und Hintergründe zur Konzeption des Moduls Wertereflexion 141

Sarah Bacher, Patrizia Schiffrer, Michael Burmester
  Das neue Tool ELSI-SAT Health & Care: Projektteams mit
  ELSI inspirieren 157

Jörn Hoffmann, Tobias List
  Konzeption und Umsetzung eines Digital-Tools aus rechtlicher Sicht 175

Kurzbiografien 197

ETHIK DER DIGITALISIERUNG IN GESUNDHEITSWESEN UND PFLEGE

Grundlegende Überlegungen zu diesem Buch

Petra Grimm, Oliver Zöllner

Innovationen auf dem Gebiet digitaler und robotischer Systeme führen in der Gegenwart in schneller Folge zu neuen Einsatzfeldern und Anwendungen. Große Hoffnungen ruhen insbesondere auf Innovationen auf den Gebieten der Gesundheitsforschung, der medizinischen Diagnostik und kurativen Behandlung sowie der Pflege.[1] Im Alltag sind die Neuerungen längst angekommen. „Die Digitalisierung hat die medizinische Praxis und den Umgang mit Gesundheit maßgeblich verändert", wie Müller et al. konstatieren. In der Tat können sich Ärzt:innen „bei ihrer Arbeit von Diagnose-Algorithmen unterstützen lassen, die medizinische Pflege kann mit Pflegerobotern ergänzt werden, Bürger:innen können Apps nutzen, um sich gesund zu halten und Forscher:innen können digitale Patientenakten auswerten, um schnell schädliche Wechselwirkungen zwischen Medikamenten festzustellen".[2] Digitalisierungsprozesse im Gesundheits- und Pflegebereich verändern die Interaktionsbeziehungen zwischen den beteiligten Akteuren in erheblichem Maße.[3]

Gerade auch in der weiteren Verknüpfung mit Systemen des maschinellen Lernens und der Künstlichen Intelligenz (KI) ergeben sich auf diesen Feldern zahlreiche neue Chancen für Nutzen bringende Anwendungen – wenn man die vielfältigen übertriebenen Erwartungen rund um KI, die im Zuge der Markteinführung des Chatbots ChatGPT Ende 2022 in Medien und Marketing aufgekommen sind, einmal als Hype passieren lässt und nüchtern auf die Realitäten solcher Systeme blickt.[4] Zu oft erwiesen sich bisher etwa KI-gestützte Diagnosen als fehlerhaft, waren ausgegebene Empfehlungen sinnlos oder gar gefährlich, oder die Sprachsteuerung der Systeme waren unzulänglich.[5] Hoffnungen auf allumfassend perfekte digitale Anwendungen werden wohl auch im Gesundheits- und Pflegesektor auf lange Sicht Traumvorstellungen bleiben. Es sind also Augenmaß und Abwägung gefordert: Was nützt Patienten? Was verbessert die Arbeitsbedingungen von Ärztinnen und Pflegekräften? Letzten Endes geht es beim Einsatz digitaler und robotischer Tools im Kern also um die „Ermöglichung von Best Practice" und die „Förderung

---

1 Vgl. die Beiträge in Bendel 2018; Heinemann/Matusiewicz 2020; Inthorn/Seising 2021; Klein et al. 2024; Manzei-Gorsky et al. 2022; Nemat/Becker 2023.
2 Müller et al. 2024, S. 541.
3 Vgl. Forster/Zerth 2024, S. 15–16.
4 Vgl. hierzu etwa Bonard 2024; Granigg/Lichtenegger 2024
5 Lenzen 2023, S. 161.

des Patientenwohls".[6] Auch nicht KI-gestützte Software kann, um dies zu betonen, in Medizin und Pflege ein sehr nützliches Werkzeug sein, allerdings eingebettet in weitere Anwendungen sowohl digitaler als auch analoger Art.

Als wesentliches Hilfsmittel, die komplexen Herausforderungen (und neben den Chancen selbstredend auch die denkbaren Risiken) digitaler Anwendungen angemessen und in einer Art „Rundum-Perspektive" zu analysieren, hat sich der *ELSI*-Ansatz etabliert. Die kombinierte Berücksichtigung ethischer, rechtlicher und sozialer Implikationen (*Ethical, Legal and Social Implications*) ist in der Entwicklungsphase wie auch in der späteren wissenschaftlichen Evaluation von digitalbasierten Anwendungen ein empfehlenswerter Zugang. Kombiniert mit einem *Screening- und Assessment-Tool* (*SAT*), das in die Forschung und Technikentwicklung prozessual integriert wird, kann hier gut und gerne von einer Art Goldstandard gesprochen werden.[7] Es geht darum, neue Anwendungen zu verstehen und sie mit diesem tieferen Verständnis zu testen, sie weiterzuentwickeln und sie so schließlich den angestrebten Zielen entsprechend optimiert einzusetzen – oder bei negativen Evaluationsergebnissen den Einsatz auch zu beenden, etwa wenn prognostizierte schädliche Folgen oder Risiken zu hoch erscheinen. Um diese ELS-Aspekte auch für Forschende in der Entwicklungsphase zugänglich zu machen, entwickelte das Institut für Digitale Ethik der Hochschule der Medien Stuttgart mit Hilfe der Förderung des Bundesministeriums für Bildung und Forschung zwei ELSI-SAT-Softwares: zum einen ein Basis-Tool, das Projekte im Forschungsbereich von Mensch-Technik-Interaktion adressiert, und zum anderen ein ELS-Tool, das den Bereich Gesundheit und Pflege zum Gegenstand hat. Beide Tools sind öffentlich zugänglich: ELSI-SAT unter dem Weblink www.elsi-sat.de und ELSI-SAT Health & Care unter www.elsi-sat-health-and-care.de.

Diese Tools können im weiteren Sinne auch für ein Ethics by Design im Research-Bereich genutzt werden. Ethics by Design beruht auf den Methoden und Konzepten eines Value Sensitive Design. Die Gestaltung von digitalen Artefakten wird dabei weder als neutral noch losgelöst von ethischen Überlegungen und Handlungen betrachtet, denn digitale Technologien haben immer einen Bezug zur Lebenswelt und den Handlungsmöglichkeiten der Menschen. Aus diesem Grund sollten ethische Überlegungen und Prinzipien in den Entwicklungsprozess vom ersten Augenblick der Konzeption und Ideenfindung an integriert werden. Hervorzuheben ist, dass Ethics by Design die unterschiedlichen Perspektiven der indirekt und direkt betroffenen Stakeholder in den Gestaltungsprozess integriert. Dabei müssen Grundsätze für ethisches Handeln, beispielsweise in der Entwicklung von KI, eingehalten werden. Der vom Institut für Digitale Ethik vertretene Ethics-by-Design-Ansatz zielt darauf ab, in einem methodisch geführten Prozess ein Ethik-Screening und Ethik-Assessment zu ermöglichen und zu einer wertebasierten Gestaltung der KI beizutragen.

Ethik hat zum Ziel, dabei zu helfen, kluge Entscheidungen zu treffen; Grundlage hierbei sind etablierte oder neu auszuhandelnde Maximen und Werteorientie-

---

6   Rubeis 2024, S. 1.
7   Vgl. allgemein Mehlich 2023 sowie Hoffmann/List und Kuhnert in diesem Band.

rungen. In digitalen Kontexten wird diese Aufgabe zunehmend komplexer und erscheint auch angesichts beschleunigter technologischer Entwicklungszyklen und teilweise einer gewissen Technikskepsis in der Gesellschaft von großer Bedeutung.[8] Gerade Anwendungsfelder in Medizin und Pflege sind körpernahe und damit höchst ‚persönliche' Praktiken, die betroffene Menschen auch emotional stark berühren. Kurative Praktiken enthalten nach wie vor gänzlich analoge Datenerhebungen und -protokollierungen – in der Osteopathie beispielsweise die Praxis des Tastens – und sind auf diese Weise darauf angelegt, den Menschen „lesbar" und seinen gesundheitlichen Zustand in kodierter Form verstehbar zu machen, worauf Kaiser in einer Studie in semiotisch-anthropologischer Perspektive grundlegend hinweist.[9] Im Vergleich dazu erscheinen etwa kardiologische Körperdatenerhebungen (Herzfrequenz, Kreislaufwerte usw.) auf den ersten Blick einfacher und somit auch leichter in ein System des maschinellen Lernens übertragbar. Die Interpretation solcher Daten ist aber auch mit KI-Unterstützung keineswegs immer eindeutig. Birkfellner zeigt in einem Übersichtsartikel eindrücklich, wie komplex beispielsweise die radiologische Interpretation von Mammographien auch mit den modernsten KI-gestützten bildgebenden diagnostischen Verfahren ist.[10]

Empirische Übersetzungen wie die hier skizzierten sind am Ende immer nur Daten – und noch längst keine gesicherten Erkenntnisse. Ärztliche Tätigkeiten konstruieren eine eigene fachspezifische Wirklichkeit, die auch mit Hilfe von digitalen Systemen nicht unterkomplexer wird und sich stets in eindeutige Diagnosen übertragen lässt. Entscheidungen kann am Ende nur ein fachlich kompetenter Mensch treffen. Sie gehen naturgemäß mit einem hohen Grad an Verantwortung einher. Größer skalierte digitale Datensammlungen und -verknüpfungen, wie sie in KI-Systemen zur Anwendung kommen und ein Hilfsmittel sein können, berühren zentrale ethische Aspekte wie Selbstbestimmung, Sicherheit, Gerechtigkeit, Privatheit und Teilhabe teils noch intensiver als bereits in ‚analogen' Settings etwa in der Arztpraxis oder in der Pflege ‚vor Ort'.[11] Auch angesichts denkbarer Fehldiagnosen möchte man sich große Sprachmodelle wie ChatGPT oder andere digitale Systeme wohl eher nicht gerne in einer Rolle „als Arzt" vorstellen, von der wichtigen Bedeutung der menschlichen Zuwendung in einem kurativen Setting einmal ganz abgesehen.[12] Die Software ELSI-SAT Health & Care will in diesem Kontext nicht zuletzt ein „Reflexions- und Inspirationstool"[13] sein, um das Bewusstsein für die vielschichtige Verantwortung der beteiligten Behandelnden, Pflegenden und Forschenden weiter zu stärken und hilfreiche Impulse für die Entscheidung zum angemessenen, richtigen Handeln zu geben – das in letzter Konsequenz stets ‚analog', also bei den Körpern der Patientinnen und Patienten ansetzt.

---

8 Vgl. Grimm et al. 2024 sowie die Beiträge in Sonar/Weber 2022 und Vieweg 2023.
9 Vgl. Kaiser 2018.
10 Vgl. Birkfellner 2024.
11 Vgl. Müller et al. 2024; Neuhäuser 2023; Paganini 2024; Pfabigan 2021; Seubert 2023.
12 Vgl. Mehnen et al. 2024.
13 Kuhnert (in diesem Band).

1 DIE BEITRÄGE IN DIESEM BAND

Der erste Themenabschnitt des Bandes blickt auf Grundlagen und stellt Fallstudien vor. *Claudia Paganini* vom Institut für Christliche Philosophie der Universität Innsbruck reflektiert in ihrem Eröffnungsbeitrag ethische Fragen zur Digitalisierung im Gesundheitswesen. Sie fragt, inwiefern hier „neuer Wein in alten Schläuchen" präsentiert wird. Der neue Wein und die alten Schläuche lassen sich ihrzufolge „nicht nur als Bild für das Konfliktpotenzial zwischen Tradition und Innovation lesen, sondern auch als Erinnerung daran, dass alte Spannungsfelder nicht einfach zu existieren aufhören, wenn eine (technische) Weiterentwicklung stattfindet, sondern es vielmehr zu einer Vermehrung der Probleme kommt, bleiben die alten doch bestehen und werden um neue ergänzt", so Paganinis kritische Hinweise in nuce.

Katharina Crepaz (Center for Autonomy Experience der Forschungseinrichtung Eurac Research, Bozen/Bolzano) führt diese wichtigen Gedanken rund um menschliche Faktoren weiter in Richtung „Diversität und Gesundheit" und behandelt „Digitalisierungsprozesse als Herausforderung und Chance", also konkret die Vielfalt der Gesellschaft in individueller und sozialer Hinsicht, in der digital basierte Gesundheitspraktiken „sowohl inklusive Potenziale als auch exkludierende Herausforderungen für unterschiedliche Bevölkerungsgruppen bergen". Der Fokus des Beitrags liegt dabei etwa auf Zugänglichkeit zu Angeboten wie auch auf Möglichkeiten zur „Überwindung von Entfernungshürden durch Telemedizin, der Personalisierung von Gesundheitslösungen durch Apps und Wearables sowie der Implementierung diversitätssensibler Gesundheitsangebote auf digitalen Plattformen". Auch an diesen Beispielen zeigt sich, wie wichtig die Antizipation von tatsächlichen Nutzungspraktiken und die Reflexion denkbarer oder tatsächlicher Folgen bestimmter technologischer Tools ist, sowohl auf der persönlichen wie auf der kollektiven Ebene.

Jan Doria vom Institut für Digitale Ethik der Hochschule der Medien Stuttgart wendet diesen lebensnahen und alltagsbasierten Ansatz in seiner Fallstudie auf eine wichtige Institution der Patientenversorgung an – das Spital – und geht ganz wesentlichen Fragen zum Einsatz technologischer Innovationen nach: „Kann KI Krankenhaus?" – und was impliziert der zunehmende Einsatz von Systemen der Künstlichen Intelligenz für das Funktionieren einer solchen komplexen Einrichtung? Vor diesem Hintergrund stellt Doria ein „Lehrexperiment zum Einsatz von Rollenspielen zur Förderung multiperspektivischer ethischer Reflexionskompetenz" vor, das an der Hochschule als Teil eines Projektseminars durchgeführt und ausgewertet wurde. Das Rollenspiel berücksichtigt sowohl eine soziotechnische Systemperspektive als auch eine tugendethische Grundhaltung, die schließlich auf Basis eines narratologischen Modells in die Entwicklung ethischer Reflexionskompetenz münden. Der Autor kommt zu dem Fazit, dass das Rollenspiel als Lehrmethode einerseits „besonders geeignet ist, um eine ethische Reflexionskompetenz im Sinne eines ‚Goldenen Mittelwegs' bei der Aushandlung von Wertekonflikten herauszubilden und dabei multiple Perspektiven zu integrieren", dass diese Lehrmethode andereseits aber auch besonders hohe Anforderungen an Lehrkräfte und ihre Rollenausgestaltung wie auch an die Lernerden stellt, die Hemmschwellen überwinden müssen.

Zwei szenarienbasierte Studien rund um Siechtum und Tod – leider nur allzu gern verdrängte, aber für alle Menschen relevante Topoi – beschließen den ersten Themenkreis des Bandes. In einer Fallstudie rund um den Einsatz von robotischen und KI-Systemen in der Pflege, häufig manifestiert an im häuslichen Nahbereich zu pflegenden Angehörigen an deren Lebensende, zeigen *Oliver Zöllner* (Institut für Digitale Ethik der Hochschule der Medien Stuttgart) und seine studentischen Koautor:innen *Annalena Binder, Benjamin Fetzer, Anna Maria Gebert, Mala Ginter, Julia Kozlova* und *Elena Schäuble* unter dem Titel „Mensch, Roboter, KI?" Szenarien der Verantwortungsabgabe in der häuslichen Pflege nach, die sie in einem Master-Projekt des forschenden Lehrens auf der Basis von qualitativen Interviews mit acht Probandinnen und Probanden empirisch abgeleitet und überprüft haben. Die fünf Szenarien gehen auf unterschiedliche Grade der Technologisierung in der Pflege ein: von rein humaner/manueller Care-Arbeit bis hin zum Einsatz humanoider Roboter mit KI-Unterstützung. Die Proband:innen geben hierzu vielschichtige Antworten, die auf sehr differenzierte Alltagsethiken rund um den Einsatz von digitalen und robotischen Systemen verweisen – und nicht zuletzt auf die Herausforderungen, die im Leben häuslich pflegender Personen zentral und ganz praktisch von Belang sind.

Karsten Weber (Institut für Sozialforschung und Technikfolgenabschätzung; Regensburg Center of Health Sciences and Technology der Ostbayerischen Technischen Hochschule Regensburg) geht im letzten Beitrag des ersten Themenabschnitts auf „Künstliche Intelligenz am Ende des Lebens" ein und entwirft „Szenarien des KI-Einsatzes zur Prognose und Gestaltung des Sterbens". Dieser Beitrag gleichermaßen zur Todesphilosophie und zur KI-Ethik blickt auf drei praktisch denkbare Szenarien technologiegestützter Prognostik des Ablebens von Menschen: „Sterbevorhersage als diagnostische Unterstützung", „Sterbevorhersage als Entscheidungsunterstützung für Behandlungsmaßnahmen" und „Sterbevorhersage zur Entscheidungsübernahme". Diese Szenarien könnten genutzt werden, so Weber, „um auf verständliche Weise darüber aufzuklären, welche (plausiblen) möglichen Zukünfte heute denkbar sind, denn auch wenn deren Eintreten unsicher ist und es auch ganz anders kommen könnte, ist die Kenntnis wahrscheinlicher oder zumindest plausibler Entwicklungen in der Zukunft hilfreich dabei, besser informierte Entscheidungen bspw. darüber zu treffen, wie in Zukunft die Nutzung von KI-Systemen im Umgang mit dem heute noch Unwägbaren und Unvermeidlichen aussehen soll".

In Webers Überlegungen zu Künstlicher Intelligenz versus Sterben und Tod kommt in tröstlicher Weise „das individuelle Schicksal" wieder in den Blick – und mit ihm die Individualität des Menschen, allen technologischen und digitalen Begleitungen und Einbettungen seines Lebens zum Trotz. Es ist der Mensch, der fragt, wie er sein soll und sein will. Die Antwort darauf kann ihm wohlweislich keine Maschine geben. Und wenn in der zuvor präsentierten Studie zur Abgabe von Verantwortung in der häuslichen Pflege es einem Großteil der Befragten wichtig war „zu erwähnen, dass der Einsatz von KI-Systemen nicht als Ersatz für menschlichen Kontakt gesehen werden darf", verweist dies am Ende auch auf die nach wie vor zentrale Rolle, die Humankommunikation, also das Gespräch von Mensch zu Mensch wie auch eine damit verbundene Empathie, in der medizinischen Behandlung, in der Pflege und allgemein in der Patientenversorgung spielt, aller Technisierung und Digitalisierung zum Trotz.[14] Mechanistische Menschenbilder sind hier nicht zielführend; auch hervorragend programmierte und performende KI-Systeme werden den vertrauensvollen und im besten Sinne fürsorglichen Dialog von Angesicht zu Angesicht nicht ersetzen können.[15] Zu fragen ist mit Hans Jonas also in der Tat immer noch, „in welcher Weise (…) Technik die Natur unseres Handelns affiziert"[16], – und Antworten sollten aus ethischer Perspektive auf einen Gebrauch und eine Indienststellung der technischen Apparaturen hin orientiert sein, die den Menschen in seiner Würde und in seiner Humanität stärken.

2 DAS PROJEKT „ELSI-SAT HEALTH & CARE"

Der zweite Themenabschnitt des vorliegenden Bandes behandelt das Projekt „ELSI-SAT Health & Care", das im Zeitraum von Oktober 2021 bis Juni 2023 vom Institut für Digitale Ethik (IDE), dem User Experience Research Lab (UXL) der Hochschule der Medien zusammen mit dem Cologne Center for Ethics, Rights, Economics and Social Sciences of Health (CERES) der Universität zu Köln und sodann dem Center for Life Ethics der Universität Bonn durchgeführt und vom Bundesministerium für Bildung und Forschung gefördert wurde.

Petra Grimm vom Institut für Digitale Ethik der Hochschule der Medien Stuttgart verweist in ihrem Beitrag auf die Bedeutung einer „Ethik der Interdisziplinarität" in der Forschung zu KI und Mensch-Technik-Interaktionen (MTI), die sie auch als eine Frage der grundsätzlichen Haltung identifiziert. Sie eröffnet aus einer Meta-Perspektive den Blick auf die menschliche Seite einer interdisziplinären Forschungsarbeit, die für ein Gelingen der Projekte im Bereich der MTI Voraussetzung sind. Ihr Beitrag, der als Schwellentext zu verstehen ist, legt denn auch den Fokus auf „die menschlichen Aspekte, die für das Gelingen einer interdisziplinären Forschung maßgeblich von Bedeutung sind", also zum einen „Haltung, Werte, Tugenden, persönliche Dispositionen, Charaktereigenschaften, Identitäten und Fähigkeiten, die sich in der Persönlichkeit von Wissenschaftler:innen manifestieren", zum anderen auch kommunikative und soziale Kompetenzen, die für „interdisziplinäre Kooperation und Kollaboration" und letztlich für einen Projekterfolg so wichtig sind.

Jan Mehlich vom Center for Life Ethics der Rheinischen Wilhelms-Universität Bonn gibt in seinem Beitrag ein Plädoyer für ein auf Ethik bezogenes ganzheitliches Denken „jenseits von Bereichsethiken" ab und entwirft eine „Navigation epistemischer Regime der Angewandten Ethik im ELSI-SAT-Health-&-Care-Projekt". Er stellt einen Dreischritt aus einem Mapping der ethischen Dimensionen von Gesundheit, Medizin und Pflege, den Einflusspotenzialen auf diese Dimensionen sowie den spezifischen Technikeigenschaften als Auslöser dieser Einflüsse in den

---

14 Vgl. Beck et al. 2021; Neundlinger 2023, S. 16–19.
15 Vgl. Fantacci 2024.
16 Jonas 1984, S. 15–16.

Mittelpunkt seiner Überlegungen zu sinnvollen Transfers von angewandtem ethischem Wissen in die Technikentwicklung.

Susanne Kuhnert vom Institut für Digitale Ethik der Hochschule der Medien Stuttgart gibt einen Überblick über die in der ELSI-SAT-Health-&-Care-Software aufgerufenen ethischen Ansätze und Werte und welche Bedeutung in diesem Kontext der Empirie zukommt, vor allem in Form der abgefragten persönlichen Wertvorstellungen der Nutzenden des Tools. Das Hauptziel der von Kuhnert skizzierten Reflexionsübung ist, „eine gewisse Freude für das Nachdenken und das Interesse zu wecken, um verschiedene Perspektiven wahrzunehmen und dadurch zu einem klareren Bild über das eigene Forschungsvorhaben zu gelangen". Dies ist ein klares Plädoyer für eine werteorientierte Technikgestaltung.

Sarah Bacher, Patrizia Schiffrer und *Michael Burmester* vom User Experience Research Lab der Hochschule der Medien Stuttgart legen in ihrem Beitrag dar, wie sie die ELSI-SAT-Software einer an Nutzerfreundlichkeit und Nutzererfahrung orientierten Evaluation unterzogen haben. Als Grundlage für die Verbesserung der Usability und User Experience des Produkts diente bei ihnen ein menschzentrierter Gestaltungsprozess. Auf der Grundlage von sechs Teilstudien mit potenziellen Nutzenden des Tools ELSI-SAT Health & Care – allesamt Forschende aus dem Bereich Gesundheit und Pflege – wurde das Tool weiterentwickelt und optimiert: zunächst mit einem sehr simplen Prototyp, nachfolgend Schritt für Schritt bis hin zur finalisierten Web-Anwendung.

Jörn Hoffmann und *Tobias List* vom Institut für Digitale Ethik der Hochschule der Medien Stuttgart evaluieren das Projekt ELSI-SAT Health & Care anschließend aus rechtlicher Sicht. Sie verweisen auf die erheblichen Herausforderungen, die sowohl in der Konzeption als auch bei der inhaltlichen und technischen Ausgestaltung der Software zu bewältigen waren. Dies führte, wie sie schreiben, „in dem inter- bzw. intradisziplinären Projekt öfter zu Unklarheiten oder auch Divergenzen in Hinblick auf zu berücksichtigende Vorgaben und Parameter" – ein Lehrstück also in reflektiertem und aus Fehlern lernenden Prozessmanagement bei der Entwicklung technischer Systeme.

Diese Ausführungen unterstreichen die Bedeutung von Ethik auch in technologisierten Kontexten: nicht als „Add-on" oder gar bloßes „Feigenblatt", das irgendwo in einem Pflichtenheft lediglich aufgelistet wird, sondern als zentrales richtungsweisendes Gestaltungselement in der Entwicklung und späteren Anwendung von software- und/oder robotisch basierten Systemen – nicht zuletzt auf den Feldern Medizin, Gesundheit und Pflege, die im ganz konkreten Sinne den Menschen nahe gehen. Hier ist in besonderem Maße die ethische Kompetenz der Menschen gefragt, die diese Entwicklungen verantworten: ihre praktische Klugheit oder *phrónesis*, d.h. die Kompetenz, die richtigen Entscheidungen zu treffen. Die Digitale Ethik „mit ihrer Analyse- und Diskursexpertise" an der Schnittstelle mehrerer Praxis- und Forschungsfelder wie auch der jeweils zugehörigen Bereichsethiken kann hier durchaus „eine inter- sowie transdisziplinäre Moderatorenfunktion übernehmen" und dazu beitragen, „ethisches Orientierungswissen bezüglich Entwicklung,

Einsatz und Folgen digitaler Gesundheits- und Pflegetechnologien" auszubilden.[17] Dazu will auch der vorliegende Band beitragen.

BIBLIOGRAFIE

Beck, Martin/Diste, Heinz/Reimann, Sandra/Thielscher, Christian (2021): Ärztliche Kommunikation. Grundlagen guter Behandlungsgespräche. In: Deutsches Ärzteblatt, 118. Jahrg., Heft 42, S. A 1948–1949.

Bendel, Oliver (Hrsg.) (2018): Pflegeroboter. Wiesbaden: Springer Gabler. Online: https://doi.org/10.1007/978-3-658-22698-5.

Birkfellner, Wolfgang (2024): Artificial Intelligence und Machine Learning in der medizinischen Bilddatenverarbeitung. Ein kurzer Überblick. In: Klein, Andreas/Dennerlein, Sebastian/Ritschl, Helmut (Hrsg.): Health Care und Künstliche Intelligenz. Ethische Aspekte verstehen – Entwicklungen gestalten. Tübingen: Narr Francke Attempto, S. 129–142.

Bonard, Constant (2024): Can AI and Humans Genuinely Communicate? In: Strasser, Anna (Ed.): Anna's AI Anthology: How to Live with Smart Machines? (= Philosophische KonTexte, Vol. 9). Berlin: xenomoi, S. 241–275.

Fantacci, Giovanni (2024): Die Veränderung der Arzt-Patienten-Beziehung in der digitalen Welt. In: Feiten, Michael/Stahlschmidt, Henning (Hrsg.): Digitalisierung und Digitalität. Interdisziplinäre Einblicke in technische Möglichkeiten und gesellschaftliche Phänomene. Berlin: Frank & Timme, S. 261–280.

Forster, Cordula/Zerth, Jürgen (2024): Digitale Gesundheit und Pflege. Blick auf Deutschland und Europa. In: Aus Politik und Zeitgeschichte, 74. Jahrg., Heft 36–37, S. 15–22.

Grannig, Wolfgang/Lichtenegger, Klaus (2024): Data Science und Künstliche Intelligenz. Grundlagen, zentrale Begriffe und Zusammenhänge. In: Klein, Andreas/Dennerlein, Sebastian/Ritschl, Helmut (Hrsg.): Health Care und Künstliche Intelligenz. Ethische Aspekte verstehen – Entwicklungen gestalten. Tübingen: Narr Francke Attempto, S. 51–67.

Grimm, Petra/Trost, Kai Erik/Zöllner, Oliver (2024): Digitale Ethik: Konzeption, Aufbau und Ziele des Handbuchs. In: Dies. (Hrsg.): Digitale Ethik. Baden-Baden: Nomos | Verlag Karl Alber, S. 9–16.

Heinemann, Stefan/Matusiewicz, David (Hrsg.) (2020): Digitalisierung und Ethik in Medizin und Gesundheitswesen. Berlin: Medizinisch Wissenschaftliche Verlagsgesellschaft.

Inthorn, Julia/Seising, Rudolf (Hrsg.) (2021): Digitale Patientenversorgung. Zur Computerisierung von Diagnostik, Therapie und Pflege (= Medical Humanities, Bd. 3). Bielefeld: transcript. Online: https://doi.org/10.14361/9783839449189.

Jonas, Hans (1984): Das Prinzip Verantwortung. Versuch einer Ethik für die technologische Zivilisation. Frankfurt am Main: Suhrkamp [zuerst 1979].

Kaiser, Albrecht K. (2018): Die Wirklichkeit der Osteopathie. Studie zu einer am Leib orientierten Anthropologie. Berlin/Bern/Wien: Peter Lang.

Klein, Andreas/Dennerlein, Sebastian/Ritschl, Helmut (Hrsg.) (2024): Health Care und Künstliche Intelligenz. Ethische Aspekte verstehen – Entwicklungen gestalten. Tübingen: Narr Francke Attempto. Online: https://doi.org/10.36198/9783838562575.

Lenzen, Manuela (2023): Künstliche Intelligenz. Was sie kann und was uns erwartet. 5. Aufl. München: C. H. Beck.

Manzei-Gorsky, Alexandra/Schubert, Cornelius/von Hayek, Julia (Hrsg.) (2022): Digitalisierung und Gesundheit. Baden-Baden: Nomos.

Mehlich, Jan (2023): ELSI-SAT Health & Care: Ein Ethics-by-Design-Tool für integrierte Forschung und Technikentwicklung im Frühstadium. In: Grimm, Petra/Pechlaner, Harald/Zöllner,

---

[17] Müller et al. 2024, S. 550.

Oliver (Hrsg.): Medien – Ethik – Digitalisierung. Aktuelle Herausforderungen (= Medienethik | Digitale Ethik, Bd. 20). Stuttgart: Franz Steiner Verlag, S. 59–75.

Mehnen, Lars/Gruarin, Stefanie/Vasileva, Mina/Knapp, Bernhard (2024): ChatGPT als Arzt? Eine experimentelle Studie zur diagnostischen Genauigkeit bei häufigen und seltenen Krankheiten – ein Forschungsbericht. In: Klein, Andreas/Dennerlein, Sebastian/Ritschl, Helmut (Hrsg.): Health Care und Künstliche Intelligenz. Ethische Aspekte verstehen – Entwicklungen gestalten. Tübingen: Narr Francke Attempto, S. 143–151.

Müller, Sebastian/Bröckerhoff, Peter/Mehlich, Jan/Woopen, Christiane (2024): Gesundheit. In: Grimm, Petra/Trost, Kai Erik/Zöllner, Oliver (Hrsg.): Digitale Ethik. Baden-Baden: Nomos | Verlag Karl Alber, S. 541–554.

Nemat, André T./Becker, Sarah J. (Hrsg.) (2023): Digitale Ethik in Healthcare. Praxisleitfaden für Unternehmen. Berlin: Medizinisch Wissenschaftliche Verlagsgesellschaft.

Neuhäuser, Christian (2023): Verantwortung. In: Ders./Raters, Marie-Luise/Stoecker, Ralf (Hrsg.): Handbuch Angewandte Ethik. 2. Aufl. Stuttgart: Metzler, S. 215–222. Online: https://doi.org/10.1007/978-3-476-05869-0_31.

Neundlinger, Klaus (2023): Warum wir füreinander wichtig sind. Praktische Philosophie und der Wert persönlicher Beziehungen. Dresden: Verlag Text & Dialog.

Paganini, Claudia (2024): Pflege. In: Grimm, Petra/Trost, Kai Erik/Zöllner, Oliver (Hrsg.): Digitale Ethik. Baden-Baden: Nomos | Verlag Karl Alber, S. 555–567.

Pfabigan, Doris (2021): Pflege zuhause: Den Alltag selbstständig bestimmen. In: Sailer, Gerda (Hrsg): Pflege im Fokus. Herausforderungen und Perspektiven – warum Applaus alleine nicht reicht. Berlin: Springer, S. 65–92. Online: https://doi.org/10.1007/978-3-662-62456-2_4.

Rubeis, Giovanni (2024): Künstliche Intelligenz in der Medizin. Eine ethische Betrachtung. In: Wiener klinisches Magazin (online). Online: https://doi.org/10.1007/s00740-024-00539-x.

Seubert, Harald (2023): Privatsphäre. In: Neuhäuser, Christian/Raters, Marie-Luise/Stoecker, Ralf (Hrsg.): Handbuch Angewandte Ethik. 2. Aufl. Stuttgart: J. B. Metzler, S. 385–389. Online: https://doi.org/10.1007/978-3-476-05869-0_54.

Sonar, Arne/Weber, Karsten (Hrsg.) (2022): Künstliche Intelligenz und Gesundheit. Ethische, philosophische und sozialwissenschaftliche Explorationen (= KulturAnamnesen, Bd. 13). Stuttgart: Franz Steiner Verlag. Online: https://doi.org/10.25162/9783515129770.

Vieweg, Stefan H. (Hrsg.) (2023): KI für das Gute. Künstliche Intelligenz und Ethik. Cham: Springer Gabler. Online: https://doi.org/10.1007/978-3-031-22777-6.

NEUER WEIN IN ALTEN SCHLÄUCHEN?

Ethische Fragen zur Digitalisierung im Gesundheitswesen

Claudia Paganini

Die Redewendung „neuen Wein in alte Schläuche füllen" geht auf ein biblisches Gleichnis zurück, das sowohl bei den Evangelisten Markus (Mk 2,21–22), Matthäus (Mt 9,14–17) und Lukas (Lk 5,33–39) als auch im apokryphen Thomasevangelium (Logion 47) überliefert ist. Dabei ging es ursprünglich um eine Auseinandersetzung mit der Frage, in welchem Verhältnis die religiöse Tradition zur Lehre Jesu steht. Das Sprichwort fand Eingang in die Kunst – etwa als Titel des Albums New Bottle, Old Wine des Jazzmusikers Gil Evans –, wurde vor allem aber im Volksmund zu einer Metapher für die vielfältigen Schwierigkeiten, die sich ergeben, wenn Altes und Neues aufeinandertreffen.

Es auf die Digitalisierung im Gesundheitssystem zu übertragen, scheint daher – noch vor einer eingehenden Auseinandersetzung – ebenso zutreffend wie banal. Der neue Wein und die alten Schläuche lassen sich aber nicht nur als Bild für das Konfliktpotenzial zwischen Tradition und Innovation lesen, sondern auch als Erinnerung daran, dass alte Spannungsfelder nicht einfach zu existieren aufhören, wenn eine (technische) Weiterentwicklung stattfindet, sondern es vielmehr zu einer Vermehrung der Probleme kommt, bleiben die alten doch bestehen und werden um neue ergänzt. Genau das soll auf den folgenden Seiten diskutiert werden. Zunächst aber sei der Fokus auf die Situation des Wandels gerichtet, die per se bereits eine Herausforderung darstellt.

1 HERAUSFORDERUNG I: EMOTIONEN REGULIEREN

Technologische Umbrüche und insbesondere Medienumbrüche wurden und werden regelmäßig als Krise wahrgenommen. Die neue Technologie macht die alten Gewohnheiten zumindest zum Teil obsolet, erzwingt Anpassungsprozesse und in gewisser Weise auch Reflexion.[1] Belege dafür finden sich quer durch die Kulturgeschichte: So dürfte schon der Siegeszug der Sonnenuhr im alten Rom von den Zeitzeugen äußerst emotional wahrgenommen worden sein. Die Begeisterung darüber, dass der Mensch sich nunmehr (vermeintlich) die Zeit verfügbar gemacht hatte, stand dem blanken Erschaudern gegenüber, schien es doch höchst wahrscheinlich, dass die Götter auf diese Hybris mit Groll und grausamen Strafen reagieren wür-

---

1   Vgl. Paganini/Steinbacher 2019, S. 181–199.

den.¹ Jahrhunderte später standen die ersten Fernsehapparate im Spannungsfeld zwischen der Hoffnung, dass sich die Familie nun auf der Couch versammeln und im Fernsehen ein neues gemeinsames Hobby finden würde, und der Angst, dass der „Verdummungsapparat", das „heimtückische Betäubungsmittel" bzw. die „Droge im Wohnzimmer"² zu Sucht, einer Zunahme von Gewaltdelikten und jedenfalls der Verdummung der Jugend führen würde.

Gerade weil die Emotionalität, die technologische Umbrüche begleitet, mit großer Regelmäßigkeit eintritt und nach einer Zeit der Anpassung gewissermaßen „von selbst" nachlässt, nämlich ohne dass die neue Technologie wesentlich adaptiert worden wäre, ist davon auszugehen, dass die Ursache dieses Phänomens nicht in den je neuen Errungenschaften zu finden ist, sondern in der Psychodynamik ihrer menschlichen Anwender. Neue Technik stellt nämlich eine Grenzerfahrung dar und wird daher tendenziell als Krise erlebt, als eine Herausforderung also, die „qualitativ eine ihr innewohnende Umbruchsdynamik aufweist, die das Narrativ einer Person, Gruppe oder Gesellschaft in ein Vorher und ein Nachher aufteilt"³. Solche Situationen bringen sowohl positive Stimuli zur Bewältigung mit sich als auch die Gefahr des Scheiterns.⁴ Dabei werden starke Emotionen freigesetzt, es kommt, wie mittlerweile psychoepidemiologisch gut belegt⁵ ist, zu einem Prozess der kollektiven „Symptombildung", einer Stimmungslage zwischen einem permanenten sozialen Hyperarousal und einer vermehrten Aggression bzw. Frustration.⁶

Je nach Persönlichkeitsstruktur reagieren Menschen mit unterschiedlichen Abwehrformen⁷, denen jedoch gemeinsam ist, dass sie auf eine „Vereindeutigung"⁸ hinauslaufen und gerade nicht ein differenziertes Wahrnehmen von komplexen Zusammenhängen begünstigen. Analog zu den Reaktionen auf andere technologische Erneuerungen findet man auch bei der Konfrontation mit der fortschreitenden Digitalisierung auf der einen Seite eine kulturkonservative Technikfeindlichkeit, die zu einer pauschalen Verwerfung tendiert und vor einer Versklavung bzw. Verdinglichung des Menschen warnt, wenn man nicht gar seine „Abschaffung" als unmittelbar bevorstehendes Szenario anvisiert. Auf der anderen Seite lässt sich ein großer Optimismus, eine Technikeuphorie beobachten, und zwar dahingehend, dass die Probleme, die bisher in einem analogen Setting nicht gelöst werden konnten, durch den Einsatz von digitalen Tools nur noch eine untergeordnete Rolle spielen werden. Wer aus dieser, oftmals dem Trans- und Posthumanismus nahestehenden (weltanschaulichen) Überzeugung heraus argumentiert, beruft sich in der Regel auf die Kontinuitäts-These, die besagt, dass kein qualitativer Umbruch stattfindet bzw. stattgefunden hat und der Wunsch nach Selbstoptimierung als conditio humana anzusehen sei. Die Gegenspieler von Faszination und Euphorie sind Kränkung und

---

1 Vgl. Goudsblom 1997, S. 125–146.
2 Spode 1997, S. 295–312.
3 Vogel 2020, S. 20.
4 Vgl. Arolt/Reimer/Dilling 2011, S. 396.
5 Vgl. Vogel 2020, S. 1.
6 Vgl. ebd., S. 2.
7 Vgl. ebd., S. 28.
8 Ebd., S. 34.

Panik.⁹ Beides ist grundsätzlich nicht hilfreich, weil sich reale Probleme selbstverständlich besser lösen lassen, wenn es gelingt, diese in einem nüchternen Diskurs zu erörtern.

Dazu kommt, dass Menschen, bei denen in der Situation des Umbruchs die negativen Gefühle dominieren, die also Stress empfinden, in einen problematischen Kreislauf geraten: Das als inkongruent empfundene Verhältnis zwischen den eigenen Ressourcen und den aufgrund der neuen Technologie entstandenen Anforderungen,¹⁰ der vermeintliche Kontrollverlust fördert nicht nur das Schwarz-Weiß-Denken, sondern auch das sogenannte „Katastrophisieren". Durch die erhöhte Aufmerksamkeit für alles Bedrohliche¹¹ entsteht ein Tunnelblick, anstelle von erkundungsgesteuertem Verhalten tritt ein angstgesteuertes.¹² Und da Angst ebenso ansteckend wie selbstverstärkend ist, kommt zur ursprünglichen Realangst mit der Zeit immer mehr eine dysfunktionale Angst hinzu, die sich im Erstarren ebenso äußern kann wie in der Aggression.¹³

Seit den einschlägigen Arbeiten von Hans Selye herrscht in der Forschungsgemeinschaft weitgehend Konsens darüber,¹⁴ dass das entscheidende Kriterium für die Wahrnehmung der neuen Situation als positiver Eustress oder als negativer Disstress die individuelle Einschätzung ist, ob die sich nun stellenden Herausforderungen mithilfe der eigenen Ressourcen bewältigt werden können oder nicht. Wenn diese Frage bejaht wird, kann es zu einem „stress-related growth"¹⁵ kommen, die jeweilige Person geht gestärkt aus der Krise hervor. Die Fähigkeiten, die hier gefragt sind, werden gegenwärtig unter dem Terminus „Coping"¹⁶ subsumiert. Dabei geht es nicht in erster Linie um ein Überwinden-Wollen, sondern um den Einsatz von Bewältigungsstrategien, der bewusst oder unbewusst erfolgen kann. Coping geschieht in einem sozialen Umfeld¹⁷ und wird dort erleichtert, wo ein Kollektiv sich aktiv mit dem herausfordernden Thema befasst und wo ein Prozess der Sinnfindung in Gang kommt.¹⁸

Sofern das der Fall ist, können nicht nur die Emotionalität und die damit verbundene unzulässige Vereindeutigung überwunden werden, es kann auch das kreativitätsfördernde Potenzial der Irritation genutzt werden.¹⁹ Zugleich scheint eine Regulierung der Emotionen aber auch deshalb indiziert, da die Anwendung entsprechender neuer Tools nachweislich dort am besten funktioniert, wo die Beteiligten sich ohne negative Gefühle, ohne also eine abwehrende Haltung einzunehmen,

---

9   Vgl. Bauberger 2020, S. 62, 69.
10 Vgl. Häcker/Stapf 2009, S. 967.
11 Vgl. Schächinger 2016, S 81.
12 Vgl. Ditges/Höbel/Hofmann 2008, S. 57.
13 Vgl. Stein 2020, S. 81.
14 Für einen Überblick von den ersten biologischen Stress-Modellen der 1960er- und 1970er-Jahre bis in die Gegenwart siehe Resick 2003.
15 Schächinger 2016, S. 79.
16 Häcker/Stapf 2009, S. 185.
17 Vgl. Aldwin 2007, S. 125.
18 Vgl. ebd., S. 144f.
19 Vgl. Vogel 2020, S. 11.

auf die Konfrontation mit der neuen Technologie einlassen.[20] Schritt I im Umgang mit dem neuen Wein müsste daher sein, die kollektiven Emotionen zu regulieren, was allerdings gerade nicht bedeutet, diesen ihre Berechtigung abzusprechen, sondern vielmehr sie validierend aufzugreifen, die gemeinsame Betroffenheit deutlich zu machen und nach als Referenz dienenden Szenarien in der Kulturgeschichte zu suchen, deren Analyse das Gefühl von Sicherheit vermitteln kann.[21]

2 HERAUSFORDERUNG II: ALTE PROBLEME BENENNEN

Einen moralphilosophischen Blick auf die Digitalisierung im Gesundheitswesen zu werfen, bedeutet m. E. in erster Linie, sich mit der Frage auseinanderzusetzen, was ein gutes Gesundheitssystem ausmacht. Was gewinnen wir und was verlieren wir durch Digitalisierung? Welche Ziele sollen verfolgt werden? Und: Warum sind diese besser als andere Ziele? Dabei kommen einerseits konkrete Personen und ihr Handeln in den Blick, andererseits strukturelle Phänomene wie etwa (mögliche) Sachzwänge, die sich durch den Einsatz neuer Technologien ergeben können, Handlungsoptionen, die in dieser Form noch nicht bestanden haben bzw. die nicht als solche wahrgenommen wurden.[22] Zugleich existieren aber auch moralphilosophisch relevante Probleme, die bereits vor der Einführung der neuen Technologie bekannt waren und die ihrerseits sowohl auf der individuellen als auch auf der strukturellen Ebene angesiedelt sind. Dazu zählt beispielsweise die Geschlechterungleichheit bzw. mangelnde Geschlechtergerechtigkeit im Pflegewesen.

Diese Problematik existiert nicht getrennt von den soziokulturellen, gesellschaftlichen und historischen Diskursen, innerhalb derer das Pflegewesen einen von vielen Themenkomplexen darstellt. Je nachdem welchen dieser Diskurse man herausgreift, ergeben sich unterschiedliche Lesebrillen, durch welche die konkreten Fragestellungen betrachtet werden können. So könnte man das Verhältnis zwischen (weiblicher) Pflege und Technik mit Horkheimer und Adorno betrachten, die in der modernen kapitalistischen Gesellschaft eine Verschmelzung von Technik und Herrschaft konstatieren und den Wunsch, innere und äußere Natur zu beherrschen, als „zentrales Element des Umschlagens von Vernunft und Freiheit in Herrschaft und Vernichtung"[23] deuten. In diesem Kontext könnte man das grundlegende Problem – aus einer stärker sozialwissenschaftlichen Perspektive heraus – auch in der Aufmerksamkeitsverschiebung von den Pflegenden hin zu technikgebundenen Handlungsabläufen sehen oder aber in der Tradition des sogenannten „technological caring" die Technik für neutral erklären und darauf vertrauen, dass es mittel- bzw. langfristig auch ohne Steuerung zu einer harmonischen Balance zwischen Digitalisierung und Pflege kommen werde.[24]

---

20 Vgl. Kremer 2020, S. 237.
21 Vgl. ebd., S. 35.
22 Vgl. Remmers 2020, S. 57.
23 Vgl. Friesacher 2010, S. 299.
24 Vgl. Walters 1995, S. 340.

Unabhängig von solchen grundsätzlichen Herangehensweisen, die hier nicht näher expliziert werden können, stellt sich die Situation insofern als problematisch dar, als Pflege nach wie vor primär weiblich ist, mit einer hohen Arbeitsbelastung einhergeht, weder was die Bezahlung noch was die gesellschaftliche Wertschätzung betrifft adäquat honoriert und in der Folge als wenig attraktives Berufsfeld wahrgenommen wird. Die mangelnde Geschlechtergerechtigkeit in der Pflege hat historische Wurzeln, wobei diese längst nicht so weit zurückreichen, wie man vielleicht annehmen würde. Im frühen Christentum nämlich erfuhr die Pflege von Kranken (moralisch) eine deutliche Aufwertung, sie wurde dabei aber von Männern und Frauen gleichermaßen betrieben. Dies gilt bis ins späte Mittelalter, wo das Umsorgen von kranken und gebrechlichen Menschen primär Aufgabe der Klöster war, anfangs in erster Linie der Männerorden, dann aber auch – zumindest gleich engagiert – der Frauenklöster.[25]

Ähnlich bemerkenswert wie die damalige Gleichberechtigung von Mönchen und Nonnen ist der Umstand, dass die uns heute selbstverständlich erscheinende Dreiteilung der Care-Handlungen um eine:n Kranke:n in Medizin, Pflege und Seelsorge noch nicht bestand. Vielmehr gingen die drei Dimensionen des christlichen Liebesdienstes ineinander über, und wollte man eine führende Disziplin herausarbeiten, käme diese Rolle am ehesten der Seelsorge zu. Als Vorbilder galten dabei jene Ordensleute, die Kompetenzen sowohl in der Seelsorge als auch in der Pflege und in der Medizin aufzuweisen hatten, wie beispielsweise die später heiliggesprochene Benediktinerin Hildegard von Bingen (1098–1179). Die Gleichstellung von Brüdern und Schwestern und zugleich auch von Medizin und Pflege ging allerdings immer mehr verloren, als die ersten medizinischen Universitäten gegründet wurden. Frauen waren außer in sehr seltenen Ausnahmefällen nicht zum Studium zugelassen, durften und sollten stattdessen jedoch weiterhin den nunmehr weitgehend männlichen Medizinern als Helferinnen zur Verfügung stehen und sich dabei vor allem auf Pflegehandlungen konzentrieren.

Während es bis ins 16. Jahrhundert noch zahlreiche weibliche Gynäkologinnen, Augenärztinnen, Chirurginnen und Allgemeinmedizinerinnen gab, wurde die Pflege im 17. und 18. Jahrhundert immer mehr „Opfer" einer bürgerlichen Weiblichkeitskonstruktion, im Zuge derer typische Frauenberufe entstanden. Berufe nämlich, die prädestiniert erschienen, die positiven „weiblichen" Eigenschaften – wie Reinheit des Herzens, Frömmigkeit, Schamgefühl, Keuschheit, Bescheidenheit, Freisein von Eitelkeit, Herzensgüte, Ordnungsliebe, Sparsamkeit, Häuslichkeit und Gehorsam – zu verkörpern, zu fördern und zu kumulieren. In der Regel wurden diese mit dem – durch Literatur und Kunst verstärkten – Ethos der Selbstlosigkeit und der Opferbereitschaft verbunden, was wiederum zur Folge hatte, dass es für Frauen als unschicklich galt, eine adäquate Bezahlung für die eigene Arbeit zu fordern.[26]

Gegenbewegungen wie die von Florence Nightingale (1820–1910) gegründete Krankenpflegeschule am St.-Thomas-Hospital in London versuchten Stellung, Ansehen und Bezahlung des weiblichen Pflegepersonals zu verbessern, während zeit-

---

25 Vgl. Seidler 1993.
26 Vgl. Bischoff 1997.

gleich immer mehr Frauen darauf drängten, einen Zugang zum Medizinstudium zu erhalten.[27] Die Bemühungen um die Aufwertung der mittlerweile vorwiegend weiblichen Pflege können rückblickend als wichtige erste Schritte im Ringen um die Emanzipation der Frauen wie auch der Pflegewissenschaft gelten, die nach und nach erzielte Gleichstellung von Männern und Frauen im Medizinstudium dagegen führte gerade nicht zu einer größeren Wertschätzung für den Pflegeberuf. Zurückgeworfen wurden beide Bemühungen – wenig überraschend – durch den Nationalsozialismus, der die Krankenpflege zwar aufwertete, sie aber von einem Dienst zum Wohl der Kranken in einen Dienst zum Wohl des Volkes umwandelte und im Zuge dessen die weiblichen Caring-Tätigkeiten noch einmal stärker mit der Weiblichkeitsideologie des Dienens, des Sich-Aufopferns, der Selbstlosigkeit und des Gehorsams in Verbindung brachte.[28]

Überraschender mag dagegen sein, dass der Kampf um die Geschlechtergleichheit in der Pflege in der Mitte des 20. Jahrhunderts ausgerechnet in den USA einen Rückschlag erfuhr. Durch die zunehmende Technisierung in den Krankenanstalten kam die Angst auf, die Patient:innen würden zu Datenträgern und die Pflegenden zu Vermessungstechniker:innen degradiert.[29] Auch fürchtete man, dass die „body-to-body"-Arbeit als traditioneller Kern der pflegerischen Tätigkeiten eine Abwertung zur „profanen" oder gar „schmutzigen Arbeit"[30] erfahren könnte und man dabei vergessen würde, dass gerade die Körperarbeit ein spezifisches Wissen benötigt bzw. Intimität und Nähe schafft. Gegen die technisierte Pflege, der man vorwarf, „deautonomizing", „deindividualizing" und „deexpertising"[31] zu sein, berief man sich daher auf die „nontechnological essence of nursing"[32] und entwickelte daraus einen essentialisierten und geschlechtsspezifisch aufgeladenen Pflegebegriff als Gegenkonzept zu der durch den Einsatz von Technik vorangetriebenen (vermeintlichen) Dehumanisierung und Entfremdung.[33] Damit wurde bzw. wird die Pflege einmal mehr als spezifisch weiblich festgelegt.

Wenngleich dieser historische Überblick in keiner Weise erschöpfend sein konnte, mag er doch dazu beigetragen haben, die Frage „Wie kann es sein, dass einem so wichtigen Beruf eine so schwache Position zukommt?" besser einordnen zu können. Selbstverständlich genügt es nicht, die Genese des Status quo zu rekonstruieren. Denn die Problemlage ist komplex und lässt sich allein mit Blick auf die historischen Entwicklungen nicht adäquat darstellen. Es scheint nämlich, als ob gerade in der gegenwärtigen Gesellschaft und insbesondere auch in der medialen Repräsentation – man denke an die diversen Krankenhausserien im Fernsehen – Kompetenz und Kontrolle in erster Linie dem männlichen Arzt zugesprochen werden, während das weibliche Pflegehandeln zu einer Assistenzleistung degradiert wird. Einmal im Charakter der Hilfstätigkeit festgeschrieben, kann diese sodann

---

27 Vgl. Hogan 2021, S. 915–926.
28 Vgl. Möller/Hesselbarth 1994.
29 Vgl. Sandelowski 2000, S. 100.
30 Friesacher 2010, S. 237.
31 Harris 1990, S. 68–71.
32 Sandelowski 1997, S. 172.
33 Vgl. Friesacher 2010, S. 305–308.

beinahe beliebig um weitere Assistenzleistungen wie Putzen, Ordnen, Organisieren, Trösten etc. erweitert werden. Ein eigenes und genderneutrales Berufsverständnis zu etablieren, wird für die Pflege damit umso schwieriger.

Negativ wirken sich in diesem Kontext auch die vielfältigen Hierarchien aus, mit denen die Pflegenden in der Regel konfrontiert sind. Entscheidungen werden im Krankenhaus nämlich sowohl auf der medizinischen Ebene getroffen als auch auf der administrativen, technischen und schließlich der pflegerischen. Auf allen vier Ebenen ist die einzelne Pflegekraft üblicherweise jemandem unterstellt, die vielfältigen Formen der Unterordnung führen dazu, dass sie ihre Autonomie weitgehend verliert und eine positive Definition der eigenen Tätigkeit erschwert wird. Verstärkt wird diese Dynamik durch den ökonomischen Zwang zur Rationalisierung, der nicht nur dazu führt, dass sowohl beim Pflegepersonal als auch bei den Patient:innen das Individuelle und Identitätsstiftende in den Hintergrund rückt, sondern auch dazu, dass die Ärzt:innen ihrerseits unter Druck geraten und immer mehr Aufgaben an die Pflegenden delegieren, die in der Folge umso weniger dazu kommen, sich auf ihre eigentlichen Aufgaben zu konzentrieren, geschweige denn, diese zu reflektieren bzw. sich ihrer bewusst zu werden.

Als ambivalent hat hier auch der Umstand zu gelten, dass Fortbildungen normalerweise von der jeweiligen Institution organisiert und finanziert werden, wodurch die Kontrolle in den Händen der Einrichtung bleibt, was wiederum bedeutet, dass das emanzipatorische Potenzial der Bildung in den Hintergrund tritt. Ein weiteres Spannungsfeld tut sich auf, wenn man die (trügerischen) Möglichkeiten des Aufstiegs, die das System selbst bietet, betrachtet: Durch eine Spezialisierung im medizinischen Bereich, wie beispielsweise als OP- oder Intensivschwester kann die einzelne Pflegekraft nämlich an Ansehen gewinnen, jedoch nur, weil sie dadurch näher an die Ärzt:innen heranrückt und also ihre Position verbessert, nicht weil sie für ihre Pflegetätigkeit mehr geschätzt würde. Gerade das aber wäre dringend notwendig, um das allgemeine Bewusstsein für den Wert des Pflegeberufes zu befördern.[34]

Besonders nachteilig erweist sich dabei, dass der Pflege immer noch der Charakter des unbezahlbaren und insofern auch un- bzw. wenig bezahlten „Liebesdienstes" zukommt. Auch führt ihr semiprofessionelles Wesen als Zwitter gewissermaßen zwischen praktischem und wissenschaftlichem Know-How nicht gerade dazu, dass das Fach in seiner Eigenständigkeit wahrgenommen würde. Schließlich ergibt sich in der Praxis ausgerechnet durch den Akademisierungsprozess das zusätzliche Problem, dass zwischen den nunmehr sehr unterschiedlich ausgebildeten Pflegenden neue Hierarchien entstehen.[35] Will man also im Zeitalter der Digitalisierung die Qualität und Attraktivität der Pflege erhöhen, genügt es offensichtlich nicht, einzelne Tätigkeiten zu digitalisieren. Vielmehr müssen die alten Probleme adressiert werden, d. h. – zumindest – eine Bestimmung des Verhältnisses von Medizin und Pflege durchgeführt, eine Diskussion der Arbeits- und Kooperationsbeziehungen angestrengt und der Abbau von Hierarchien bzw. Machtstrukturen vorangetrieben werden.

---

34 Vgl. Skledar/Kröll 2020, S. 120–144.
35 Vgl. Kemetmüller, 2019, S. 8–10.

3 HERAUSFORDERUNG III: NEUE PROBLEME IDENTIFIZIEREN

Von Ärzt:innen wird erwartet, dass sie die Gesundheit ihrer Patien:innen erhalten oder so gut wie möglich wiederherstellen. Das bedeutet, dass sie – und zwar in der Regel unter Zeitdruck – eine Vielzahl an fachlichen und kommunikativen Aufgaben bewältigen müssen wie Diagnosen stellen, Therapieoptionen entwickeln und besprechen, die Therapie sowie ihr Monitoring veranlassen oder durchführen, gegebenenfalls eine Neubewertung vornehmen etc.[36] Künstliche Intelligenz wird Mediziner:innen dabei in Zukunft in verschiedener Hinsicht zu Hilfe kommen, beispielsweise um durch eine KI-gestützte Analyse von Röntgenaufnahmen, MRTs oder CT-Scans eine Effizienzsteigerung zu erzielen und genauere Diagnosen zu erstellen. Gerade das Identifizieren von Mustern, die für das menschliche Auge schwer zu erkennen sind, wird bereits erfolgreich in Pathologie[37], Dermatologie[38] und Gastroenterologie[39] eingesetzt; sofern KI die Auswertung der immer detaillierteren radiologischen Bilder vornimmt, können Krebsdiagnosen früher und präziser gestellt werden.[40]

Auch werden KI-Modelle anhand der Analyse von Patient:innendaten den Verlauf von Krankheiten besser prognostizierbar machen, was dazu beitragen wird, dass Interventionen frühzeitig erfolgen und Behandlungspläne optimiert werden können. Ein Beispiel dafür bietet die Transplantationsmedizin, wo KI eine realistische Einschätzung dahingehend erlaubt, wie hoch nach einer Nierentransplantation das Risiko für die Abstoßung oder den Verlust der transplantierten Niere eingestuft werden muss.[41] Überhaupt ist zu erwarten, dass KI wesentlich dazu beitragen wird, die personalisierte Medizin voranzutreiben, da es durch eine umfassende Analyse von genetischen Informationen, Krankengeschichte und anderen relevanten Daten leichter gelingen wird, individuelle Therapiepläne zu erstellen, die auf die Eigenschaften und Bedürfnisse der Patient:innen zugeschnitten sind und eine präzisere Behandlung ermöglichen.

Schließlich zeichnet sich ab, dass in der Medizin vermehrt KI-Entscheidungsunterstützungssysteme zum Einsatz kommen werden. Dies wird gegenwärtig im Kontext von Tumorboards erprobt, in deren Rahmen Fachvertreter:innen zusammenkommen, um unterstützt durch KI gemeinsam festzulegen, welche Therapie in der jeweiligen Situation als effektivste Behandlung einer Krebserkrankung einzustufen ist.[42] Diese neuen Handlungsoptionen – und vermutlich auch eine ganze Reihe weitere, die wir zurzeit noch nicht abschätzen können – werden selbstverständlich dazu führen, dass sich neue ethisch relevante Fragen stellen. Insbesondere ist zu erwarten, dass Ärzt:innen zwar auf der Ebene ihres fachlichen Handelns durch den Einsatz von KI vielfältige Formen der Unterstützung und Arbeitserleich-

---

36 Vgl. Tretter/Samhammer/Dabrock 2023.
37 Vgl. Meroueh/Chen 2023, S. 31–38.
38 Vgl. Li et al. 2022.
39 Vgl. Chen/Sung 2021, S. 31–38.
40 Vgl. Zheng et al. 2023, S. 419; Bera et al. 2022, S. 132–146.
41 Vgl. Roller et al. 2022.
42 Vgl. Montani/Striani 2019, S. 120–127.

terung erfahren,[43] zugleich aber auf der Ebene der sozialen Interaktion mit neuen Anforderungen konfrontiert sein werden.

Als zentral wird sich hier die Frage erweisen, wie Vertrauen entstehen bzw. erhalten werden kann. Vertrauen kann nämlich nicht nur – allgemein – als Grundbedingung der menschlichen Existenz gesehen werden, seine Bedeutung nimmt – konkret – in dem Maß zu, wie moderne Gesellschaften sich zu Expert:innen-Kollektiven entwickeln, in denen der oder die Einzelne eine systematische Überforderung erfährt, da er oder sie nicht mehr die Möglichkeit hat, in allen (für sie) relevanten Bereichen ausreichend kompetent zu sein, um sich eine qualifizierte Meinung zu bilden. Es gelingt in der Folge nicht mehr oder nur sehr eingeschränkt, Kontrolle auszuüben, wodurch Vertrauen zur Notwendigkeit,[44] ja gewissermaßen zur Grundvoraussetzung der gesellschaftlichen Teilhabe bzw. im Speziellen zur Voraussetzung für den Gebrauch technischer Instrumente wird.[45]

Können KI-Systeme aber Verantwortungsträger sein, und zwar insbesondere auch dann, wenn Fehler passiert sind und Vertrauen wiederhergestellt werden muss? Mit Blick auf die fehlenden personalen Voraussetzungen der KI wird dies gegenwärtig kontrovers diskutiert.[46] Dass sich derzeit kein Konsens abzeichnet, stellt m. E. aber kein (großes) Problem dar, da KI-Systeme in der Medizin noch weit davon entfernt sind, autonom zu agieren, sondern allenfalls menschlichen Ärzt:innen assistierend zur Seite stehen. Vertrauen besteht bzw. muss also nicht zwischen Patient:in und KI aufgebaut werden, sondern zwischen Patient:in und einem empathischen, emotional intelligenten menschlichen Gegenüber. Die Interaktion zwischen zwei oder mehreren Menschen wird um die KI als weiteren Akteur ergänzt. Relevant scheint diese neue Konstellation insbesondere im Zusammenhang mit dem SDM (Shared Decision Making), einem Modell der Entscheidungsfindung im therapeutischen Kontext, das sich mittlerweile etabliert hat, aber – sei es wegen der langen paternalistischen Tradition der Medizin, sei es wegen den hierarchischen Strukturen des Gesundheitswesens – stets in Gefahr ist und insbesondere in Krisenzeiten schnell ausgehebelt werden kann, wie die Erfahrungen der Corona-Pandemie zeigen.[47]

SDM – auf Deutsch auch „Partizipative Entscheidungsfindung" (PEF) genannt – bezeichnet einen Ansatz, bei dem Ärzt:innen und Patient:innen gemeinsam unter gleichberechtigter und aktiver Beteiligung medizinische Entscheidungen treffen und dabei ihre jeweiligen Perspektiven, Werte und Vorlieben integrieren. Auch wenn Autoren wie Steven Woolf[48] und Simon Whitney[49] die Grenzen von SDM im

---

43 Vgl. Topol 2020.
44 Vgl. Luhmann 2014.
45 Vgl. Böhme 2008.
46 Hatherley (2020: 480) beantwortet diese Frage mit einem klaren Nein: „First, AI systems lack the right kind of motivation for trust – either in the form of encapsulated interest or a sense of good will – since they lack motivation entirely. Second, relations with AI systems cannot be said to be trusting relations, as one might have with a human clinician, since trust generates normative obligations that cannot be borne by an AI."
47 Vgl. Berek/Lanser/Paganini 2022, S. 97–116.
48 Vgl. Woolf 2001, S. 244–245.
49 Vgl. Whitney 2003, S. 275–280.

klinischen Alltag aufgezeigt haben, in dem Menschen mit sehr unterschiedlichen weltanschaulichen Hintergründen, Professionen und Biographien aufeinandertreffen, überwiegen insgesamt die Zufriedenheit und das größere Engagement auf Seiten des medizinischen Personals wie der Patient:innen, die in einem weiteren Schritt eine deutlich größere Therapietreue zeigen.[50] Eine wesentliche Voraussetzung für das Gelingen von SDM liegt im Bewusstsein der beteiligten Personen, dass ein Entscheidungsprozess erforderlich ist. Weiters müssen die relevanten medizinischen Informationen bekannt sein und die Wertvorstellungen und Präferenzen der Akteure zur Sprache kommen,[51] was wiederum die Kooperationsbereitschaft und das gegenseitige Vertrauen fördert.

Die Berücksichtigung von Werten im medizinischen Entscheidungsprozess stellt eine vergleichsweise neue Entwicklung dar, herrschte doch für mehr als 2000 Jahre ein fürsorglich paternalistisches Modell vor, welches zu Beginn des 20. Jahrhunderts dem Konzept der informierten Einwilligung zu weichen begann.[52] Ziel dieses Zugangs war es, den Patient:innen relevante medizinische Informationen zur Verfügung zu stellen, damit sie eine informierte Entscheidung treffen können. Die Verantwortung wurde also gewissermaßen von den Ärzt:innen auf die Patient:innen übertragen, es war aber nach wie vor nicht notwendig, sich mit den Überzeugungen und Beweggründen der jeweils anderen Person auseinanderzusetzen.[53] Als normatives Modell verlangt SDM jedoch genau das, nämlich einen aktiven Aushandlungsprozess in Gang zu setzen. Als zentrale Elemente können dabei – auf der Sachebene – die Nachvollziehbarkeit, – auf der Kommunikationsebene – die Vermittlung und – auf der Selbstoffenbarungsebene – die Berücksichtigung von Werten gelten. Dies gilt auch, wenn KI-Entscheidungsunterstützungssysteme zum Einsatz kommen, die teilweise zu neuen Herausforderungen führen.

Was zunächst die Nachvollziehbarkeit betrifft, liegt es auf der Hand, dass die Art und Weise, wie KI-Systeme bei Diagnostik, Therapieplanung und Entscheidungsfindung beteiligt sind, im Rahmen von SDM umfassend offengelegt werden muss. Im besten Fall bedeutet Nachvollziehbarkeit hier Transparenz und Interpretierbarkeit, sollte Letzteres nicht erreichbar sein, muss zumindest etwas wie Erklärbarkeit angestrebt werden.[54] Während Transparenz bedeutet, dass KI-Anwendungen in ihrer Funktionsweise einsehbar gemacht werden, ist Interpretierbarkeit nur dort gegeben, wo die Patient:innen sukzessive nachverfolgen können, welche Arbeitsschritte die KI vollzieht, wie aus dem Input der persönlichen Gesundheitsdaten der Output der Behandlungsempfehlung entstanden ist. Dies lässt sich allerdings nur bewerkstelligen, wenn der oder die Patient:in die notwendigen kognitiven Voraussetzungen mitbringt bzw. die eingesetzten KI-Systeme nicht zu komplex sind. Ab dem Punkt aber, wo es für die zu Behandelnden nicht mehr möglich ist, die diversen algorithmischen Abläufe nachzuvollziehen, sollte zumindest noch die Erklärbarkeit als schwächere Forderung realisiert werden, was bedeutet, die „wesent-

---

50 Vgl. Baldt 2020, S. 39.
51 Légaré/Witteman (2013: 276–284) definieren diese drei Schlüsselelemente von SDM.
52 Vgl. Will 2011, S. 491–497.
53 Vgl. Baldt 2020, S. 39.
54 Vgl. Tretter/Samhammer/Dabrock 2023.

liche[n] Einflussfaktoren"⁵⁵ aufzuzeigen, aufgrund derer die KI ihre Empfehlungen formuliert hat. In jedem Fall kann die Nachvollziehbarkeit eines KI-gestützten SDM-Prozesses nur gewährleistet werden, wenn ausreichend medizinisch wie kommunikativ geschultes Personal freigestellt wird, um sich Zeit für den Dialog mit den Patient:innen zu nehmen.

Wer für diese Vermittlung zuständig sein soll, ist umstritten. Gegen die Forderung, eigene Kommunikator:innen, sogenannte Chief Digital Officers, auszubilden, die Expertise an der Schnittstelle zwischen Informationstechnologie und klinischem Alltag besitzen,⁵⁶ lässt sich einwenden, dass eine Auslagerung der Vermittlung die Gefahr birgt, dass eben diese Aufgabe mittelfristig von Chatbots übernommen wird. Denn wenn in der Situation des technologischen Umbruchs die soziale Kompetenz der Interaktion mit den Patien:innen (einmal mehr) nicht als zentral für die Medizin angesehen wird, könnten diese Skills ebenso gut in eine erweiterte KI-Assistenz ausgelagert werden, sodass im Anschluss an die Diagnostik und Erarbeitung von Therapievorschlägen im Zuge einer Maschine-zu-Maschine-Kommunikation auch die Behandlungsentscheidung durch eine KI getroffen wird. Damit wäre das SDM-Konzept ausgehebelt oder – im Fall, dass die Betroffenen beispielsweise noch eine Art Veto-Recht hätten – zumindest stark aufgeweicht. Will man diesem Szenario entgegenwirken, müssen Mediziner:innen nicht nur die nötigen zeitlichen Ressourcen zur Verfügung gestellt werden, sie benötigen auch eine entsprechende didaktische Qualifikation und es gilt zudem, im Vermittlungsgeschehen das zentrale Problem des SDM zu thematisieren, nämlich die Hierarchie zwischen Ärzt:innen und Patient:innen.

Diese Hierarchie kann möglicherweise dadurch relativiert werden, dass die jeweiligen persönlichen Ansichten aller Beteiligten wertschätzend in den Blick genommen werden. Dass Wertvorstellungen und Haltung Therapieentscheidungen maßgeblich beeinflussen, zeigen rezente Studien, die u. a. belegen, dass Ärzt:innen Maßnahmen, die nicht ihren Überzeugungen entsprechen, weil sie beispielsweise ein nicht kuratives Vorgehen bedeuten würden, als weniger attraktiv darstellen oder gar nicht vorschlagen.⁵⁷ Die Patient:innen ihrerseits treffen nicht einfach eine Entscheidung für die Gesundheit bzw. gegen die Krankheit, sie sind sich in der Regel dessen bewusst, dass unterschiedliche therapeutische Vorgehensweisen Implikationen haben, die es ihnen leichter oder schwerer machen werden, ihre persönlichen Präferenzen wie Eigenständigkeit, Freude und Genuss, Freundschaften und soziale Kontakte, Lebensdauer etc. zu realisieren. Die mithilfe einer KI erstellten Therapievorschläge in Beziehung zu den individuellen Werten von Ärzt:innen und Patient:innen zu stellen, bedeutet daher nicht nur Transparenz herzustellen, sondern das Ungleichgewicht zwischen Wissen und Nicht-Wissen insofern auszugleichen, als die Patient:innen zu Expert:innen ihrer eigenen Wertvorstellungen und Präferenzen werden.

Über den unter dem Vorzeichen einer KI-Assistenz neu zu reflektierenden SDM-Prozess hinaus ist zu erwarten, dass automatisierte Kommunikation in einzelnen

---

55 Hänold et al. 2021, S. 519.
56 Vgl. Tretter/Samhammer/Dabrock 2023; Quinn et al. 2021, S. 890–894.
57 Vgl. Baldt 2020, S. 42.

Lebensbereichen – wie beispielsweise in der Medizin – die gesellschaftliche Kommunikation insgesamt verändern wird.[58] Das Computers-are-social-actors (CASA)-Paradigma beispielsweise beschreibt, dass Menschen, wenn sie mit an Menschen erinnernden technischen Systemen interagieren, diese behandeln, als ob sie „reale" Personen wären. Dies ist insofern problematisch, als mit dem Verhalten auch Erwartungshaltungen an das vermenschlichte nicht-menschliche Gegenüber einhergehen, die seitens der KI nicht erfüllt werden können. Umgekehrt ist zu erwarten, dass Handlungsschemata, die in der Mensch-Maschine-Kommunikation erlernt worden sind, auf den Umgang mit anderen Menschen angewendet werden, sodass nicht nur die unmittelbar an der KI-Interaktion Beteiligten eine Veränderung im Kommunikationsverhalten erfahren würden, sondern auch die sogenannten tertiären Nutzer:innen.[59]

Mit Sicherheit wird sich schließlich das Problem der Verantwortungsübernahme neu stellen: Wer ist im Schadensfall, also wenn die KI-Entscheidung zu keiner gesundheitlichen Verbesserung, sondern womöglich sogar zu einer Verschlechterung geführt hat, juristisch haftbar zu machen und wen werden wir für moralisch schuldig erklären?[60] Das sogenannte „Problem der vielen Hände"[61] wird die Medizin- und Technikethik im Zeitalter der KI vor die Herausforderung stellen, traditionelle Konzepte von Verantwortung zu überdenken und gegebenenfalls neu zu konzipieren. Solange man jedoch am herkömmlichen Verständnis festhalten will, kann das SDM zumindest eine Entschärfung der Problematik bedeuten. Denn Nachvollziehbarkeit, Vermittlung und Wertorientierung ermöglichen es den Patient:innen, den Entscheidungsprozess aktiv mitzugestalten und sich nicht zu Objekten medizinischer Expertise oder KI-induzierter (Fehl-)Entscheidungen machen zu lassen.

Die ersten Untersuchungen zu den Auswirkungen von KI auf das SDM ziehen jedenfalls eine positive Bilanz.[62] Dessen ungeachtet braucht es Langzeitstudien mit einem geeigneten Forschungsdesign. Auch braucht es Aufmerksamkeit für die Veränderungen, die von der neuen Technologie unmittelbar verursacht werden, ebenso wie für diejenigen, die KI vorbereitet oder anstößt und die möglicherweise nicht ohne Weiteres sichtbar sind. In jedem Fall wird es von zentraler Bedeutung sein, dass Kommunikation als ebenso kontinuierliches wie elementares Moment des professionellen ärztlichen Handelns begriffen wird. Vielleicht besteht gerade darin eine Chance, dass die durch den technologischen Umbruch ausgelöste Irritation (Herausforderung I: Emotionen regulieren) nämlich Anlass sein kann, das Heilen und Helfen (Herausforderung II: Alte Probleme – wie etwa die der Pflege – benennen) als genuines Kommunikationsgeschehen zwischen dem Ich und einem letztlich unverfügbaren Du zu begreifen. Wenn das gelingen sollte, lässt sich der neue Wein möglicherweise genauso gut in alten wie in neuen Schläuchen aufbewahren und zum Genuss reichen.

---

58 Vgl. Hepp et al. 2022, S. 451.
59 Vgl. ebd., S. 453.
60 Vgl. Zuchowski/Zuchowski 2022, S. 285–310; Santoni de Sio/Mecacci 2021, S. 1057–1084.
61 Vgl. Coeckelbergh 2020.
62 Vgl. Abbasgholizadeh Rahimi et al. 2022; Jayakumar et al. 2021; Macri/Roberts 2023, S. 2178–2186; Lorenzini et al. 2023, S. 424–429.

BIBLIOGRAFIE

Abbasgholizadeh Rahimi, Samira (2022): Application of Artificial Intelligence in Shared Decision Making. Scoping Review. In: JMIR Med Inform, Nr. 10(8), e36199.
Aldwin, Carolyn M. (2007): Stress, Coping and Development. An Integrative Perspective. New York: The Guilford Press.
Arolt, Volker/Reimer, Christian/Dilling, Horst (2011): Basiswissen Psychiatrie und Psychotherapie. 7. Aufl. Wiesbaden: Springer.
Baldt, Bettina (2020): The Influence of Values in Shared (Medical) Decision Making. In: Ethik in der Medizin, Nr. 32, S. 37–47.
Bauberger, Stefan (2020): Künstliche Intelligenz und Robotik. In: Mokry, Stephan/Rückert, Maximilian Th. L. (Hrsg.): Roboter als Erlösung? Orientierung der Pflege von morgen am christlichen Menschenbild. Forschung – Technik – Praxis. Paderborn: Bonifatius, S. 59–75.
Bera, Kaustav et al. (2022): Predicting Cancer Outcomes with Radiomics and Artificial Intelligence in Radiology. In: Nature Reviews Clinical Oncology, Nr. 19, S. 132–146.
Berek, Klaus/Lanser, Lukas/Paganini, Claudia (2022): Welt im Ausnahmezustand. Die Covid-Pandemie aus Sicht einer christlichen Medizinethik. In: Jäger, Franz/Siebenrock, Roman (Hrsg.): Ratlos vor dem Unbeherrschbaren? Theologische, philosophische und kulturelle Aspekte der Corona-Krise. Innsbruck: innsbruck university press, S. 97–116.
Bischoff, Claudia (1997): Frauen in der Krankenpflege. Zur Entwicklung von Frauenrollen und Frauenberufstätigkeit im 19. und 20. Jahrhundert. Frankfurt a.M./New York: Campus.
Böhme, Gernot (2008): Invasive Technisierung. Technikphilosophie und Technikkritik. Kusterdingen: Die Graue Edition.
Chen Hao/Sung Joseph J. Y. (2021): Potentials of AI in Medical Image Analysis in Gastroenterology and Hepatology. In: Journal of Gastroenterology and Hepatology, Nr. 36, S. 31–38.
Coeckelbergh, Mark (2020): AI Ethics. Cambridge: MIT Press.
Ditges, Florian/Höbel, Peter/Hofmann, Thorsten (2008): Krisenkommunikation. PR Praxis 9. Konstanz: UVK.
Goudsblom, Johan (1997): Der Wurm und die Uhr. Über die Entstehung eines weltweiten Zeitregimes. In: Barlösius, Eva/Kürşat-Ahlers, Elçin/Waldhoff, Hans-Peter (Hrsg.): Distanzierte Verstrickungen. Die ambivalente Bindung soziologisch Forschender an ihren Gegenstand. Berlin: Edition Sigma, S. 125–146.
Hatherley, Joshua J. (2020): Limits of Trust in Medical AI. In: Journal of Medical Ethics, Nr. 46, S. 478–481.
Häcker, Hartmut O./Stapf, Kurt-H. (Hrsg.) (2009): Dorsch Psychologisches Wörterbuch. Bern: Verlag Hans Huber.
Hänold, Stefanie et al. (2021): Die Nachvollziehbarkeit von KI-Anwendungen in der Medizin. Eine Betrachtung aus juristischer Perspektive mit Beispielszenarien. In: Medizinrecht, Nr. 39, S. 516–523.
Hepp, Andreas et al. (2022): Von der Mensch-Maschine-Interaktion zur kommunikativen KI. Automatisierung von Kommunikation als Gegenstand der Kommunikations- und Medienforschung. In: Publizistik, Nr. 67, S. 449–474.
Hogan, Susan (2021): Florence Nightingale (1820–1910) – What Does History Say about her Feminism? In: Journal of Gender Studies, Nr. 30 (8), S. 915–926.
Jayakumar, Prakash et al. (2021): Comparison of an Artificial Intelligence-Enabled Patient Decision Aid vs Educational Material on Decision Quality, Shared Decision Making, Patient Experience, and Functional Outcomes in Adults with Knee Osteoarthritis. In: JAMA Netw Open.
Kemetmüller, Eleonore (2019): Ethik als zentrales Element der Pflege: Fürsorgeprinzip und hierarchisches Machtgefälle verursachen moralischen Stress. In: ProCare, Nr. 24, S. 8–10.
Kremer, Lisanne (2020): Pflegeroboter und Medizinische Informationssysteme – Digitalisierungsansätze des Gesundheitswesens. In: Buxbaum, Hans-Jürgen (Hrsg.): Mensch-Roboter-Kollaboration. Wiesbaden: Springer, S. 223–239.

Légaré, France/Witteman, Holly O. (2013): Shared Decision Making: Examining Key Elements and Barriers to Adoption into Routine Clinical Practice. In: Health Affairs, Nr. 32, S. 276–284.

Li, Zhouxiao et al. (2022): Artificial Intelligence in Dermatology Image Analysis. Current Developments and Future Trends. In: Journal of Clinical Medicine, Nr. 11, 6826.

Lorenzini, Giorgia/Arbelaez Ossa, Laura/Shaw, David Martin/Elger, Bernice Simone (2023): Artificial Intelligence and the Doctor-Patient Relationship Expanding the Paradigm of Shared Decision Making. In: Bioethics, Nr. 37(5), S. 424–429.

Luhmann, Niklas (2014): Vertrauen. Ein Mechanismus der Reduktion sozialer Komplexität. München: UTB.

Macri, Rosanna/Roberts, Shannon L. (2023): The use of Artificial Intelligence in Clinical Care. A Values-Based Guide for Shared Decision Making. In: Curr Oncol, Nr. 30(2), S. 2178–2186.

Meroueh, Chady/Chen, Zongming E. (2023): Artificial Intelligence in Anatomical Pathology. Building a Strong Foundation for Precision Medicine. In: Human Pathology, Nr. 132, S. 31–38.

Montani, Stefania/Striani, Manuel (2019): Artificial Intelligence in Clinical Decision Support. A Focused Literature Survey. In: Yearbook of Medical Informatics, Nr. 28, S. 120–127.

Möller, Ute/Hesselbarth, Ulrike (1994): Die geschichtliche Entwicklung der Krankenpflege. Hintergründe, Analysen, Perspektiven. Hagen: Kunz.

Paganini, Claudia/Steinbacher, Christoph (2019): Schöne neue (Medien)Welt. Die Lust und Unlust auf die Zukunft. In: Datterl, Monika/Guggenberger, Wilhelm/Paganini, Claudia (Hrsg.): Welt am Abgrund. Zukunft zwischen Bedrohung und Vision (theologische trends 29). Innsbruck: innsbruck university press, S. 181–199.

Quinn, Thomas P. et al. (2021): Trust and Medical AI. The Challenges we Face and the Expertise Needed to Overcome them. In: Journal of the American Medical Informatics Association, Nr. 28, S. 890–894.

Remmers, Peter (2020): Ethische Perspektiven der Mensch-Roboter-Kollaboration. In: Buxbaum, Hans-Jürgen (Hrsg.): Mensch-Roboter-Kollaboration. Wiesbaden: Springer, S. 55–68.

Resick, Patricia A. (2003): Stress und Trauma. Grundlagen der Psychotraumatologie. Bern: Verlag Hans Huber.

Roller, Roland et al. (2022): Evaluation of a Clinical Decision Support System for Detection of Patients at Risk after Kidney Transplantation. In: Frontiers in Public Health, Nr. 10, 979448.

Santoni de Sio, Filippo/Mecacci, Giulio (2021): Four Responsibility Gaps with Artificial Intelligence. Why they Matter and how to Address them. In: Philosphy & Technology, Nr. 34, S. 1057–1084.

Schächinger, Hartmut (2016): Stress. Psychobiologie eines Erfolgsrezeptes. In: Psychotherapie im Dialog, Nr. 2, S. 78–83.

Seidler, Eduard (1993): Geschichte der Medizin und der Krankenpflege. Stuttgart/Berlin/Köln: Verlag W. Kohlhammer.

Spode, Hasso (1997): Fernseh-Sucht. Ein Beitrag zur Geschichte der Medienkritik. In: Barlösius, Eva/Kürşat-Ahlers, Elçin/Waldhoff, Hans-Peter (Hrsg.): Distanzierte Verstrickungen. Die ambivalente Bindung soziologisch Forschender an ihren Gegenstand. Berlin: Edition Sigma, S. 295–312.

Skledar, Renate/Kröll, Wolfgang (2020): Kommunikation und Hierarchie im Krankenhaus. Problemdiagnose aus der Sicht der Pflege- und Patientenombudschaft. In: Schaupp, Walter/Kröll, Wolfgang (Hrsg.): Spannungsfeld Pflege. Herausforderungen in klinischen und außerklinischen Settings. Baden-Baden: Nomos, S. 129–144.

Stein, Barbara (2020): Krisen bei körperlichen Erkrankungen. In: PiD Psychotherapie im Dialog, Nr. 21, S. 79–82.

Topol, Eric J. (2020): Deep Medicine. Künstliche Intelligenz in der Medizin. Wie KI das Gesundheitswesen menschlicher macht. Übersetzt von Guido Lenz. Frechen: mitp Verlag.

Tretter, Max/Samhammer, David/Dabrock, Peter (2023): Künstliche Intelligenz in der Medizin: Von Entlastungen und neuen Anforderungen im ärztlichen Handeln. In: Ethik in der Medizin, Nr. 36, S. 7–29.

Vogel, Ralf T. (2020): Psychotherapie in Zeiten kollektiver Verunsicherung. Therapieschulübergreifende Gedanken am Beispiel der Corona-Krise. Wiesbaden: Springer.
Will, Jonathan F. (2011): A Brief Historical and Theoretical Perspective on Patient Autonomy and Medical Decision Making. Part II: The Autonomy Model. Chest 139, S. 1491–1497.
Woolf, Steven H. (2001): The Logic and Limits of Shared Decision Making. In: The Journal of Urology, Nr. 166, S. 244–245.
Zheng, Dan/He, Xiujing/Jing, Jing (2023): Overview of Artificial Intelligence in Breast Cancer Medical Imaging. In: Journal of Clinical Medicine, Nr. 12, S. 419.
Zuchowski, Matthias L./Zuchowski, Lena (2022): Ethische Aspekte von KI-Anwendungen in der Medizin. In: Pfannstiel, Mario A. (Hrsg.): Künstliche Intelligenz im Gesundheitswesen. Wiesbaden: Springer Gabler, S. 285–310.

DIVERSITÄT UND GESUNDHEIT – DIGITALISIERUNGSPROZESSE ALS HERAUSFORDERUNG UND CHANCE

Katharina Crepaz

1 EINLEITUNG

Die digitale Transformation hat nahezu jeden Aspekt unseres Lebens durchdrungen, und das Gesundheitswesen bildet hierbei keine Ausnahme. Die Digitalisierung im Gesundheitsbereich verspricht nicht nur eine Effizienzsteigerung in der Versorgung, sondern auch eine grundlegende Veränderung in der Art und Weise, wie Gesundheit wahrgenommen und gepflegt wird. In diesem Zusammenhang rückt die Diversität der Gesellschaft in den Fokus, da digitale Gesundheitspraktiken sowohl inklusive Potenziale als auch exkludierende Herausforderungen für unterschiedliche Bevölkerungsgruppen bergen. Dabei stehen ganz unterschiedliche Diversitätsdimensionen im Fokus: Geschlecht, Alter, Migrationshintergrund, Behinderung, immer verbunden mit dem sozioökonomischen Status als zentrale Determinante für Gesundheitschancen.[1] Der vorliegende Beitrag widmet sich daher der komplexen Verbindung zwischen digitalen Gesundheitspraktiken, Diversität und Inklusions- bzw. Exklusionsprozessen. Während die digitale Gesundheitslandschaft zahlreiche Chancen bietet, ist es unabdingbar, die möglichen Risiken und Exklusionspotenziale, die mit dieser technologischen Entwicklung einhergehen, eingehend zu beleuchten.

Im ersten Teil dieses Kapitels werden die inklusiven Potenziale digitaler Gesundheitspraktiken betrachtet. Der Fokus liegt dabei auf einer erhöhten Zugänglichkeit und Überwindung von Entfernungshürden durch Telemedizin, der Personalisierung von Gesundheitslösungen durch Apps und Wearables sowie der Implementierung diversitätssensibler Gesundheitsangebote auf digitalen Plattformen. Auch für den Aufbau von diversitätsaffiner Gesundheitskompetenz (Health Literacy)[2] kommt digitalen Mitteln eine immer wichtigere Rolle zu. Diese Potenziale könnten eine diversere und bedarfsgerechtere Gesundheitsversorgung ermögli-

---

1 Sozioökonomischer Status, Bildungsgrad, Arbeitsumfeld usw. finden als soziale Determinanten der Gesundheit ihren Eingang in die gesundheitswissenschaftliche Fachliteratur: Für Gesundheit und Gesundheitschancen sind nicht nur individuelle Verhaltensweisen und Faktoren ausschlaggebend, sondern vielmehr die sozialen und infrastrukturellen Bedingungen, in denen Menschen aufwachsen, arbeiten und leben. Vgl. Rathmann 2015, S. 35.
2 Gesundheitskompetenz wird definiert als das Wissen, die Motivation und die Fähigkeit von Individuen, Gesundheitsinformationen zu finden, zu verstehen, zu bewerten und bei gesundheitsrelevanten Entscheidungen anzuwenden, um die Gesundheit und Lebensqualität zu erhalten oder zu verbessern. Vgl. Sørensen et al. 2012, S. 2.

chen, die individuelle Unterschiede berücksichtigt und eine inklusive Teilhabe verschiedener Bevölkerungsgruppen fördert.

Im zweiten Teil werden exkludierende Herausforderungen beleuchtet, die digitale Gesundheitspraktiken mit sich bringen können. Die digitale Kluft und mangelnde Technologiekompetenz könnten, sofern nicht gezielt adressiert, zu einer Verstärkung sozialer Ungleichheiten führen. Datenschutzbedenken und mangelndes Vertrauen in digitale Technologien könnten bestimmte Bevölkerungsgruppen von der Nutzung ausschließen. Zudem könnten sprachliche und kulturelle Barrieren verstärkt werden, wenn bei der Entwicklung digitaler Gesundheitslösungen nicht ausreichend auf Vielfalt geachtet wird.

Im dritten Teil werden daher Wege zur Förderung der Inklusion aufgezeigt. Digitale Aufklärung und Schulung sind entscheidende Instrumente, um die digitale Kluft zu überwinden und ein breites Verständnis für digitale Gesundheitspraktiken zu schaffen. Partizipative Technologieentwicklung, bei der die Zielgruppen aktiv eingebunden werden, soll sicherstellen, dass die Bedürfnisse und Präferenzen diverser Bevölkerungsgruppen angemessen berücksichtigt werden. Datenschutz und Ethik stehen als Grundpfeiler im Zentrum jeder inklusiven digitalen Gesundheitspraxis und sollten transparent und verständlich kommuniziert werden. Zudem wird die Förderung von Diversität in der Technologiebranche als essenziell erachtet, um eine vielfältige Perspektive in der Entwicklung digitaler Gesundheitslösungen sicherzustellen.

Aus den Schlussfolgerungen wird klar, dass die digitale Transformation im Gesundheitswesen immense Chancen für eine inklusive und individualisierte Gesundheitsversorgung bietet. Dennoch dürfen die exkludierenden Aspekte nicht vernachlässigt werden. Ein ausgewogener Ansatz, der gezielte Maßnahmen zur Förderung von Inklusion und Diversität umfasst, ist notwendig, um die Versprechen der Digitalisierung im Gesundheitsbereich für alle gesellschaftlichen Gruppen einzulösen.

2 INKLUSIVE POTENZIALE DIGITALER GESUNDHEITSPRAKTIKEN

2.1 Zugänglichkeit und Entfernungshürden

Die Zugänglichkeit zu qualitativ hochwertiger Gesundheitsversorgung ist ein zentrales Anliegen, insbesondere in Regionen, die von geografischen Entfernungen und begrenztem Zugang zu medizinischen Einrichtungen betroffen sind. Digitale Gesundheitspraktiken wie die Telemedizin bieten vielversprechende Ansätze, um diese Zugangsbarrieren zu überwinden und eine umfassendere Gesundheitsversorgung zu ermöglichen. Telemedizin ist ein Teilbereich von eHealth und bezieht sich auf die Bereitstellung bzw. Anwendung von medizinischen Dienstleistungen mit Hilfe moderner Informations- und Kommunikationstechnologien; die beteiligten Akteurinnen und Akteure befinden sich dabei an unterschiedlichen Orten.[1] Die Telemedizin kann unterschiedliche Formen annehmen: Ein Telekonsil zwischen zwei oder

---

1   Vgl. Deter/Markovski 2011, S. 1.

mehreren Ärzt*innen bzw. Ärzt*innen und Patient*innen; die Telediagnostik zwischen Ärzt*innen und Patient*innen; eine Beratungsanforderung seitens der Ärzt*innen an einen anderen Gesundheitsberuf; Telemonitoring zwischen Ärzt*innen und Patient*innen und die Telekonsultation zwischen Ärzt*innen und Patient*innen.[2]

In ländlichen oder abgelegenen Gebieten, in denen der Zugang zu medizinischen Einrichtungen eingeschränkt ist, kann die Telemedizin eine transformative Rolle spielen. Durch den Einsatz von Telekommunikationstechnologien können Patient*innen im ruralen Raum direkt mit medizinischem Fachpersonal in Verbindung treten, ohne physisch anwesend sein zu müssen. Dieser Ansatz könnte nicht nur die Verfügbarkeit von Gesundheitsdienstleistungen erhöhen, sondern auch die Reaktionszeiten bei medizinischen Notfällen verbessern. Ein Review aus dem Jahr 2019 zeigt, dass bisher bei der Bewertung telemedizinischer Projekte ein starker Fokus auf die klinische Effektivität gelegt wurde, während Aspekte wie ein verbesserter Zugang zur Versorgung, erhöhte Patient*innenzufriedenheit und erhöhte Patient*innenbefähigung eher vernachlässigt wurden.[3] Aus der bisherigen Forschung zum Thema geht zudem hervor, dass sich Patient*innen in ländlichen Räumen mehr telemedizinische Angebote zur Unterstützung und zukünftigen Sicherung der Versorgung wünschen.[4] Telemedizin ist daher ein wichtiger Unterstützungsfaktor für die medizinische Betreuung der Patient*innen im ländlichen Raum.

Die Inklusion bis dato unterversorgter Bevölkerungsgruppen, insbesondere wenn mehr Patient*innenbeteiligung und -befähigung zu den Zielsetzungen gehören, erfordert jedoch die Überwindung mehrerer Herausforderungen. Eine grundlegende Voraussetzung ist die Schaffung einer zuverlässigen und leistungsfähigen digitalen Infrastruktur, vor allem in Regionen mit begrenztem Zugang zu Breitbandverbindungen. Die Gewährleistung einer stabilen Netzwerkverbindung ist entscheidend, um die Qualität und Effektivität telemedizinischer Konsultationen sicherzustellen. Mittlerweile verfügen zwar laut statistischem Bundesamt 96,7 Prozent der Internethaushalte in Deutschland über eine Breitbandverbindung,[5] gerade in ländlichen Gebieten kommt es aber häufig noch zu Problemen mit dem Netzwerk, die bei datenintensiveren Anforderungen wie Online-Sprechstunden zu Schwierigkeiten führen können. Sofern die entsprechende Infrastruktur zur Verfügung steht, kann man mit digitalen Angeboten mittlerweile den Großteil der Bevölkerung erreichen: 2022 nutzten 93 Prozent der Gesamtbevölkerung das Internet.[6]

Ein weiteres zentrales Anliegen ist die Verfügbarkeit geeigneter Geräte und Technologien, um eine nahtlose Interaktion zwischen Patient*innen und Gesundheitsdienstleister*innen zu ermöglichen. Dies erfordert nicht nur den Zugang zu Computern oder Smartphones, sondern auch Schulungen im Bereich der Digitalkompetenz für die Anwender*innen, um eine effektive Nutzung dieser Technologien zu gewährleisten. Insbesondere ältere Bevölkerungsgruppen könnten Schwierigkeiten bei der Anpassung an neue Technologien haben, weshalb spezielle Schu-

---

2 Vgl. Bundesärztekammer 2023.
3 Vgl. Allner/Wilfling/Kidholm/Steinhäuser 2019, S. 94.
4 Vgl. Löffler/Hoffmann/Fischer/Spallek 2021, S. 47.
5 Vgl. Statista 2023a.
6 Vgl. Statista 2023b.

lungsprogramme entwickelt werden müssen, um ihre Teilnahme zu fördern. Best Practices finden sich hier z. B. in Baden-Württemberg mit der Lern-App „Starthilfe – digital dabei"[7], in der Senior*innen den Umgang mit dem Smartphone oder Tablet lernen können. In Südtirol gibt es das Angebot der „Diggy Treffs"[8], regelmäßig stattfindende Treffen mit Expert*innen, an die sich die Bevölkerung mit digitalen Problemen wenden kann und die unterstützend tätig werden. Um das Angebot möglichst niedrigschwellig und auf für mobilitätseingeschränkte Personen zugänglich zu machen, sind die Treffs auf die gesamte Provinz verteilt.

Trotz ihrer vielen Vorteile sollte die Telemedizin nicht als Allheilmittel, sondern als eine ergänzende Form der Gesundheitsversorgung betrachtet werden. So ist für komplexe medizinische Situationen möglicherweise eine persönliche Untersuchung unerlässlich. Dennoch könnte die Telemedizin dazu beitragen, die Erstversorgung zu verbessern, den Zugang zu Fachärzt*innen zu erleichtern und chronisch kranken Patient*innen eine kontinuierliche Überwachung und Betreuung zu ermöglichen. Für mobilitätseingeschränkte Personen und Menschen in abgelegenen ländlichen Regionen stellt sie eine wichtige Möglichkeit dar, ohne oftmals nicht oder nur sehr schwer mögliche und aufwändige Reisen eine adäquate medizinische Versorgung zu erhalten. Neben der Telemedizin birgt auch eine zunehmend patient*innenzentrierte Gesundheitsversorgung mit personalisierten Lösungen Potenzial für ein inklusiveres und diversitätssensibleres Gesundheitswesen.

2.2. Personalisierte Gesundheitslösungen

Die Individualisierung von Gesundheitsdienstleistungen hat in den letzten Jahren durch den Einsatz von digitalen Technologien erheblich an Bedeutung gewonnen. Diese Personalisierung verspricht nicht nur eine präzisere und effektivere Versorgung, sondern auch eine verstärkte Berücksichtigung der individuellen Bedürfnisse und Präferenzen der Patient*innen. Die sogenannte 4-P-Medizin wurde zuerst in der Krebsvorsorge etabliert und mittlerweile auf weitere Bereiche der Gesundheitsversorgung ausgedehnt. Die 4-P stehen dabei für präventiv (Fokus auf Präventionsleistungen und Früherkennung), personalisiert (individuelle genetische und Umweltfaktoren), partizipativ (Patient*innen stehen im Zentrum, wenn es um die richtige Therapie geht) und präzise (möglichst zielgerichtete Behandlungsmethoden).[9] Digitale Gesundheitspraktiken, insbesondere Gesundheits-Apps und Wearables[10], können in den genannten Bereichen wichtige Beiträge leisten, sowohl zur Prävention als auch zur Förderung der Partizipation.

Eine Möglichkeit, die Förderung von Präventions- und Partizipationsaspekten zu vereinen sind Gesundheits-Apps. Gesundheits-Apps bieten, häufig in Kombina-

---

7 Vgl. Landesanstalt für Kommunikation Baden-Württemberg 2023.
8 Vgl. Diggy 2023.
9 Vgl. ÄrzteZeitung 2015.
10 Wearables sind kleine Computersysteme, die direkt am Körper getragen werden, und bestimmte Gesundheitsdaten sammeln (z. B. Herzfrequenz). Zu den beliebtesten Wearables gehören Smartwatches und Fitness-Tracker.

tion mit Wearables, die Funktion, Gesundheitsdaten zu sammeln, zu analysieren und personalisierte Empfehlungen für den individuellen Lebensstil und die Gesundheitspflege zu geben. Die Apps informieren, bieten Präventionsmaßnahmen an, unterstützen bei Training oder Ernährung und messen medizinische Werte, werten sie aus und speichern sie. Es gibt u. a. sogenannte „Lifestyle-Apps", wie Fitnesstracker, Ernährungs- und Bewegungsapps, die dabei helfen sollen, gesundheitsbewusstes Verhalten zu unterstützen. Die zweite Gruppe von Apps, die serviceorientierten Apps, erinnern Patient*innen daran, ihre Medikamente einzunehmen, überwachen den Impfstatus und erinnern an Untersuchungstermine. Die meisten Krankenkassen bieten mittlerweile auch eigene Apps für die Online-Kommunikation mit der Krankenkasse an. Medizinische Apps dienen der Diagnose und/oder der Therapie einer Erkrankung, wie etwa der Auswertung von Blutzuckerwerten; sie müssen als Medizinprodukte zugelassen und mit dem CE-Kennzeichen versehen sein.[11] Seit 2020 übernehmen die Krankenkassen die Kosten für bestimmte Apps, die sogenannten „Digitalen Gesundheitsanwendungen" (DiGA), die in einem eigenen Verzeichnis[12] gelistet sind. DiGA werden vom Bundesinstitut für Arzneimittel und Medizinprodukte (BfArM) auf Datensicherheit, Datenschutz und Funktionalität geprüft, bevor sie in das DiGA-Verzeichnis aufgenommen werden und unterliegen somit einer strengen Qualitätskontrolle, die bei anderen Gesundheits-Apps häufig fehlt.

Ein Bereich, in dem personalisierte Gesundheitslösungen besonders vielversprechend sind, ist die Prävention und Behandlung von chronischen Krankheiten. Indem sie kontinuierlich Daten über den Gesundheitszustand sammeln, ermöglichen Gesundheits-Apps und Wearables eine frühzeitige Identifizierung von Risikofaktoren und die Anpassung von Therapieplänen an die individuellen Bedürfnisse der Patient*innen. Dies kann nicht nur die Effektivität der Behandlung verbessern, sondern auch die Lebensqualität der Betroffenen steigern. Die Integration von personalisierten Gesundheitslösungen erstreckt sich auch auf die psychische Gesundheit. Apps, die auf der Grundlage von Verhaltensanalysen personalisierte Unterstützung bieten, können dazu beitragen, Stressbewältigungsstrategien zu entwickeln, den Umgang mit psychischen Erkrankungen zu verbessern und die Prävention von mentalen Gesundheitsproblemen zu fördern. Zudem können Beratungs- und Therapieangebote via App, die auch Online-Zugang zu Psycholog*innen bieten, dazu beitragen, den akuten Mangel an Therapieplätzen etwas zu lindern: Im Mittel warten Patient*innen drei Monate auf einen Therapieplatz, im ländlichen Raum sind es häufig sechs Monate oder mehr.[13]

Trotz dieser vielversprechenden Ansätze sind jedoch Herausforderungen zu überwinden. Datenschutzbedenken stehen an vorderster Front, da die Sammlung und Verarbeitung sensibler Gesundheitsdaten eine verantwortungsbewusste Handhabung erfordert. Klare Richtlinien und Standards für den Datenschutz sind unerlässlich, um das Vertrauen der Nutzer*innen in diese personalisierten Gesundheitslösungen zu stärken. Die DiGA-zertifizierten Apps sind datenschutzrechtlich ge-

---

11 Vgl. Verbraucherzentrale 2023.
12 Einsehbar unter https://diga.bfarm.de/de.
13 Vgl. BR24 2023.

prüft, für viele andere Gesundheitsanwendungen gibt es aber bisher noch keine einheitlichen Qualitätsstandards, was Datenschutz und Datensicherheit betrifft. Apps müssen zudem immer mit ärztlicher Betreuung verbunden sein, und für die Patient*innen eine möglichst befähigende Wirkung ausüben, d. h. ihnen das Gefühl vermitteln, eigenständig mit der eigenen Erkrankung umgehen zu können und dahingehend unterstützt zu werden. Um eine möglichst inklusive Gestaltung der Apps selbst zu gewährleisten ist es wichtig, dass auch die Entwickler*innenteams auf Diversität achten. Dies umfasst die Berücksichtigung unterschiedlicher kultureller, sozialer und demografischer Hintergründe, um sicherzustellen, dass die Anwendungen für eine breite Palette von Nutzer*innen zugänglich und relevant sind.

2.3 Diversitätssensible Gesundheitsangebote

Die Integration diversitätssensibler Ansätze in digitale Gesundheitsangebote ist von essenzieller Bedeutung, um eine inklusive und bedarfsgerechte Versorgung sicherzustellen. Diversitätsbezogene Unterschiede spielen eine Schlüsselrolle für Gesundheitschancen; ein Migrationshintergrund z. B. für die Wahrnehmung von Gesundheit und Krankheit (z. B. Akzeptanz psychischer Krankheiten) und den Umgang mit dem Gesundheitssystem (z. B. durch Diskriminierungserfahrungen). Höheres Lebensalter ist z. B. für den Zugang und das Verstehen von medizinischen Informationen relevant. Digitale Gesundheitspraktiken bieten die Möglichkeit, diese Vielfalt zu berücksichtigen und Gesundheitsangebote besser an die Bedürfnisse verschiedener Bevölkerungsgruppen anzupassen. Mittels sprachlicher Adaptierung können u. a. zielgruppenorientierte Angebote geschaffen werden, z. B. für Migrant*innen, die noch keine Sprachkenntnisse haben und Informationen zum deutschen Gesundheitssystem benötigen. Das betrifft nicht nur die Benutzeroberfläche von Apps oder Plattformen, sondern auch deren Inhalte: Es ist wichtig sicherzustellen, dass Nuancen und Kontexte angemessen berücksichtigt werden, um Missverständnisse zu vermeiden und die Relevanz der Informationen zu erhöhen. Laut Report Gesundheit in Zahlen 2022 sind nur 13 Prozent der Befragten der Meinung, dass die Berücksichtigung von Diversität im Gesundheitswesen bereits gut gelingt; 61 Prozent sagen, dass der Staat im Bereich Diskriminierung im Gesundheitswesen mehr tun müsste.[14]

Neben Menschen mit Migrationshintergrund sind auch Menschen mit Behinderungen und chronischen Krankheiten eine Zielgruppe für diversitätssensible Gesundheitsangebote. Hier sind insbesondere Barrierefreiheit und Möglichkeiten zur Nutzung von Hilfsmitteln (z. B. Screen Reader) sehr wichtig. Für beide Bereiche zentral ist die Einbeziehung von Betroffenen in den Entwicklungsprozess, z. B. durch Repräsentant*innen der jeweiligen Bevölkerungsgruppen oder von Menschen mit unterschiedlichen Beeinträchtigungen, die Apps und Inhalte testen. Kontinuierliches Feedback kann zudem in begleitenden Forschungsprozessen eingeholt werden. Wichtig ist auch die Vielfalt innerhalb der von Diversität geprägten Gruppen wahrzunehmen und auf unterschiedliche Bedürfnisse und Voraussetzungen ein-

---

14 Vgl. IKK Classic 2022, S. 12–13.

zugehen. Diversitätssensible Gesundheitsangebote können dazu beitragen, die Akzeptanz und Wirksamkeit digitaler Gesundheitspraktiken zu verbessern und diese für eine breitere Bevölkerung relevanter und zugänglicher zu machen.

3 EXKLUDIERENDE HERAUSFORDERUNGEN DIGITALER GESUNDHEITSPRAKTIKEN

3.1 Digitale Kluft und Technologiekompetenz

Die digitale Kluft, ein Phänomen, das auf Unterschiede im Zugang und Verständnis digitaler Technologien zurückzuführen ist, stellt eine bedeutende Herausforderung für die inklusive Gestaltung digitaler Gesundheitspraktiken dar. Diese Kluft ist besonders relevant für Bevölkerungsgruppen, die möglicherweise nicht über die notwendige Technologiekompetenz verfügen. Dies betrifft nicht nur ältere Menschen, sondern auch Menschen mit geringem Einkommen oder geringer formaler Bildung. Technologie kann also bestehende soziale Ungleichheiten verstärken. So könnten u. a. ältere Menschen, die möglicherweise weniger vertraut mit digitalen Plattformen sind, von den Vorteilen digitaler Gesundheitslösungen ausgeschlossen werden. Dies könnte insbesondere in einer Zeit, in der digitale Tools einen immer größeren Stellenwert in der Gesundheitsversorgung einnehmen, erhebliche Auswirkungen auf ihre Gesundheit und Lebensqualität haben. Fehlende digitale Gesundheitskompetenz (Digital Health Literacy) gilt als Voraussetzung dafür, immer komplexer werdende Prozesse der Datenverarbeitung verstehen und diese bewusst wahrnehmen oder ablehnen zu können.[15]

Gezielte Bildungsprogramme, wie die vorher erwähnten Schulungen, Apps und unterstützenden Digitalisierungs-Treffs, sind daher von entscheidender Bedeutung, um die digitale Kluft zu überwinden. Diese Programme sollten nicht nur die technischen Fähigkeiten vermitteln, sondern auch ein Verständnis für die Vorteile digitaler Gesundheitspraktiken fördern. Sie müssen an verschiedene Altersgruppen und Bildungsniveaus angepasst sein, um eine breite Abdeckung zu gewährleisten. Die Digitalisierung der Gesundheitsversorgung erfordert nicht nur technologische Fähigkeiten, sondern auch eine Veränderung der Einstellungen und Wahrnehmungen gegenüber digitalen Lösungen, insbesondere seitens jener Bevölkerungsgruppen, die bisher nur wenig Berührungspunkte mit der digitalen Welt hatten. Daher sollten Bildungsprogramme auch auf die Beseitigung von Vorurteilen und Ängsten gegenüber neuen Technologien abzielen. Laut Report Gesundheit in Zahlen 2022 sind neben der Sorge um den Datenschutz (31 %) vor allem fehlende Kenntnis über digitale Angebote (29 %) und die Gewohnheit, analoge Angebote zu nutzen (24 %), Hindernisse für die Nutzung digitaler Gesundheitsangebote.[16] Als Best-Practice-Beispiel kann hier die österreichische Servicestelle digitale Senior*innen angeführt werden, die Schulungsmaterialien und auch an Senior*innen direkt gerichtete Er-

---

15 Vgl. Samerski/Müller 2019, S. 37.
16 Vgl. IKK Classic 2022, S. 19.

klärvideos bereitstellt. Unter den Materialien findet sich auch ein Leitfaden zur digitalen Gesundheitskompetenz, den Trainer*innen zur Vermittlung des Umgangs mit Gesundheitsinformationen im Internet, mit Gesundheits-Apps und Wearables sowie mit digitalen Gesundheitsakten nutzen können.[17]

Die Überwindung der digitalen Kluft und die Förderung der Technologiekompetenz sind entscheidend, um sicherzustellen, dass digitale Gesundheitspraktiken inklusiv gestaltet werden und allen Bevölkerungsgruppen zugutekommen. Nur durch eine breite Teilhabe kann das volle Potenzial der digitalen Transformation im Gesundheitswesen realisiert werden. Digitalisierung ist dabei nicht zuletzt als sozialer Transformationsprozess zu begreifen; es geht um Teilhabe mit digitalen Medien (z. B. Nutzung von VR-Brillen durch Traumapatient*innen), die die individuelle Ebene von Inklusion adressiert, aber auch um Teilhabe in digitalen Medien, in die sich heute auch zunehmend politische Meinungs- und Entscheidungsbildungsprozesse verlagern.[18] Es handelt sich also nicht nur um eine Anpassung an neue Technologien, sondern um sich verändernde Modi der Partizipation, die unbedingt inklusiv für alle Bevölkerungsgruppen gestaltet werden müssen.

3.2 Datenschutzbedenken und Vertrauen

Die zunehmende Sammlung und Nutzung von Gesundheitsdaten durch digitale Gesundheitspraktiken bringen auch wichtige Datenschutzfragen in den Vordergrund. Der Schutz sensibler Gesundheitsinformationen ist nicht nur eine ethische Verpflichtung, sondern auch entscheidend für das Vertrauen der Nutzer*innen in digitale Gesundheitslösungen. Dies gilt insbesondere dann, wenn Gesundheitsinformationen mit Diversitätsdimensionen zusammentreffen, da es hier ein hohes Potenzial für Missbrauch und Diskriminierung gibt. Datenschutzbedenken können exkludierende Auswirkungen haben, insbesondere in Gemeinschaften oder Bevölkerungsgruppen, die bereits skeptisch gegenüber digitalen Technologien sind oder bisher wenig Berührungspunkte mit digitalen Angeboten hatten.

Transparenz spielt eine Schlüsselrolle bei der Bewältigung von Datenschutzbedenken. Nutzer*innen müssen klar und verständlich darüber informiert werden, welche Daten gesammelt, zu welchem Zweck sie verwendet und welche Sicherheitsmaßnahmen getroffen werden, um die Vertraulichkeit zu gewährleisten. Diese Informationen sollten nicht nur in komplexen Datenschutzrichtlinien an weniger gut ersichtlichen Stellen der Webseite bzw. App versteckt sein, sondern klar und leicht verständlich für die Nutzer*innen kommuniziert werden. Die Sammlung und Nutzung von Gesundheitsdaten sollten auf informierter und freiwilliger Basis erfolgen. Nutzer*innen müssen die Möglichkeit haben, ihre Zustimmung zu erteilen oder abzulehnen, und sie müssen dazu vorab ausreichend über die Implikationen einer solchen Entscheidung aufgeklärt werden. Mechanismen wie Opt-in-Optionen und klare Anweisungen zur Datenfreigabe können dazu beitragen, das Vertrauen

---

17 Erreichbar unter https://www.digitaleseniorinnen.at/.
18 Vgl. Pelka 2018, S. 53.

der Nutzer*innen zu stärken und ihnen eine weitreichendere Kontrolle über ihre Daten zu ermöglichen. Unternehmen und Entwickler*innen von Gesundheitslösungen sollten sich aktiv für die Einhaltung ethischer Grundsätze engagieren. Dies umfasst die transparente Kommunikation über Datenschutzpraktiken, die Minimierung der Datensammlung auf das notwendige Maß und die aktive Zusammenarbeit mit Datenschutzbehörden. Die Berücksichtigung von Bedenken hinsichtlich Datenschutz und das Aufbauen von Vertrauen sind eine entscheidende Voraussetzung dafür, dass digitale Gesundheitspraktiken von einer möglichst breiten Schicht der Bevölkerung angenommen und genutzt werden. Datenschutz sollte nicht als Hindernis, sondern als zentrale Komponente für die Entwicklung inklusiver digitaler Gesundheitslösungen betrachtet werden.

4 WEGE ZUR FÖRDERUNG DER INKLUSION

4.1 Barrierefreie Gestaltung von digitalen Gesundheitslösungen

Die Gewährleistung von Barrierefreiheit in digitalen Gesundheitslösungen ist von zentraler Bedeutung, um sicherzustellen, dass Menschen mit unterschiedlichen Fähigkeiten und Bedürfnissen gleichermaßen von diesen Technologien profitieren können. Barrierefreiheit bedeutet, digitale Anwendungen möglichst so zu gestalten, dass sie für alle Menschen zugänglich und nutzbar sind, unabhängig von ihren körperlichen, sensorischen oder kognitiven Fähigkeiten. Die Anwendungen müssen zudem mit unterschiedlichen Hilfsmitteln (z. B. Screen Reader) bedienbar sein oder Zusatzfunktionen für bestimmte Zielgruppen bieten (z. B. Videos in Gebärdensprache).

Eine grundlegende Anforderung für die Barrierefreiheit digitaler Gesundheitslösungen ist die Gestaltung einer benutzer*innenfreundlichen Schnittstelle. Diese sollte einfach, klar strukturiert und leicht verständlich sein. Die Verwendung von klaren Schriftarten, ausreichendem Kontrast und gut erkennbaren Symbolen erleichtert die Navigation für Menschen mit Sehbehinderungen und Senior*innen. Eine intuitive Benutzer*innenoberfläche ist für alle Anwender*innen wichtig, da sie eine App-Nutzung ohne weitere vorherige Erklärungen ermöglicht. Die Integration von Vorlesefunktionen und Sprachsteuerung ermöglicht es Menschen mit Sehbehinderungen oder motorischen Einschränkungen, die Anwendung zu nutzen, ohne auf die visuelle Interaktion angewiesen zu sein. Darüber hinaus sollten digitale Gesundheitslösungen so gestaltet sein, dass sie mit Bildschirmleseprogrammen kompatibel sind, um Menschen mit Sehbehinderungen den Zugang zu textbasierten Informationen zu erleichtern. Die Gewährleistung von Barrierefreiheit erstreckt sich auch auf die Präsentation von Informationen. Texte sollten nicht nur gut lesbar sein, sondern auch in leichter oder einfacher Sprache verfügbar sein, um Menschen mit Lernschwierigkeiten entgegenzukommen. Die Verwendung von Bildern, Videos oder grafischen Elementen kann dazu beitragen, komplexe Gesundheitsinformationen besser zu vermitteln, muss aber mit Alternativtexten und Erklärungsfunktionen versehen werden.

Die Anpassungsfähigkeit digitaler Gesundheitslösungen an unterschiedliche Geräte und Plattformen ist ein weiterer Aspekt der Barrierefreiheit. Die Anwendungen sollten nicht nur auf Smartphones, sondern auch auf Tablets, Computern oder anderen internetfähigen Geräten nutzbar sein. Dies gewährleistet, dass Menschen mit verschiedenen technologischen Präferenzen und Zugangsmöglichkeiten die Anwendungen nutzen können. Die Implementierung von Barrierefreiheit erfordert auch eine enge Zusammenarbeit mit Menschen mit Behinderungen und Menschen mit anderen diversitätssensiblen Anforderungen selbst, womit auch wieder die Forderung nach Partizipation aus der 4P-Medizin relevant wird. Nutzer*innenbeteiligung spielt eine entscheidende Rolle, um sicherzustellen, dass die Bedürfnisse und Herausforderungen angemessen berücksichtigt werden. Feedbackmechanismen, Beta-Tests mit diversen Benutzer*innengruppen und kontinuierliche Verbesserungen basierend auf Nutzer*innenerfahrungen sind wesentliche Elemente dieses partizipativen Ansatzes. Unternehmen sollten möglichst auf diverse Entwickler*innenteams setzen, um diversitätssensible Lösungen passend umsetzen zu können.

4.2 Ethik in der digitalen Gesundheit

Die Integration digitaler Technologien in die Gesundheitsversorgung wirft eine Vielzahl ethischer Fragen auf, die sorgfältig reflektiert und adressiert werden müssen. Der Einsatz von künstlicher Intelligenz (KI), die Sammlung und Analyse von Gesundheitsdaten sowie die Entwicklung personalisierter Medizin bringen ethische Herausforderungen hervor, die die Grundwerte der Medizin und die Rechte der Patient*innen betreffen. Ein zentraler ethischer Aspekt ist der Schutz der Privatsphäre und die sichere Handhabung von Gesundheitsdaten. Die umfangreiche Sammlung persönlicher Gesundheitsinformationen durch digitale Gesundheitslösungen erhöht das Risiko von Datenschutzverletzungen und Missbrauch. Es ist von entscheidender Bedeutung, klare Richtlinien und Standards für den Datenschutz zu etablieren, um das Vertrauen der Nutzer*innen zu gewinnen und ihre Privatsphäre zu schützen.

Die Frage der Dateneigentümer*innenschaft und -kontrolle stellt eine weitere ethische Herausforderung dar. Wenn Gesundheitsdaten für Forschungszwecke oder zur Verbesserung von KI-Algorithmen verwendet werden, müssen die Anwender*innen darüber informiert werden und ihre Einwilligung geben. Gleichzeitig sollten Mechanismen geschaffen werden, die es den Nutzer*innen ermöglichen, die Kontrolle über ihre Daten zu behalten und zu entscheiden, wie und in welchem Umfang sie genutzt werden. Die Anwendung von künstlicher Intelligenz in der medizinischen Diagnose und Therapie wirft weiters ethische Fragen hinsichtlich der Transparenz und Verantwortlichkeit von Algorithmen auf. Opake Entscheidungsprozesse von KI-Systemen können dazu führen, dass Patient*innen und Ärzt*innen die Empfehlungen nicht zur Gänze nachvollziehen können. Es ist wichtig, sicherzustellen, dass KI-Algorithmen erklärbare Ergebnisse liefern und dass ihre Entscheidungsgrundlagen offengelegt werden. Für diversitätssensibles Arbeiten zentral ist die Rolle von Biases, also Vorurteilen: Da Algorithmen auf bestehenden Datensätzen trainiert werden, die unterschiedliche solcher Vorurteile aufweisen (z. B. Unterrepräsentation von Frauen und Minderheiten) reproduziert der KI-generierte Output diese Biases. So diskriminierte ein Personalrekrutierungstool von Amazon weibliche Bewerberinnen,[19] und Gesichtserkennungssoftware funktioniert schlechter bei Gesichtern mit dunkler Hautfarbe.[20] Im medizinischen Bereich besteht ein sogenannter Gender Data Gap, d.h. eine Ungleichheit in der Erforschung von Krankheitsbildern und deren Symptomen bei Männern und Frauen; auch hier besteht bei der Auswertung von Daten und Befunden also die Gefahr von Biases. Abhilfe kann durch die Dokumentation des Trainings der Algorithmen geschaffen werden[21] und durch die Implementierung von mehr Repräsentation von Frauen und marginalisierten Bevölkerungsgruppen in zukünftiger medizinischer Forschung.

Die Nutzung von Gesundheitsdaten für kommerzielle Zwecke, wie zum Beispiel für gezielte Werbung oder Versicherungsentscheidungen, wirft ebenfalls ethische Bedenken auf. Gesundheitsapps können so einerseits befähigend wirken und den Patient*innen eine bestimmte Handlungsmacht im Umgang mit ihrer eigenen Gesundheit wiedergeben. Bonussysteme seitens der Krankenkassen für gesundheitsförderliches Verhalten (z. B. regelmäßige Zahnvorsorge) bestehen bereits, in pessimistischen Zukunftsvisionen könnte aber auch ein Malus-System denkbar sein, bei dem gesundheitsschädliches Verhalten durch höhere Zahlungen sanktioniert wird. Niedriger sozioökonomischer Status und niedrige Gesundheitskompetenz bzw. vermehrtes gesundheitsschädigendes Verhalten stehen in Korrelation zueinander; durch solche Sanktionierungsmechanismen könnten also soziale Ungleichheiten weiter verstärkt werden. Wenngleich diese Überlegungen derzeit noch nicht weitläufig diskutiert werden, sind sie dennoch ein kritischer Punkt im Zusammenhang von Ethik, Gesundheit und Diversität, den man nicht gänzlich außer Acht lassen sollte. Im Gegensatz zu solchen ökonomisch motivierten Erklärungen für gesundheitsbewusstes Verhalten ist Gesundheitskompetenz auch ein wichtiges Mittel, das ethisch ausgleichend wirken kann: Sie stärkt das Recht auf Selbstbestimmung und Autonomie und trägt somit zum Erreichen von Teilhabe und Befähigung bei.[22] Die Entwicklung und Anwendung ethischer Leitlinien sind unerlässlich, um sicherzustellen, dass digitale Gesundheitslösungen nicht nur technologisch fortschrittlich, sondern auch ethisch verantwortungsbewusst sind.

---

19 Vgl. Dastin 2018.
20 Vgl. Najibi 2020.
21 Nennenswert ist hier z. B. die Initiative Datasheets for Datasets, die sicherstellen möchte, dass es eine Passung zwischen den für das Training eines Modells verwendeten Daten und dem späteren Einsatzgebiet gibt. Durch mehr Informationen über Datasets können unerwünschte Biases erkannt und vermieden werden, insbesondere in sensiblen Anwendungsbereichen wie dem Gesundheitswesen. Vgl. Gebru et al. 2021, S. 86.
22 Vgl. Ernstmann/Sautermeister/Halbach 2022, S. 290.

5 SCHLUSSFOLGERUNGEN

Das vorliegende Kapitel hat sich mit der komplexen Verflechtung von Gesundheit, Diversität und Digitalisierung auseinandergesetzt, um ein umfassendes Verständnis für die Chancen und Herausforderungen dieser Schnittstellen zu gewinnen. Die zunehmende Integration digitaler Technologien in die Gesundheitsversorgung bietet zweifellos Potenziale für eine verbesserte Prävention, Diagnose, Behandlung und Nachsorge. Gleichzeitig treten jedoch diverse Herausforderungen auf, die es zu bewältigen gilt, um sicherzustellen, dass digitale Gesundheitspraktiken inklusiv und nicht ausschließend wirken. Der Überblick über die bestehende Forschung zum Thema hat gezeigt, dass Diversität in verschiedenen Dimensionen – sei es in Bezug auf Geschlecht, Alter, Migrationshintergrund oder sozioökonomischen Status – einen erheblichen Einfluss auf den Zugang und die Nutzung digitaler Gesundheitslösungen hat. Inklusion erfordert daher eine gezielte Berücksichtigung der vielfältigen Bedürfnisse und Präferenzen verschiedener Bevölkerungsgruppen.

Digitale Technologien sind nicht per se inklusiv oder exklusiv, sondern können in beide Richtungen wirken. Inklusion wird gefördert, wenn digitale Gesundheitslösungen die Diversität der Nutzer*innen berücksichtigen, sprachliche und kulturelle Barrieren überwinden, digitale Aufklärung und Schulung fördern, barrierefrei gestaltet sind und einen gleichberechtigten Zugang in ländlichen Gebieten ermöglichen. Gleichzeitig können exkludierende Effekte auftreten, wenn Datenschutzbedenken nicht angemessen berücksichtigt werden, digitale Gesundheitskompetenz fehlt, Barrierefreiheit nicht ausreichend umgesetzt wird oder der Zugang in ländlichen Regionen z. B. durch Hindernisse in der Infrastruktur nicht gewährleistet werden kann. Der Schutz der Privatsphäre, die Kontrolle über Gesundheitsdaten, die Transparenz von KI-Algorithmen, die Vermeidung von Ungleichheiten und die ethische Nutzung von Gesundheitsdaten sind entscheidende Elemente, um sicherzustellen, dass digitale Gesundheitspraktiken den grundlegenden ethischen Prinzipien der Medizin entsprechen. Besonders wichtig ist ein transparenter Umgang mit den gesammelten Daten und eventuellen Datenschutzbedenken, um Vertrauen in digitale Lösungen zu schaffen und die digitale Transformation im Gesundheitswesen zu einem positiven Erlebnis für die daran teilnehmenden Bevölkerungsgruppen werden zu lassen. Partizipation und befähigende Erlebnisse sind Voraussetzungen dafür, dass Gesundheits-Apps als bereichernde Ergänzung der gesundheitlichen Versorgung wahrgenommen werden.

Die Digitalisierung des Gesundheitswesens stellt ein vielversprechendes Instrument zur Verbesserung der Gesundheitsversorgung dar, bringt aber gleichzeitig gerade in Verbindung mit Diversitätsdimensionen auch eine Reihe von Herausforderungen mit sich. Die digitale Transformation ist ein gesamtgesellschaftlicher Transformationsprozess, der inklusiv ausgestaltet werden muss, um möglichst alle Bevölkerungsgruppen miteinzuschließen. Die Daten aus dem Gesundheitsreport 2022 zeigen, dass hier durchaus noch Handlungsbedarf besteht und es auf dem Weg zu einem diversitätssensiblen und inklusiven Gesundheitswesen vor allem auch der Partizipation von Menschen, die unterschiedliche Diversitätsdimensionen repräsentieren oder auch in sich vereinen (Stichwort Intersektionalität), bedarf. Die digitale Transformation muss personalisiert, bedürfnisorientiert, partizipativ und inklusiv vonstattengehen, um erfolgreich zu sein. Digitale Gesundheitsanwendungen können für diese unterschiedlichen Aspekte Lösungsansätze bieten, wenn ihre Potenziale richtig eingesetzt und ihre Risiken durch passende Maßnahmen minimiert werden.

BIBLIOGRAFIE

Allner, Raphael/Wilfling, Denise/Kidholm, Kristian/Steinhäuser, Jost (2019): Telemedizinprojekte im ländlichen Raum Deutschlands. Eine systematische Bewertung mit dem „Modell zur Evaluation von telemedizinischen Anwendungen". In: Zeitschrift für Evidenz, Fortbildung und Qualität im Gesundheitswesen (ZEFQ), Vol. 141–142, S. 89–95. Online: https://doi.org/10.1016/j.zefq.2019.03.005.

ÄrzteZeitung (2015): P4-Medizin eröffnet große Chancen. Online: https://www.aerztezeitung.de/Medizin/P4-Medizin-eroeffnet-grosse-Chancen-251189.html (letzer Zugriff: 20.11.2023).

BR24 (2023): Seit Jahren ungelöst: Monatelanges Warten auf Psychotherapie. Online: https://www.br.de/nachrichten/bayern/warten-auf-einen-therapieplatz,Ta5mGDC (letzter Zugriff: 20.11.2023).

Bundesärztekammer (2023): Charakteristische Szenarien der Telemedizin. Online: https://www.bundesaerztekammer.de/themen/aerzte/digitalisierung/telemedizin-fernbehandlung/charakteristische-szenarien (letzter Zugriff: 20.11.2023).

Deter, Gerhard/Markovski Goce (2011): Aktueller Begriff: Telemedizin. In: Wissenschaftliche Dienste, Deutscher Bundestag (Hrsg.), S. 1–2.

Dastin, Jeffrey (2018): Insight – Amazon scraps secret AI recruiting tool that showed bias against women. Online: https://www.reuters.com/article/us-amazon-com-jobs-automation-insight/amazon-scraps-secret-ai-recruiting-tool-that-showed-bias-against-women-idUSKCN1MK08G/?utm_source=morning_brew (letzter Zugriff: 20.11.2023).

Diggy (2023): „Ich löse meine digitalen Probleme selbst." Online: https://www.diggy.bz.it/ (letzter Zugriff: 20.11.2023).

Ernstmann, Nicole/Sautermeister, Jochen/Halbach, Sarah (2022): Gesundheitskompetenz. In: Haring, Robin (Hrsg.): Gesundheitswissenschaften. 2. Aufl. Wiesbaden: Springer, S. 285–293.

Gebru, Timnit/Morgenstern, Jamie/Vecchione, Briana/Wortman Vaughan, Jennifer/Wallach, Hanna/Daume III, Hal/Crawford, Kate (2021): Datasheets for Datasets. In: Communications of the ACM, 64: 12, S. 86–92. Online: https://doi.org/10.1145/3458723.

IKK Classic (2022): Gesundheit in Zahlen: Diversität, Digitalisierung, Fachkräftemangel. Online: https://www.ikk-classic.de/assets/657/12657_ikkc_web_pdf.pdf (letzter Zugriff: 22.11.2023).

Landesanstalt für Kommunikation Baden-Württemberg (2023): Lern-App „Starthilfe – digital dabei". Online: https://www.lfk.de/medienkompetenz/seniorinnen-und-senioren/lern-app-starthilfe-digital-dabei (letzter Zugriff: 20.11.2023).

Löffler, Antje/Hoffmann, Stephanie/Fischer, Stefanie/Spallek, Jacob (2021): Ambulante Haus- und Facharztversorgung im ländlichen Deutschland – Wie stellt sich die Versorgungssituation älterer Einwohner im Landkreis Oberspreewald-Lausitz dar? In: Gesundheitswesen 2021, 83(01), S. 47–52. Online: https://doi.org/10.1055/a-1010-6277.

Najibi, Alex (2020): Racial Discrimination in Face Recognition Technology. Science in the News, Harvard University. Online: https://sitn.hms.harvard.edu/flash/2020/racial-discrimination-in-face-recognition-technology/ (letzter Zugriff: 20.11.2023).

Pelka, Bastian (2018): Wie können gesellschaftliche Teilhabe und gesundheitliche Aufklärung in einer digitalen Gesellschaft unterstützt werden? In: Bundeszentrale für Gesundheitliche Aufklärung (Hrsg.): Diversität in Medien der gesundheitlichen Aufklärung. Beiträge zum Werkstattgespräch mit Hochschulen am 27. November 2018 in Köln. Köln: Bundeszentrale für Gesundheitliche Aufklärung, S. 52–60.

Rathmann, Katharina (2015): Bildungssystem, Wohlfahrtsstaat und gesundheitliche Ungleichheit: Ein internationaler Vergleich für das Jugendalter. Wiesbaden: Springer VS.

Samerski, Silja/Müller, Hardy (2019): Digital Health Literacy: Thesen zu Konzept und Förderungsmöglichkeiten. In: Pfannstiel, Mario A./Da-Cruz, Patrick/Mehlich, Harald (Hrsg.) Digitale Transformation von Dienstleistungen im Gesundheitswesen VI: Impulse für die Forschung. Wiesbaden: Springer Gabler, S. 36–50.

Sørensen, Kristine/Van den Broucke, Stephan/Fullam, James/Doyle, Gerardine/Pelikan, Jürgen/Slonska, Zofia/Brand, Helmut (2012): Health literacy and public health: A systematic review and integration of definitions and models. In: BMC Public Health 12, 80 (2012), S. 1–13. Online: https://doi.org/10.1186/1471-2458-12-80.

Statista (2023a): Anteil der Internethaushalte in Deutschland mit einem Breitbandanschluss in den Jahren 2011 bis 2021. Online: https://de.statista.com/statistik/daten/studie/3808/umfrage/anteil-der-haushalte-mit-einem-breitbandanschluss-als-internetzugang/ (letzter Zugriff: 20.11.2023).

Statista (2023b): Anteil der Internetnutzer in Deutschland in den Jahren 2001 bis 2022. Online: https://de.statista.com/statistik/daten/studie/13070/umfrage/entwicklung-der-internetnutzung-in-deutschland-seit-2001/ (letzter Zugriff: 20.11.2023).

Verbraucherzentrale (2023): Gesundheits-Apps: Medizinische Anwendungen auf Rezept. Online: https://www.verbraucherzentrale.de/wissen/gesundheit-pflege/aerzte-und-kliniken/gesundheitsapps-medizinische-anwendungen-auf-rezept-41241 (letzter Zugriff: 20.11.2023).

KANN KI KRANKENHAUS?

Ein Lehrexperiment zum Einsatz von Rollenspielen zur Förderung multiperspektivischer ethischer Reflexionskompetenz

Jan Doria

Künstliche Intelligenz (KI) wird in der allgemeinen medialen Diskussion vielfach sowohl mit utopischen Heils- als auch mit dystopischen Untergangserwartungen verknüpft (vgl. Doria 2023). Das gilt auch und insbesondere für die Digitalisierung des Gesundheitswesens. So verspricht beispielsweise das zu Microsoft gehörende Digitalunternehmen Nuance (2024), mit Hilfe von Spracherkennungsmodellen „einen echten Unterschied [zu] machen", die „Dokumentationszeit um bis zu 45 % zu verkürzen" und Beschäftigte im Gesundheitssektor so von Bürokratie zu entlasten. Gleichzeitig warnt die Weltgesundheitsorganisation (WHO) vor der Gefahr der Verbreitung von Desinformation durch generative Sprachmodelle zu gesundheitsbezogenen Themen (vgl. Ärzteblatt 2023).

Aus diesem Grund wird zunehmend der Ruf nach ethischer Orientierung und der Ausbildung ethischer Kompetenz aufseiten der verantwortlichen Akteure laut:

> Um die Gestaltungsaufgaben erfolgreich anzugehen, die [...] durch den Aufbau eines lernenden Gesundheitssystems aufgeworfen werden, sind inter- und transdisziplinäre Forschung sowie die Einbeziehung der Gesellschaft erforderlich. Schon in der Technikentwicklung sollten im Sinne eines *ethics-by-design*-Ansatzes ethische Aspekte Eingang finden. Sie sollten auch in der Aus-, Fort- und Weiterbildung von Praktiker:innen im Gesundheitswesen und der Technikentwicklung neben den technischen Kompetenzen berücksichtigt werden. Wichtig ist zudem, dass neben den Expert:innen aus den genannten Bereichen Patient:innen, Pflegebedürftige, Gesundheitsinteressierte, Versicherte etc. einbezogen werden – nur durch ihr Mitwirken kann der erforderliche gesamtgesellschaftliche Diskurs stattfinden und technologische Innovation auch soziale Innovation sein. (Müller/Bröckerhoff/Mehlich/Woopen 2024: 550f., Hervorhebung im Original)

Der folgende Beitrag möchte daher allen interessierten Akteuren ein didaktisches Werkzeug an die Hand geben, mit dem ethische Reflexionskompetenz in einer multiperspektivischen, alle für das Gesundheitswesen relevanten Stakeholder miteinbeziehenden Weise in unterschiedlichen Kontexten der Erwachsenenbildung ausgebildet und eingeübt werden kann. Er beschreibt dazu die theoretische wie didaktische Konzeption sowie eine konkrete empirische Durchführung eines „Lehrexperiments" an der Stuttgarter Hochschule der Medien (HdM) im Sommersemester 2023. Gegenstand des Experiments war ein Rollenspiel, das von den Studierenden eines Lehrforschungsprojektseminars derselben Hochschule im vorangegangenen Semester unter der Leitung von Petra Grimm und Jan Doria entwickelt worden war.[1]

Dazu wird eine soziotechnische System- (vgl. Johnson 2022) und eine tugendethische (vgl. Aristoteles 2020) Perspektive eingenommen (Kapitel 1), die durch methodische Hintergründe zum Rollenspiel als Lehrmethode (Kapitel 3) sowie ein narratologisches (vgl. Müller/Grimm 2016) Modell zur Entwicklung ethischer Reflexionskompetenz ergänzt wird (Kapitel 4), bevor schließlich in Kapitel 5 eine konkrete Durchführung einer Rollenspielsitzung als empirisches Material analysiert wird.

1 KANN KÜNSTLICHE INTELLIGENZ ETHIK? EIN TUGENDETHISCHER ANSATZ ZUR HERAUSBILDUNG MULTIPERSPEKTIVISCHER ETHISCHER REFLEXIONSKOMPETENZ

Die Verwendung des Begriffs „ethische Reflexionskompetenz" lehnt sich an die von Petra Grimm, Michael Müller und Kai Erik Trost (2021: 144–158) vorgeschlagene „Reflexionsfähigkeit" als Teil einer übergeordneten Digitalkompetenz an, die sie wie folgt definieren:

> [...] erkennen können, welche Werte und moralischen Prinzipien einem wichtig sind und warum; befähigt sein, bei Wertekonflikten Gefühle und Argumente in Einklang mit den Handlungen zu bringen und das Für und Wider von Entscheidungen und Handlungen abzuwägen; mögliche Folgen des Handelns in Bezug auf sich selbst, seine Umwelt und die Gemeinschaft zu reflektieren; vom Konkreten auf das Allgemeine abstrahieren können (ebd.: 156).

Die Autoren greifen dafür auf die aristotelische Tugendethik zurück (vgl. ebd: 143f.), die das Glück (griechisch *eudaimonia*) als oberstes Gut des Menschen bestimmt (vgl. Aristoteles 2020: 46). Bezieht man diese Zielbestimmung auf den Einsatz von Technologie in unterschiedlichen soziotechnischen Systemen – wie hier beispielsweise dem Gesundheitswesen – und akzeptiert dabei die Prämisse, dass „technology is more than just artifacts and [...] shapes and is shaped by society" (Johnson 2022: 648), dann bedeutet dies, neue Technologien wie die Künstliche Intelligenz vor allem dafür einzusetzen, um „create conditions for good, or at least better, life in the future" (ebd.: 649).

Woraus aber besteht das „gute Leben"? Für Aristoteles „steht der Handelnde und seine Haltung im Vordergrund, erst durch die richtige Haltung wird eine Handlung zur richtigen" (Grimm 2021: 92). Eine Haltung (griechisch *hexis*) jedoch besitzt man nicht von Anfang an – diese muss erworben und eingeübt werden, sodass man „den Weg der Mitte zwischen einem Zuviel und einem Zuwenig [...] als das richtige und angemessene Verhalten erkennt und wählt" (ebd.: 92). Damit spielt Grimm auf Aristoteles' Tugendbegriff an, der diesen als „Mitte" (griechisch *mesotes*) „zwischen zwei Lastern" (Aristoteles 2020: 85) definiert, „von denen das eine

---

[1] Der Autor dankt den Studierenden, die an den beiden Lehrforschungsprojektseminaren im Wintersemester 2022/23 und im Sommersemester 2023 teilgenommen haben, für ihre Mitwirkung bei der Entwicklung und Erprobung des Luisenkrankenhaus-Rollenspiels.

auf Übermaß, das andere auf Mangel beruht" (ebd.). In der Folge fordert sie, einen „Goldenen Mittelweg" als Proprium europäischer Technologieentwicklung und -anwendung zu finden, der „sich an einem (durch demokratische Prozesse begründeten) Gemeinwohl und dem Autonomieprinzip orientiert und [...] auf den Grundrechten und Werten einer freien Gesellschaft beruht" (Grimm 2021: 73). Über die Brücke des Fähigkeitenansatzes[2] von Martha Nußbaum und Amartya Sen (vgl. ebd.: 93) wiederum eröffnet sie gleichzeitig die Perspektive einer fruchtbaren Anwendung der Tugendethik auf Bildungskontexte, wie sie hier ebenfalls versucht werden soll. Denn „um die Bürger*innen" – und nicht nur diese, sondern auch die Akteure im Gesundheitswesen, um die es hier gehen soll – „dabei zu unterstützen, [...] ihre Handlungspraxen entsprechend ihrer Werthaltung zu realisieren, bedarf es eines Angebots an medienethischen Reflexionstools" (Grimm/Müller/Trost 2021: 156).

Oberstes Lernziel des im folgenden beschriebenen „Lehrexperiments" ist also die Herausbildung und Einübung einer im obenstehend zitierten Sinne verstandenen ethischen Reflexionskompetenz als Befähigung zur Aushandlung von Wertekonflikten beim Einsatz von Künstlicher Intelligenz im Gesundheitswesen, die alle betroffenen Stakeholder multiperspektivisch miteinbezieht.

2 KANN KI KRANKENHAUS? DIDAKTISCHE KONZEPTION EINES ROLLENSPIELS ZUR DIGITALISIERUNG IM GESUNDHEITSWESEN

Um also ein entsprechendes didaktisches Angebot zu schaffen, wurde im Wintersemester 2022/23 an der Stuttgarter Hochschule der Medien das „Luisenkrankenhaus-Rollenspiel" konzeptioniert und im darauffolgenden Semester erstmals erprobt. Die Leitfrage dieses Rollenspiels lässt sich dabei in zugespitzter Form mit der titelgebenden Frage dieses Aufsatzes zusammenfassen: „Kann Künstliche Intelligenz Krankenhaus?".

Entworfen wird das fiktive Szenario des gewinnorientierten „Luisenkrankenhauses", das, aus einer Privatisierungswelle im öffentlichen Sektor hervorgegangen, nun vor der Herausforderung steht, gleichzeitig die Patientenversorgung aufrechtzuerhalten und die Gewinnerwartungen der internationalen Investoren zu erfüllen.[3] Die Geschäftsführung setzt hierzu große Hoffnungen in die Einführung von KI-Technologien, muss jedoch die Bedürfnisse aller anderen Anspruchsgruppen im Krankenhaus ebenfalls mit berücksichtigen. Um der geforderten Multiperspektivität gerecht zu werden, kommen im Spielszenario daher sieben Rollencharaktere an einem Tisch zusammen, um eine gemeinsame Strategie zur Einführung von KI-

---

2 Dieser wird hier aus Platzgründen nicht eingehender betrachtet.
3 Das genaue Szenario wird in einer Arbeitsmappe als didaktisches Begleitmaterial (vgl. Doria, im Erscheinen) beschrieben. Zusätzlich dazu ist auch eine Tonaufnahme der Rollenspieldurchführung an der HdM als Hörspiel unter https://youtu.be/XaIt8NSaAig abrufbar; die Zitate in Kapitel 5 beziehen sich auf diese Aufnahme. Das genaue Konzept des Rollenspiels wird an dieser Stelle aus Platzgründen nur dort angerissen, wo es zum Verständnis des hier verfolgten „Lehrexperiments" notwendig ist. Es kann in der Arbeitsmappe nachgelesen werden, die damit gleichzeitig der Vorbereitung eines konkreten Einsatzszenarios dienen kann.

Technologien zu verabschieden. Das Rollenspiel wird je nach Seminargröße von optionalen Zuschauern beobachtet und von einem Moderator angeleitet. Die folgende Tabelle gibt einen groben Überblick über die am Luisenkrankenhaus-Rollenspiel beteiligten Charaktere und ihre je individuelle Perspektive auf die geplante Einführung von KI-Technologien im „Luisenkrankenhaus".

Rollenbezeichnung	Perspektive
Moderator/-in	moderierend, ausgleichend, konsensorientiert
Geschäftsführer/in des Luisenkrankenhauses	ökonomiezentriert, gewinn- und effizienzorientiert
Chief Information Officer	technikoptimistisch, innovationsgetrieben
Datenschutzbeauftragte/r	juristisch, risikobewusst, vorsichtig
Vertreter/in des Landesgesundheitsministeriums	politisch, konzentriert auf Standortförderung
Pflegekraft	gewerkschaftlich, streikbereit, mitarbeiterzentriert
Arzt/Ärztin	medizinisch, orientiert am Patientenwohl, gleichzeitig technologieoffen
Patient/-in	verunsichert, besorgt, skeptisch

Tab. 1: Übersicht über die Charaktere im Luisenkrankenhaus-Rollenspiel

Wie aus Tabelle 1 hervorgeht, liegt der zentrale didaktische Clou dieser Lehrmethode darin, dass die Perspektiven der sieben Spielfiguren auf das gemeinsame Thema „KI im Krankenhaus" sehr weit auseinanderliegen; ja in ihrer Reinform kaum miteinander zu vereinbaren sind. Ziel des Rollenspiels ist es daher, dass die Charaktere während des Spielverlaufs von ihren jeweiligen Maximalpositionen abzurücken lernen und ganz im Sinne der obenstehend kurz skizzierten aristotelischen Mesotes-Lehre einen „Goldenen Mittelweg" finden, der sich im Spielszenario als tragfähige und von allen Perspektiven gemeinsam geteilte Zukunftsstrategie für die Einführung von KI-Technologien im Luisenkrankenhaus formulieren lässt.

3 KANN DAS SEMINAR ROLLENSPIEL? ANMERKUNGEN ZUM ROLLENSPIEL ALS LEHRMETHODE

Bevor nun die konkrete Durchführung einer Rollenspielsitzung im Sommersemester 2023 an der HdM beschrieben werden kann, ist es zunächst notwendig, die empirische Ebene zu verlassen und in abstrakter Form auf die wichtigsten Eckpunkte der Methodenliteratur zur Lehrmethode „Rollenspiel" im Allgemeinen einzugehen. Dies geschieht, um erstens die didaktische Eignung dieser Lehrmethode zur Erreichung des übergeordneten Lernziels einer multiperspektivischen ethischen Reflexionskompetenz zu begründen und zweitens auf die spezifischen Herausforderungen des Einsatzes dieser Methode in Kontexten der Erwachsenenbildung einzugehen.

Morry van Ments (1998: 14) hält als Kerngedanken des Rollenspiels fest, dass dieses darin bestehe,

> [...] jemanden zu bitten, sich vorzustellen, entweder er selbst oder ein anderer in einer bestimmten Situation zu sein. Er wird gebeten, sich genauso zu verhalten, wie die Person es seinem Gefühl nach tun würde. Das Ergebnis wird sein, daß er oder der Rest der Gruppe oder auch beide etwas über die Person und/oder die Situation lernen werden.

Die eingangs geforderte Multiperspektivität bildet sich in einem Rollenspiel also nicht nur durch das bloße Vorhandensein unterschiedlicher Spielfiguren mit unterschiedlichen Perspektiven ab, sondern auch durch das Sich-Einfühlen und die (temporäre) Übernahme einer zunächst fremden bzw. sich von der eigenen Perspektive unterscheidenden Rolle durch jede einzelne am Rollenspiel teilnehmende Person.

Ebenfalls von zentraler Bedeutung sowohl für das Rollenspiel als Lehrmethode im Allgemeinen als auch für die mit dem Luisenkrankenhaus-Rollenspiel im Besonderen verbundenen Lernziele ist weniger das eigentliche Spielgeschehen selbst als vielmehr die daran anschließende Rollenspielreflexion. In Anlehnung an Kersten Reich (2008: 4f.) lässt sich ein Rollenspiel wie das Luisenkrankenhaus-Rollenspiel in vier Phasen einteilen:
1. Aufwärmen,
2. Vorbereiten,
3. Spielen,
4. Reflektieren.

Die zentrale Bedeutung der Reflexionsphase kommt auch darin zum Ausdruck, dass Robert Schaller ein zeitliches Verhältnis zwischen Aufwärm-, Spiel- und Reflexionsphase von 2:1:2 empfiehlt (vgl. Schaller 2006: 142f.). Darin spiegelt sich wider, dass der Einsatz von Rollenspielen als Lehrmethode niemals zum Selbstzweck werden sollte, sondern immer an konkrete didaktische Zielsetzungen rückzubinden ist, die sich erst in der Reflexionsphase realisieren. Diese dient dazu, das eigene Rollenverhalten im Kontrast zu den anderen Rollenspielteilnehmer/-innen zu analysieren und Schlussfolgerungen daraus zu ziehen (vgl. van Ments 1998: 112). Zu diesem Zweck empfiehlt die Literatur den Einsatz von explizit vorab definierten Beobachterrollen (vgl. Meier 2023: 342), die keinen eigenen Charakter im Rollenspiel übernehmen, sondern die anderen Rollenspielakteure während der Spieldurchführung beobachten und ihre Beobachtungen gegebenenfalls auf einem vorab verteilten Fragebogen, wie er auch in der Arbeitsmappe des „Luisenkrankenhauses" zu finden ist, notieren (für Beispielfragen für derartige Beobachterrollen vgl. van Ments 1998: 77). Voraussetzung für eine erfolgreiche Reflexionsphase ist dabei zweierlei:
1. das von Schaller (2006: 140) als „Entrollung" bezeichnete aktive und bewusste Wieder-Hinaustreten aus der Rollenspielrolle und die Rückkehr in den Seminarkontext, das beispielsweise durch die Verwendung von Rollennamen oder durch bestimmte Gesten markiert werden kann, und
2. die Trennung zwischen Rolle und Person (vgl. Reich 2008: 5; Schmidt 1988: 10; Coburn-Staege 1977: 127), also die unbedingte Trennung in der Auswertungsphase zwischen dem Verhalten als Rollenspielfigur und der jeweiligen Person, die diese Figur gespielt hat. Nur so wird es den Rollenspiel-

teilnehmer/-innen möglich, in ihrer Rolle auch in kreativer Weise von ihrer eigenen Persönlichkeit abweichende Verhaltensmuster zu explorieren, und nur so kann die hier intendierte Multiperspektivität erreicht werden.

Erst durch die Reflexion des während der Rollenspielhandlung Durchlebten und im Spiegel der Rückmeldungen anderer Rollencharaktere sowie möglicher Beobachterrollen erwerben die am Rollenspiel teilnehmenden Personen also die Fähigkeit, mögliche Folgen des Handelns in Bezug auf sich selbst, ihre Umwelt und die Gemeinschaft zu reflektieren.

Daher scheinen Rollenspiele als Lehrmethode prinzipiell sehr gut geeignet, um die hier intendierten Lernziele zu erreichen. Der Einsatz dieser Lehrmethode in Kontexten der Erwachsenenbildung ist jedoch alles andere als voraussetzungslos: Zwar knüpfen Rollenspiele unmittelbar an die kindliche Erfahrung des Spiels an, die wesentlicher Bestandteil des menschlichen Sozialisations- und Entwicklungsprozesses ist (vgl. Heimlich 2023: 69). Im Erwachsenenalter jedoch bauen viele Individuen soziale Hemmschwellen gegenüber der Beteiligung an „einfachen Spielen" in Bildungskontexten auf, die vor der erfolgreichen Durchführung eines Rollenspiels zunächst einmal abzubauen sind: die Rollenspielmethode entspricht nicht der üblichen Erwartung an den klassischen Ablauf eines Seminars. Hierzu empfiehlt die Literatur den Einsatz von kleineren Aufwärmspielen oder Warm-Ups (vgl. van Ments 1998: 62–68; Schmidt 1988: 19) in der bereits erwähnten „Aufwärmphase" vor der eigentlichen Spieldurchführung, um die teilnehmenden Personen an die veränderte Lernumgebung heranzuführen.

Die heterodoxe Spielsituation des Rollenspiels bewirkt dabei nicht nur die Übernahme eines Rollenspielcharakters, sondern auch eine – zumindest zeitweilige – Aufhebung der sozialen Rollenverteilung zwischen Schüler/-in und Lehrer/-in bzw. Student/-in und Dozent/-in:

> Alle, die Rollenspiele organisieren und leiten, begeben sich in eine unübliche Beziehung zu ihren Schülern: sie übergeben den Schülern einen Teil der Verantwortung für das Lernen. Aber diese große Freiheit, sich selbst einbringen zu können, versetzt die Schüler auch in die Lage, ihre Gefühle und Erwartungen unbewußt auszudrücken. (van Ments 1998: 32)

Das Rollenspiel als emergentes System (vgl. Meier 2023: 84f.) gewinnt so prinzipiell nicht-deterministischen und ergebnisoffenen Charakter:

> Im Gegensatz zum Schulalltag besteht beim Umgang mit dem Rollenspiel eine offene Lernsituation, bei der das Lernergebnis und die Vorgehensweise im Voraus *nicht* festlegbar sind, da die Lebensbezüge der MitspielerInnen in das Spiel einbezogen werden. (Broich 1994: 15, Hervorhebungen im Original)

Für das in Kapitel 2 skizzierte Spielszenario bedeutet das: Die „Lösung" des Konflikts zwischen den unterschiedlichen Anspruchsgruppen im Luisenkrankenhaus kann von der Lehrperson nicht vorgegeben, sie muss von den Rollenspielteilnehmer/-innen im Spiel selbst gefunden werden (vgl. Coburn-Staege 1977: 129). Und die Lehrperson muss damit jede erarbeitete Lösung akzeptieren. In diesem Sinne ist auch das Scheitern einer Kompromissfindung eine mögliche Lösung, die in der Reflexionsphase entsprechend zu bearbeiten ist (siehe Kapitel 5).

Die Lehrmethode Rollenspiel stellt also hohe Anforderungen sowohl an Lehrpersonen als auch an Lernende (vgl. ex negativo Bertz et al. 2021: 43–45; darüber hinaus Schaller 2006: 138–140; Bertz et al. 2021: 13f.; Schmidt 1988: 22), von denen die beiden wichtigsten abschließend kurz umrissen werden sollen:
1. *Qualifikation des/der Spielleiter/-in*: Die Literatur hebt insbesondere die Bedeutung der Spielleitung hervor. Diese sollte bereits Erfahrung in der Durchführung von Rollenspielen mitbringen (vgl. Reich 2008: 6; van Ments 1998: 30; Broich 1994: 19), Selbstsicherheit und Selbstbewusstsein ausstrahlen (vgl. van Ments 1998: 30; Bertz et al. 2021: 35–38), eine klar definierte didaktische Zielsetzung verfolgen (vgl. Bertz et al. 2021: 23) und, wie Schaller (2006: 197) empfiehlt, ein gewisses Maß an „Humor" aufweisen, um „sich als Lehrperson selbst infrage stellen" zu können. Während des Spiels fungiert er/sie als eine Art „Torwächter" (van Ments 1998: 105). Bertz et al. (2021: 44f.) weisen darüber hinaus auf die „Machtposition" hin, die dem/der Spielleiter/-in dadurch zukommt und die selbstverständlich nicht ausgenutzt werden sollte.
2. *Freiwilligkeit*: Jede Anwendung der Rollenspielmethode kann nur auf freiwilliger Basis erfolgen und sollte nach Möglichkeit außerhalb von Noten-, Leistungs- oder Bewertungsdruck stehen (vgl. Bertz et al. 2021: 18; Schmidt 1988: 20; Schaller 2006: 195), um die bereits genannte soziale Hemmschwelle zur Rollenübernahme nicht weiter zu erhöhen. Ist eine Bewertung der am Rollenspiel teilnehmenden Personen dennoch notwendig, so empfiehlt es sich, dafür auf die Auswertungsbögen aus der Reflexionsphase zuzugreifen.

Sind diese Voraussetzungen gegeben, so kann die Lehrmethode Rollenspiel erfolgreich angewandt werden.

4 KANN DAS ROLLENSPIEL ERZÄHLEN? EIN NARRATIVES MODELL DER ENTWICKLUNG ETHISCHER REFLEXIONSKOMPETENZ

Zuvor ist jedoch nochmals genauer zu konzeptionieren, auf welche Weise sich die Übernahme multipler und heterogener Perspektiven sowie die Aushandlung von Wertekonflikten während und im Anschluss an die Durchführung einer konkreten Rollenspielsitzung vollzieht. Dazu wird an dieser Stelle ein explizit erzähltheoretisch fundierter Ansatz verfolgt, der davon ausgeht, dass sich narrative Erzählstrukturen auch in nicht-literarischen Texten auffinden lassen (vgl. Krah 2015: 180). Die Analyse narrativer Strukturen erscheint besonders geeignet, um die Aushandlung von Wertekonflikten nachvollziehen zu können, da Narrative „zentrale Bedeutungsvermittler [im Original hervorgehoben] [sind] und […] Werte und Normen, abstrakte Sachverhalte und Prozesse veranschaulichen sowie Emotionen auslösen [können]" (Grimm/Keber/Zöllner 2019: 18). Um den viel strapazierten und daher in seiner exakten Verwendung zuweilen etwas unscharf gewordenen (vgl. dazu Doria 2023: 175) Begriff des „Narrativs" präzise zu diesem Zwecke anwenden zu können, wird an dieser Stelle erneut auf Aristoteles zurückgegriffen (vgl. Müller/ Grimm 2016: 58–63). Demnach ist immer dann von einem Narrativ zu sprechen, „wenn in der dargestellten Welt einer Erzählung ein Ausgangs- in einen Endzustand überführt wird, sprich: wenn ein Zentralereignis stattfindet, das die semantische Raumstruktur eines Textes verändert" (Doria 2023: 175).

Pionierarbeit bei der Anwendung narratologischer Termini auf das Rollenspiel hat Jan-Niklas Meier (2023) mit seiner Dissertation „Erzählen im Pen-and-Paper-Rollenspiel" geleistet, die sich aber, wie aus ihrem Titel hervorgeht, auf eine ganz bestimmte, hier nicht intendierte Rollenspielform konzentriert. Einige seiner Beobachtungen können jedoch auch auf das Luisenkrankenhaus-Rollenspiel übertragen werden.

Bereits vor Meier ließ die nicht explizit narratologisch ausgerichtete Rollenspielliteratur den Begriff der *diegesis*, der „dargestellten Welt", die aus einem Text hervorgeht (vgl. Krah 2017: 399–404), anklingen. So spricht beispielsweise Bernd Weidenmann (2011: 99) von den „zwei Wirklichkeiten beim Rollenspiel": der „fiktive[n]" als dessen, „was gespielt wird", und der „authentische[n]" als dessen, „was dabei erlebt wird". Schaller (2006: 137) wiederum spricht von einer „doppelte[n] Als-ob-Situation [im Original hervorgehoben]", in der beispielsweise die Teilnehmer eines Rollenspiels für Erwachsene, das einen Elternabend an der Schule simuliert, „tun, als ob wir in einer Spielsituation wären, und in dieser Situation tue ich, als ob ich ein Schüler wäre". Bertz et al. (2021: 19) zu guter Letzt betonen, dass das Rollenspiel geeignet ist, Grenzen „der eigenen persönlichen Entwicklung" zu überschreiten, und evozieren damit den narratologischen Ereignisbegriff, in dessen Zentrum ebenfalls die Grenzüberschreitung steht (vgl. Müller/ Grimm 2016: 78).

Meier (2023: 70–225) wiederum erbringt durch eine Analyse von aufgezeichneten Pen-and-Paper-Rollenspielsitzungen den empirischen Nachweis darüber, dass Rollenspiele narrative Strukturen im obenstehend kurz umrissenen, engen erzähltheoretischen Sinne hervorbringen können. Er begreift das Rollenspiel dabei sozialkonstruktivistisch als „game of make-believe [im Original hervorgehoben]" (ebd.: 21), das einer interpersonalen Kommunikationssituation entspringt, wie er am Beispiel des kindlichen Sandkuchenbackens erläutert:

> Durch die Teilnahme an der make-believe-Situation wird ein ‚fictional recentering' […] vollzogen, in dem Partizipierende die durch die fiktive Welt erzeugte Realität als real anerkennen, wohl wissend, dass diese nicht der empirisch erfahrbaren Realität entspricht. (Meier 2023: 22)

Durch dieses make-believe bringen die am Rollenspiel teilnehmenden Personen eine eigene erzählte Welt hervor. In derselben Weise versetzen sich die am Luisenkrankenhaus-Rollenspiel teilnehmenden Personen in die Rolle eines Arztes oder einer Patientin und bleiben doch gleichzeitig Studierende.

Dank Meiers Vorarbeit sollte es nun möglich sein, die Herausbildung einer multiperspektivischen ethischen Reflexionskompetenz durch das Lehrexperiment Luisenkrankenhaus-Rollenspiel in narratologischen Termini zu beschreiben. Meier selbst weist in seiner Arbeit bereits auf das didaktische Potenzial von Rollenspielen hin, konzentriert sich jedoch vor allem auf die hier nicht intendierte Herausbildung literarischer Kompetenz (vgl. Meier 2023: 282–352). Überträgt man seinen Ansatz jedoch auf das Luisenkrankenhaus-Rollenspiel, so wird auch hier erkennbar, dass eine idealtypische Rollenspielsitzung narrativ strukturiert sein oder zumindest narrative Strukturen hervorbringen kann. Denn die am Rollenspiel teilnehmenden Personen bewegen sich, wie aus der untenstehenden Abbildung 1 hervorgeht, während der Rollenspieldurchführung von einem Ausgangszustand hin zu einem idealtypischen Endzustand. Der Ausgangszustand lässt sich dabei mit einer Semantik (also einer Bedeutungszuschreibung) der Gegensätzlichkeit zwischen den obenstehend in Kapitel 2 geschilderten Interessensperspektiven der Rollenspielcharaktere versehen, aus der unterschiedliche Wertekonflikte resultieren können: Wenn die sieben am Rollenspiel beteiligten Charaktere auf ihrer jeweils singulären Perspektive beharren, ist eine Konfliktlösung unmöglich.

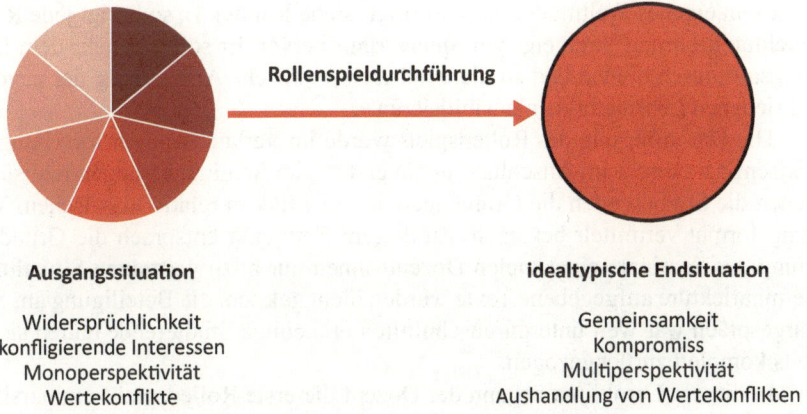

Abb. 1: Narratologisches Modell der Entwicklung multiperspektivischer ethischer Reflexionskompetenz im Luisenkrankenhaus-Rollenspiel

Gelingt jedoch die Aushandlung der Wertekonflikte im Spielverlauf, so erzielen die Rollenspielakteure eine narrative Transformation und dadurch einen idealtypischen Endzustand, in dem das Verbindende über dem Trennenden steht und die Rollenspielfiguren einen langfristig tragfähigen „Goldenen Mittelweg" zur Einführung von KI-Technologien am Luisenkrankenhaus gefunden haben.

Gelingt diese Aushandlung im Verlaufe des Rollenspiels nicht, so lässt sich das Nicht-Erreichen des Wunschobjekts „KI-Strategie formulieren" in der vom Autor bereits an anderer Stelle vorgeschlagenen Terminologie als „nichtstattfindendes Zentralereignis" (Doria 2023: 188) beschreiben. Aus didaktischer Perspektive von zentraler Bedeutung ist hier noch einmal der Hinweis, dass ein solches Nicht-Erreichen keineswegs als ein missglückter Einsatz der Lehrmethode aufzufassen ist. Ganz im Gegenteil: Scheitern die am Rollenspiel teilnehmenden Personen an der ihnen gestellten Aufgabe, so obliegt es der das Rollenspiel anleitenden Person, in der anschließenden Reflexionsphase dieses Scheitern selbst zu thematisieren, nach seinen Ursachen zu forschen und mögliche alternative Lösungswege aufzuzeigen.

5 KANN SICH DAS LUISENKRANKENHAUS EINIGEN? DOKUMENTATION, ANALYSE UND REFLEXION EINER ROLLENSPIELSITZUNG

Nachdem nun die wichtigsten theoretischen Hintergründe des Luisenkrankenhaus-Rollenspiels als Lehrmethode dargelegt wurden, besteht abschließend die Gelegenheit, eine konkrete empirische Realisation eines Rollenspiels an der Stuttgarter Hochschule der Medien im Rahmen eines Lehrforschungsprojektseminars zur KI-Ethik im Sommersemester 2023 zu dokumentieren. Die Aufzeichnung dieser Rollenspielsitzung steht im bereits genannten didaktischen Begleitmaterial zur Verfügung. Der hier vorliegende „Erfahrungsbericht" soll dabei keineswegs als „Idealbeispiel" aufgefasst werden – genauso, wie aus narratologischer Perspektive jeder Text sein eigenes Weltmodell hervorbringt (siehe Kapitel 4), so bringt jede Rollenspieldurchführung ihren eigenen Spielverlauf hervor. Er soll vielmehr dem Erfahrungsaustausch dienen und so die empirisch-praktische Anwendung der zuvor beschriebenen Lehrmethode plausibilisieren.

Die Durchführung des Rollenspiels wurde im Verlauf des Lehrforschungsprojektseminars direkt im Anschluss an die ersten vier Seminarsitzungen realisiert, in denen die Studierenden die Grundlagen der KI-Ethik in relativ klassischem Vorlesungsformat vermittelt bekamen. Zu diesem Zeitpunkt entsprach die Grundstimmung des Seminars einer vielen Dozent/-innen nur allzu vertrauten Situation: als Seminarlektüre aufgegebene Texte wurden nicht gelesen, die Beteiligung am Seminargespräch war weit unterdurchschnittlich und einige Studierende hatten sich bereits komplett zurückgezogen.

In diesem Lernklima begann der Dozent die erste Rollenspiel-Seminarsitzung mit einem sichtbaren Bruch der sozialen Erwartungshaltung der Studierenden, auf deren Bedeutung für einen erfolgreichen Einsatz der Rollenspielmethode in Kapitel 2 bereits hingewiesen wurde: Stühle und Tische wurden vor Seminarbeginn beiseitegeräumt, sodass eine offene, freie Bühnenfläche entstand. Die Studierenden betraten den Seminarraum an diesem Tag also bereits mit einem ersten visuellen Eindruck einer sichtbar veränderten Lernumgebung, jedoch ohne sofort auf Anhieb die Hintergründe dieses neuen Lernsettings zu erfahren. Der Dozent begann die Seminarsitzung mit einem kleinen Warm-up-Rollenspiel, für das die Übung „Standpunkt beziehen" aus dem Standardwerk „Let's play!" (vgl. Bertz et al. 2021: 102f.) abgewandelt und den Lehrinhalten des Seminars angepasst wurde. Erst nach Durchführung dieser Aufwärmübung wurde den Studierenden eröffnet, dass in der darauffolgenden Seminarsitzung ein Rollenspiel stattfinden würde, was auf großen Anklang stieß. Zur weiteren Vorbereitung auf die spontane Interaktion im Rollenspiel wurde mit „Computer ohne Bildschirm" (vgl. ebd.: 141f.) ein zweites Warm-up-Spiel durchgeführt. Erst nach dieser Aufwärmphase wurden die im didaktischen Begleitmaterial dokumentierten Rollenspielkarten verdeckt und zufällig an die am Seminar teilnehmenden Personen verteilt und diese mit dem Arbeitsauftrag zur individuellen Vorbereitung auf die eigene Spielerrolle bis zur kommenden Woche entlassen.

Der von den am Rollenspiel teilnehmenden Personen im Anschluss daran produzierte Text – also die konkret-empirische Rollenspielsitzung – ist insgesamt nicht als narrativ strukturiert zu betrachten, da die am Rollenspiel teilnehmenden Personen bereits von Anfang an sehr stark darauf konzentriert waren, möglichst konsensorientiert zu arbeiten. In diesem Sinne haben sie die Lernziele des Luisenkrankenhaus-Rollenspiels gewissermaßen „übererfüllt".

Jedoch lässt sich aus dem gesamten, in der Schnittfassung knapp 35 Minuten dauernden Hörspieltext für diesen Beitrag ein zentraler Konflikt herausgreifen, der aus ethischer Sicht als Wertekonflikt und aus narratologischer Sicht als semantische Opposition aufgefasst werden kann. Es handelt sich dabei um den Konflikt zwischen ökonomischen Werten, wie sie in dieser Sitzung vor allem von der Geschäftsführerin, vom Arzt und vom Chief Information Officer vertreten, und Werten wie Sicherheit und Handlungsautonomie, wie sie vor allem von der Pflegekraft und der Patientin prononciert wurden.

Gleich zu Beginn der Rollenspielsitzung äußerte die Geschäftsführerin – entsprechend ihrer Rollenbeschreibung – dezidiert ökonomiezentrierte Werte, mit deren Hilfe sie den Einsatz von KI-Technologie in ihrem Krankenhaus rechtfertigte:

> Wie wir alle wissen, ist die wirtschaftliche Lage der Krankenhäuser in ganz Deutschland nicht optimal. So auch in unserem Krankenhaus. Und wir müssen uns langfristig einfach rentabel halten. [...] Und ja, die Hauptprobleme sind eben, dass alles teurer wird, die Energiepreise immer weiter steigen und vor allem der Fachkräftemangel, wo wir im letzten Jahr auch ein Hoch hatten wie noch nie. Deshalb muss sich eben auch was ändern. Und die KI bietet daher viele Vorteile, die uns den Alltag erleichtern könnten. (02:07–02:47)

Sekundiert wurde sie dabei von ihrem Arzt, der auf die ebenfalls ökonomischen Werte der Effizienz- und Produktivitätssteigerung durch KI-Technologie verweist und damit aus narratologischer Sicht als ihr „Helfer" zu betrachten ist: „[D]adurch, dass Eingriffe effizienter und effektiver stattfinden können, [...] kann ich als Arzt mehr Eingriffe vornehmen, was dann im Endeffekt eben als ein höherer Umsatz sich niederschlägt in der Bilanz." (29:34–29:48)

Demgegenüber stehen vor allem wiederholt von der Patientin und der Pflegekraft vorgebrachte Propositionen, die auf die Werte „Sicherheit" und „menschliche Handlungsautonomie" verweisen. So verlieh beispielsweise die Patientin – entsprechend ihrer Rollenspielbeschreibung – ihrer Unsicherheit über die genaue Funktionsweise der möglicherweise einzusetzenden KI-Technologien Ausdruck:

> [I]ch wäre jetzt ein bisschen skeptisch, wenn einfach so ein Roboterarm kommt und mich behandeln würde. Ich würde erstmal gerne wissen, wie funktioniert KI überhaupt, die mich behandelt, welche Risiken gibt es, ist es überhaupt wirksam? [...] Und ich möchte mich jetzt nicht einfach ohne Wissen unter die Technologie legen lassen und mich einfach behandeln, weil ich finde, es geht um ein sehr sensibles Thema, um meine Gesundheit, um Leben und Tod. Und da möchte ich schon eher integriert werden und nicht einfach nur so von außen stehen gelassen werden. (10:22–10:56)

In derselben Weise ergänzte die Pflegekraft, dass KI-Technologien im Gesundheitswesen zuverlässig und verlässlich funktionieren müssen, schließlich könnten auf der Station „Sekunden über Leben entscheiden" (17:55). Sie forderte daher, dass die Letztentscheidung über mögliche Therapien dem menschlichen Arzt vorbehalten bleiben soll – dass also der Wert der menschlichen Handlungsautonomie (vgl. Doria/Zöllner, im Druck) zu bewahren ist:

> Wobei ich hier wieder Angst hätte, einfach vor der fehlerhaften [...] Therapieentscheidung. Weil die einfach auf Basis der KI-Technologie getroffen wird. Und die KI zieht ja – also vergleicht ja auch Daten und tut darauf dann zu einem Ergebnis kommen. Und wenn das Personal dann einfach nur sagt, ‚ja, ich verlasse mich drauf und treffe meine Entscheidung auf der Entscheidung von der KI', hätte ich auch ein bisschen Angst, dass dann eben eine falsche Entscheidung getroffen wird. (18:37–19:13)

Patientin und Pflegekraft qualifizierten sich damit – aus narratologischer Sicht – als Gegner.

Entscheidend ist nun, dass die am Rollenspiel teilnehmenden Personen nicht bei der bloßen Feststellung dieser Wertekonflikte stehen blieben, sondern begannen, diese auszuhandeln. Denn als die Patientin einwarf, dass die Bewahrung des Wertes der Handlungsautonomie in letzter Konsequenz bedeute, dass das menschliche Element im OP-Saal eben doch nicht vollständig von einer KI werde übernommen werden können („[...] [W]ie sollen konkret Kosten eingespart werden? Weil, [...] selbst wenn die KI da steht [...] und einen Mensch operiert, dann brauche ich trotzdem meinen Anästhesisten [...]." (28:12–28:22)), konzedierte die Geschäftsführerin: „Ich würde mal dazu sagen, dass jetzt nicht jede KI mega viel Geld einsparen wird. Manche sparen mehr Geld ein, manche vielleicht gar kein Geld, manche lösen einfach nur den Fachkräftemangel, der ja auch immer schlimmer wird." (28:51–29:02)

Sie rückte damit von ihrem ursprünglich rein ökonomiezentrierten Argumentationsmuster ab und erklärte sich schließlich sogar bereit, zusätzliches Geld in die Hand zu nehmen, um die Entlohnung ihrer Pflegekräfte spürbar zu erhöhen (vgl. 23:59–24:07). Aus narratologischer Sicht ist sie damit die Protagonistin dieses Narrativs, also diejenige Figur, der die zentrale Transformation widerfährt: von einem rein ökonomiezentrierten hin zu einem werteorientierten Argumentationsmuster.

Aus tugendethischer Sicht lässt sich damit festhalten, dass es den an dieser konkret-empirischen Rollenspielsitzung teilnehmenden Personen gelang, mit der Ausformulierung ihrer KI-Strategie, die im letzten Abschnitt des Textes (vgl. 30:58-34:13) von allen Rollenspielcharakteren feierlich unterzeichnet wurde, einen „Goldenen Mittelweg" (siehe Kapitel 2) bei der Einführung von KI-Technologien im „Luisenkrankenhaus" zu finden.

Die unterzeichnete Vereinbarung hielt zunächst einmal fest, welche konkreten KI-Anwendungen im „Luisenkrankenhaus" zum Einsatz kommen sollten: KI sollte die medizinische Diagnose unterstützen, ohne die ärztliche Therapieentscheidung zu ersetzen, und die Beschäftigten des Luisenkrankenhaus von Verwaltungs- und Dokumentationstätigkeiten entlasten. Die Einführung autonom operierender KI-Behandlungstechnologien wurde unter Verweis auf den bereits diskutierten Aspekt der Bewahrung menschlicher Handlungsautonomie abgelehnt. Ebenfalls der Förderung der Handlungsautonomie diente die Vereinbarung zwischen Geschäftsführung und Personal, dass jegliche KI-Technologie nicht in einem Top-down-Prozess „von oben herab", sondern in einem von einem Klima gegenseitiger Wertschätzung – auch monetär – geprägten Bottom-up-Prozess gemeinsam mit den Beschäftigten eingeführt werden soll, die dafür zu befähigen und weiterzubilden sind. Die Vertreterin des Landesgesundheitsministeriums wiederum sagte zu, den Transformationsprozess des Luisenkrankenhauses auch finanziell zu unterstützen.

In der Evaluation nach dem Abschluss des Seminars nannten die Studierenden das Rollenspiel als eine der ihnen am besten in Erinnerung gebliebenen Lehrmethoden. Gelobt wurde insbesondere die Interaktivität dieser Methode, also das Herausholen aus der doch passiv-rezeptiven Rolle einer üblichen Seminarsitzung (siehe Kapitel 2), sowie die Möglichkeit, sich in andere, heterogene Perspektiven auf das Thema Künstliche Intelligenz hineinzuversetzen.

Kritisiert wurden hingegen die Passivität der Beobachterrollen und der Einsatz der Moderationsrolle. Die Meinungen zu Letzterer gingen weit auseinander: Während einige der am Seminar teilnehmenden Personen diese kritisierten, da sie den freien Spielfluss einschränken würde, äußerten andere sogar den Wunsch nach einer noch stärkeren Strukturierung des Spielablaufs durch die Moderationsrolle. In beiden Fällen obliegt es der das Rollenspiel leitenden Person, bei zukünftigen Anwendungen des Luisenkrankenhaus-Rollenspiels je nach Ausgangslage eine didaktische Entscheidung für oder gegen den Einsatz von Beobachter- und Moderationsrollen zu treffen. Dabei ist im Hinterkopf zu behalten, dass Rollenspieler/-innen mit unterschiedlichen Spielpräferenzen an Rollenspiele herantreten (vgl. Meier 2023: 40f.), aus denen divergierende Erwartungshaltungen an den Freiheitsgrad des Verlaufs eines Rollenspiels resultieren können.

Im Sinne einer abschließenden Reflexion soll nun an dieser Stelle noch darauf hingewiesen werden, dass in der soeben geschilderten Rollenspielsitzung zwei Themenfelder am Rande angeschnitten wurden, die für die zukünftige Arbeit an einer Digitalen Ethik im Allgemeinen und einer Ethik der Digitalisierung im Gesundheitswesen im Besonderen erwägenswert sein könnten.

Das erste Thema betrifft die gerechte Verteilung der Produktivitätsgewinne, die durch den flächendeckenden Einsatz von KI-Technologien zu erwarten sind. Die Beschäftigten des Luisenkrankenhauses formulierten hier die klare Erwartungshaltung, an den durch den Einsatz von Technologie erzielten ökonomischen Gewinnen zu partizipieren. Eine zukünftige Digitale Ethik könnte es sich daher zur Aufgabe machen, Wege – auch über die reine Lohnsteigerung hinaus – zu identifizieren, durch die das Ziel einer gerechten Partizipation (das natürlich zunächst genauer zu bestimmen wäre) in Zukunft realisiert werden könnte.

Zweitens sollte der in der Rollenspielsitzung gefundene Konsens, KI-Technologien lediglich zur Entlastung von Bürokratie – nicht jedoch im Operationssaal – einzusetzen, mit Hilfe von Evgeny Morozovs Begriff des „Techniksolutionismus" (Morozov 2013) einer kritischen Reflexion unterzogen werden. KI-Technologien können zweifellos auch hier einen Produktivitätsfortschritt erzielen. Dennoch ist zu fragen: Liegt das „Problem" der Bürokratie wirklich darin begründet, dass die Gesellschaft keine funktionierende Technologie besitzt, um sie zu bewältigen? Oder besteht es nicht vielmehr darin, dass soziale Dynamiken wie die der Verrechtlichung und Versicherheitlichung dazu führen, dass Bürokratielasten entgegen des explizit erklärten Willens aller Beteiligten immer weiter anwachsen? Kurz gesagt: Entspricht die Einführung von KI-Technologien zum Zwecke der Bürokratieentlastung nicht dem Versuch, ein sozial verursachtes Problem mit technologischen Mitteln zu lösen, weil die für die Problemlösung eigentlich verantwortlichen sozialen Systeme Recht und Politik bei ebendieser Problemlösung versagen? Eine zukünftige Digitale Ethik benötigt den Mut, auch solche – zugegebenermaßen eher „unbequemen" – Fragen zu stellen.

6 KANN DAS ROLLENSPIEL SCHULE MACHEN? EIN FAZIT

Damit liegt nun eine umfassende didaktische Konzeptionierung des Luisenkrankenhaus-Rollenspiels vor, ergänzt durch einen ersten Erfahrungsbericht einer konkret-empirischen Realisation an der Stuttgarter Hochschule der Medien. Deutlich wurde einerseits, dass das Rollenspiel als Lehrmethode besonders geeignet ist, um eine ethische Reflexionskompetenz im Sinne eines „Goldenen Mittelwegs" bei der Aushandlung von Wertekonflikten herauszubilden und dabei multiple Perspektiven zu integrieren. Deutlich wurde aber andererseits auch, dass diese Lehrmethode besonders hohe Anforderungen an die Lehrperson (Veränderung der Lehrer/-innenrolle) wie auch an die Lernenden (Überwindung von Hemmschwellen) richtet, die aber bei entsprechender didaktischer Einbettung gemeistert werden können. Der Autor möchte daher alle daran Interessierten ermutigen, sich auf diese besondere Lehrmethode einzulassen und sie für den eigenen Bildungskontext fruchtbar zu machen.

BIBLIOGRAFIE

Aristoteles (2020): Nikomachische Ethik. Reinbek bei Hamburg: Rowohlt.
Ärzteblatt (2023): Weltgesundheitsorganisation warnt vor Risiken durch künstliche Intelligenz im Gesundheitssektor. Online: https://www.aerzteblatt.de/nachrichten/143259/Weltgesundheits-organisation-warnt-vor-Risiken-durch-kuenstliche-Intelligenz-im-Gesundheitssektor (letzter Zugriff: 22.03.2024).
Bertz, Ariane/Steiert, Liane/Kalmbach, Gerd/Häseli, Stefan (2021): Let's play! Mehr Erfolg mit Seminaren und Workshops. 64 Spiele für wirkungsvolle Präsenz- und Online-Trainings. Freiburg/München/Stuttgart: Haufe.
Broich, Josef (1994): Rollenspiele mit Erwachsenen. Köln: Maternus.
Coburn-Staege, Ursula (1977): Lernen durch Rollenspiel. Theorie und Praxis für die Schule. Frankfurt a. M.: Fischer.
Doria, Jan (2023): Zwischen Utopie und Dystopie. Künstliche Intelligenz als nichtstattfindendes Zentralereignis (NSZE) in Fernsehmagazinbeiträgen der ARD. In: Grimm, Petra/Pechlaner, Harald/Zöllner, Oliver (Hrsg.): Medien – Ethik – Digitalisierung. Aktuelle Herausforderungen. Stuttgart: Steiner, S. 175–195.
Doria, Jan (im Ersch.): Künstliche Intelligenz im Krankenhaus: Ein Rollenspiel zur Förderung multiperspektivischer ethischer Reflexionskompetenz. In: Whitepaper-Serie zum Forschungsprojekt IKID: „Interdisziplinäres KI-Exploratorium". Kappel: Digipolis Verlag.
Doria, Jan/Zöllner, Oliver (im Druck): Ethik der Künstlichen Intelligenz in der Alltagswelt. In: Friese, Heidrun/Nolden, Marcus/Rebane, Gala/Schreiter, Miriam (Hrsg.): Handbuch Soziale Praktiken und Digitale Alltagswelten. Wiesbaden: Springer VS.
Grimm, Petra (2021): Werte: Was können ethische Ansätze für eine werteorientierte Digitalisierung leisten? In: Piallat, Chris (Hrsg.): Der Wert der Digitalisierung. Bielefeld: transcript Verlag, S. 55–96.

Grimm, Petra/Keber, Tobias O./Zöllner, Oliver (2019): Digitale Ethik. Positionsbestimmung und Perspektiven. In: Grimm, Petra/Keber, Tobias O./Zöllner, Oliver (Hrsg.): Digitale Ethik. Leben in vernetzten Welten. Ditzingen: Reclam, S. 9–26.

Grimm, Petra/Müller, Michael/Trost, Kai-Erik (2021): Werte, Ängste, Hoffnungen. Das Erleben der Digitalisierung in der erzählten Alltagswelt. Baden-Baden: Academia.

Heimlich, Ulrich (2023): Einführung in die Spielpädagogik. Bad Heilbrunn: Verlag Julius Klinkhardt.

Johnson, Deborah G. (2022): Emerging Technology as Promise and Peril. In: Vallor, Shannon (Hrsg.): The Oxford Handbook of Philosophy of Technology. New York: Oxford University Press, S. 647–661.

Krah, Hans (2015): Einführung in die Literaturwissenschaft. Textanalyse. Kiel: Ludwig.

Krah, Hans (2017): Medienwirklichkeiten. In: Ders./Titzmann, Michael (Hrsg.): Medien und Kommunikation. Eine Einführung aus semiotischer Perspektive. Passau: Ralf Schuster Verlag, S. 399–422.

Meier, Jan-Niklas (2023): Erzählen im Pen-and-Paper-Rollenspiel. Berlin/Boston: De Gruyter.

Morozov, Evgeny (2013): To save everything, click here. Technology, solutionism and the urge to fix problems that don't exist. London: Allen Lane.

Müller, Michael/Grimm, Petra (2016): Narrative Medienforschung. Einführung in Methodik und Anwendung. Konstanz/München: UVK Verlagsgesellschaft.

Müller, Sebastian/Bröckerhoff, Peter/Mehlich, Jan/Woopen, Christiane (2024): Gesundheit. In: Grimm, Petra/Trost, Kai-Erik/Zöllner, Oliver (Hrsg.): Handbuch der Digitalen Ethik. Baden-Baden: Nomos, S. 541–554. Online: https://doi.org/10.5771/9783748942399-541.

Nuance (2024): Mit künstlicher Intelligenz einen echten Unterschied machen. Online: https://www.nuance.com/de-de/healthcare/artificial-intelligence.html (letzter Zugriff: 22.03.2024).

Reich, Kersten (2008): Methodenpool. Rollenspiele. Online: https://methodenpool.uni-koeln.de/download/rollenspiele.pdf (letzter Zugriff: 21.02.2023).

Schaller, Roger (2006): Das große Rollenspiel-Buch. Grundtechniken, Anwendungsformen, Praxisbeispiele. Weinheim/Basel: Beltz.

Schmidt, Sabine (1988): Rollenspiel, Fallstudie, Planspiel. Darstellung und Vergleich der Lehrmethoden. München: R. Hampp.

van Ments, Morry (1998): Rollenspiel: effektiv. Ein Leitfaden für Lehrer, Erzieher, Ausbilder und Gruppenleiter. München: Oldenbourg.

MENSCH, ROBOTER, KI?

Szenarien der Verantwortungsabgabe in der häuslichen Pflege

Annalena Binder, Benjamin Fetzer, Anna Maria Gebert, Mala Ginter, Julia Kozlova, Elena Schäuble, Oliver Zöllner

1 EINLEITUNG

Nicht erst die Corona-Pandemie hat vielen Menschen vor Augen geführt, dass auch im Gesundheitswesen digitale Anwendungen und Plattformen nutzenbringend sein können.[1] Sie sind aber bekanntermaßen keineswegs ohne Nachteile oder Risiken. Die Auswertung von Patientendaten mittels Künstlicher Intelligenz (KI) bzw. algorithmischer Datenanalyse verspricht überlegene Diagnosen und Risikoerkennungen, doch auch hier sind u.a. Aspekte des Datenschutzes, der Fehldiagnosen oder möglicher algorithmischer Voreingenommenheit (*bias*) und Diskriminierungen im Auge zu behalten.[2] Die enormen Weiterentwicklungen, die auf *Large Language Models* fundierte Text- und Sprachgeneratoren wie etwa ChatGPT und andere Programme seit 2022 genommen haben, lässt diese Debatten weiter an Dringlichkeit gewinnen.[3] Pflegeroboter wirken derzeit noch fremd und möglicherweise unheimlich (*uncanny*), aber vielleicht sind sie eines Tages zumindest eine partielle Lösung des Pflegenotstands, lies: des Mangels an menschlichen Pflegefachkräften. Anwendungen dieser Art sind zumindest in Deutschland noch mehr oder weniger Zukunftsmusik. In anderen Ländern sind Pflege- und Assistenzroboter aber durchaus bereits häufiger und breiter im Einsatz.[4] Ähnlich sieht es bei sog. „Wearables" aus, also Kleingeräten, die Menschen etwa am Handgelenk tragen und in denen Apps und Sensoren verbaut sind, mit denen sich vielfältige Daten erheben lassen.

Die Sozialwissenschaftlerin und Psychologin Sherry Turkle zitiert in ihrem Buch „Alone Together", in dem sie menschliche Erwartungen an Technologie analysiert, eine Probandin, die einen „Nursebot", eine robotische Pflegemaschine, in Aktion erlebt hat, mit dem folgenden Online-Posting: „'I am worried that as technology advances even further, robots (…) may become so good at what they do that humans can delegate elderly care entirely to robots. (…) When u get old, would u like robots to be taking care of you? If however, robots are designed to complement

---

1 Vgl. Hildebrandt 2021.
2 Vgl. Coeckelbergh 2020, S. 75–108.
3 Vgl. Wolfram 2023.
4 Vgl. Andtfolk et al. 2021; Bardaro et al. 2022; Bendel 2018; Meyer und Fricke 2020; Misselhorn 2018, S. 136–155; Remmers 2018.

humans and not replace them, then I am all for it! =).'"[1] Die Karten liegen also bereits auf dem Tisch. „Derartige Roboter (…) sollen das Pflegepersonal entlasten und dabei helfen, Probleme einer überalternden Gesellschaft zu lösen, in der es immer mehr alte Menschen gibt und immer weniger junge, die sie pflegen."[2] Aber wie sollen diese maschinellen Hilfen konkret ausgestaltet werden? Wie könnte ein angemessener, reflektierter und werteorientierter Umgang mit digitalen und robotikbasierten Anwendungen in der Pflege von Menschen aussehen?[3] Und ganz grundsätzlich: Für welches Problem genau bieten neue Technologien eine Lösung?[4] Aus bestimmten gesellschaftlichen Bedarfen und individuellen Bedürfnissen allein lassen sich noch „keine normativen Zielvorstellungen ableiten"[5] – was die Notwendigkeit vielschichtiger ethischer Reflexion nochmals betont.[6]

Der Technikphilosoph Hans Jonas fragte in seinem großen Werk „Das Prinzip Verantwortung" von 1979, „in welcher Weise (…) Technik die Natur unseres Handelns affiziert, inwiefern sie Handeln in ihrem Zeichen verschieden macht von dem, was es durch alle Zeiten gewesen ist"[7]. Diese Fragen lassen sich leicht auf die medizinisch-gesundheitliche Pflege von Menschen übertragen. Seit Jahrtausenden praktiziert und oft als Selbstverständlichkeit (und daher oft nicht entlohnt) in der privaten Sphäre familialer Verbundenheit verrichtet, könnte der weitere Einzug mechanischer und digitaler Hilfen – und vor allem eines Tages elaborierter robotischer Maschinen mit menschenähnlichen Ausgestaltungen – die Pflege und damit einhergehend auch Konzepte von Privatheit stark verändern.[8] Wie Menschen, sowohl pflegende als auch gepflegte, damit umgehen werden und welche Auswirkungen dies auf die Übernahme oder Zurückweisung von Verantwortung haben wird, ist von dringlicher Bedeutung. Da der technologische Fortschritt seine eigene Dynamik entfaltet, sollten Fragestellungen dieser Art bereits in der Gegenwart verfolgt werden. Ziel ist, der Zukunft mit Kenntnis und Gespür zu begegnen – dies ist gemeinhin nicht das geringste Ziel von Ethik.

Der vorliegende Beitrag betrachtet die häusliche Pflege und ihre Konzepte im Kontext der fortschreitenden Digitalisierung des Gesundheitswesens.[9] Er hat seine Genese in einem Master-Seminar im Fach Empirische Medienforschung mit dem Schwerpunkt „Digitalität und Gesellschaft", das im Wintersemester 2022/23 an der Hochschule der Medien Stuttgart stattfand. Als Fragestellung zeichnete sich dort rasch ab, inwiefern Menschen bereit sind, ihre Verantwortung für die von ihnen daheim bzw. in einem häuslichen Kontext gepflegten Personen aufrecht zu erhalten oder abzugeben.[10] In diesem Kontext sollten auch die jeweiligen Grenzen der Verantwortungsabgabe durch den Einsatz technologischer bzw. robotischer Hilfsmittel

---

1 Turkle 2011, S. 122.
2 Henning 2019, S. 183.
3 Vgl. Hochmuth 2019; Bobbert 2023.
4 Nach Nassehi 2019, S. 12; Postman 1999, S. 55.
5 Kehl 2018, S. 146.
6 Vgl. ebd., S. 147–149.
7 Jonas 1984, S. 15–16.
8 Vgl. Pfabigan 2021; Rössler 2017, S. 281–313.
9 Vgl. etwa die Beiträge in Manzei-Gorsky et al. 2022.
10 Vgl. Neuhäuser 2023.

untersucht werden.[11] Zudem standen die Fragen nach der Lebensqualität in der Pflege und Aspekte der Privatheit im Mittelpunkt.[12]

Die Studie, die hier (auch in ihren theoretischen Bezügen) stark gekürzt wiedergegeben wird, verfolgt ein qualitatives Forschungskonzept, das auf fünf Szenarien unterschiedlicher Grade von Technikakzeptanz und Verantwortungsübernahme beruht. Diese fließen empirisch in die Durchführung und Auswertung von acht leitfadenbasierten Tiefeninterviews mit (aktuell oder prospektiv) Pflegenden ein.[13] Die Ergebnisse der kategorial ausgewerteten Interviews werden am Ende eingängig diskutiert, wobei besonders der Aspekt der Lebensqualität im Mittelpunkt steht – ein Problem bzw. eine Maßgabe, die am Anfang allen ethischen Nachdenkens steht. Mit Hans Jonas formuliert, sind es Siechtum und Tod, „das heißt das Sterbenkönnen, und zwar als jederzeitiges Sterbenkönnen, und dessen ebenso jederzeitige Hinhaltung im *Akt* der Selbsterhaltung", wozu wir auch die Pflege von Menschen zählen dürfen, „was das Siegel auf die Selbstbejahung des Seins setzt: diese wird hierdurch zu geeinzelten Anstrengungen von Seienden".[14] Es gilt, die richtigen Entscheidungen zu treffen und die hierfür angemessenen Haltungen auszubilden.[15] Dieser Beitrag sondiert das Terrain und möchte einen Beitrag zu einem besseren Verständnis leisten, was es bedeutet, jemanden im häuslichen Umfeld zu pflegen und dabei (digital-)technologische Hilfsmittel einzusetzen – oder auch nicht.

2 DATENERHEBUNG UND SZENARIEN

Als Stichprobenauswahlgruppe der Studie wurden Erwachsene definiert, die bereit sind, sich mit dem Thema der häuslichen Pflege auseinanderzusetzen. Ein maßgeblicher Teil der Zielgruppe sollte bereits Erfahrung mit häuslicher Pflege haben, um die Situation besser nachvollziehen zu können. Die Rekrutierung erfolgte mittels persönlicher Kontakte, da sich die Akquise gänzlich unbekannter Interviewteilnehmer aufgrund des engen Zeitrahmens und des sensiblen Themas als sehr schwierig herausstellte. Es wurde allerdings gewährleistet, dass sich Interviewer und Befragter vor der Interviewdurchführung nicht kannten.[16]

Fünf von acht Interviewteilnehmern verfügten zum Zeitpunkt der Interviews bereits über berufliche Erfahrung mit der Pflege (VP02, VP03, VP04, VP06, VP07). Hiervon waren drei Versuchspersonen konkret in der Pflege tätig (VP02, VP03, VP06), während VP07 in einer Arztpraxis gearbeitet und regelmäßig Hausbesuche durchgeführt hat und VP04 beim Arbeiter-Samariter-Bund Deutschland e.V. tätig war. Die Pflegeempfänger waren zum Teil Elternteile (VP01, VP05), Großeltern (VP03, VP06, VP08) oder auch Urgroßeltern (VP04) und Tanten (VP07). Lediglich

---

11 Vgl. Deutscher Ethikrat 2020.
12 Vgl. Vesper et al. 2023; Seubert 2023.
13 Vgl. Keuneke 2017.
14 Jonas 1984, S. 157; vgl. auch Wittwer 2020, S. 62–75.
15 Zu (digital-)ethischen Konzepten vgl. einführend Beever et al. 2020, S. 32–37; Ess 2020, S. 215–281; Grimm et al. 2019; Martínez-López et al. 2023; Misselhorn 2018, S. 138–152.
16 Vgl. Helfferich 2022, S. 890.

eine Versuchsperson (VP02) hatte bisher keine Vorerfahrungen mit der häuslichen Pflege eines Angehörigen. Anzumerken ist allerdings, dass VP04 ebenfalls nur unterstützende Aufgaben in der Pflege übernommen hat. Die von den Probandinnen und Probanden später geschilderten eigenen Pflegeerfahrungen waren entsprechend sehr unterschiedlich und vielfältig.

Der Interviewleitfaden wurde für einen Ablauf nach fünf Phasen konzipiert. Auf ein Warm-up folgten allgemeine Fragen rund um das Thema, um mit den Probanden langsam in die Materie einzusteigen. Anschließend wurden speziellere Fragen gestellt, die anschließend zu den wichtigsten Kern- und Fokusfragen überleiteten. Die Interviews endeten mit einer kurzen Feedbackrunde der Probanden und ihrer Verabschiedung.

Um die Einschätzung der Probanden möglichst trennscharf aufzunehmen, wurden *fünf Szenarien* entwickelt und im Kontext der Interviews auch visuell dargelegt, „in denen es um moralisch relevante Situationen"[17] geht und anhand derer die Erfahrungen und die Bereitschaft zum Einsatz von Hilfsmitteln in der häuslichen Pflege diskutiert werden. Diese sind für die folgende Darstellung zentral. *Szenario 1* umfasst die persönliche Hilfe durch Dritte (humane Pflege). Ob die Pflege von einer ausgebildeten Pflegekraft ausgeführt wird oder die pflegende Person keine Ausbildung in diesem Bereich hat, ist hierbei nicht relevant. Die verbleibenden vier Szenarien adressieren unterschiedliche Ebenen der Technologisierung. *Szenario 2* nimmt einfachere technische Geräte in den Blick, die in der Regel mechanischer bzw. elektronischer Natur sind, nicht über KI-Elemente verfügen und die humane Pflege oder den selbständig bewältigten Alltag ergänzen sollen. In diesen Bereich fallen damit auch „nicht smarte" Geräte aus dem Bereich der alltagsunterstützenden Assistenzlösungen für ein selbstbestimmtes Leben (*Ambient Assisted Living*, AAL), also Systeme, Produkte und Dienstleistungen, die insbesondere pflegebedürftige Menschen unaufdringlich in ihrem Alltag unterstützen. *Szenario 3* adressiert KI-Systeme, die in den (Pflege-)Alltag eingebunden, aber keinem Lebewesen nachempfunden sind. Dieses Szenario deckt den „smarten" Teil von AAL ab. In der Regel handelt es sich hierbei um stationäre Systeme oder Systeme, die fest am oder im Körper platziert sind. Dieses Szenario unterscheidet sich vom vorigen insofern, als dass die Geräte mit Künstlicher Intelligenz ausgestattet sind.

Zwei der vier technologiefokussierten Szenarien adressieren das Feld der Robotik. In *Szenario 4* kommen Roboter zum Einsatz, die aufgrund der Größe über weniger Möglichkeiten als ein humanoider Roboter verfügen, sich allerdings im Gegensatz zu Anwendungen aus Szenario 3 frei bewegen und dadurch auf einer anderen Ebene mit dem Pflegeempfänger interagieren können. Ziel von Robotern dieser Art ist es, ein Geselligkeitsgefühl ähnlich wie bei einem Haustier zu vermitteln und die Möglichkeit zur Interaktion zu gewährleisten. Die äußerliche Form kann hierbei zwischen verschiedenen Tierarten variieren (Robben, Hunde u. ä.). Als maximal vorstellbare Ausbaustufe der Technologisierung der Pflege werden in *Szenario 5* humanoide Roboter eingeführt, die mit KI-Programmierungen arbeiten. Humanoide Roboter können zusätzlich zur verbalen Interaktion etwa als Geh- oder

---

17 Misselhorn 2018, S. 151.

Stützhilfen fungieren oder auch Haushaltstätigkeiten übernehmen. In diesem Szenario wird davon ausgegangen, dass es technisch umsetzbar ist, jegliche pflegerische Handlung vom Gespräch bis zur Intimpflege von solchen Robotern ausführen zu lassen. Auch wenn diese Vorstellung zum Zeitpunkt der Interviews noch weitgehend fiktiv war, wurde diese Annahme für die Interviews zugrunde gelegt, um es den Probanden zu vereinfachen, sich in solch ein Setting hineinzudenken.

Die Tiefeninterviews wurden Ende 2022 zum Teil in Präsenz und zum Teil virtuell per Zoom-Meeting durchgeführt. Ihre Dauer betrug durchschnittlich 55 Minuten. Alle Interviews wurden aufgenommen, um eine spätere Transkription und Auswertung zu ermöglichen. Die Interviews wurden im Sinne der Transkriptionsregeln nach Kuckartz verschriftlicht.[18] Die Auswertung erfolgte mittels einer qualitativen Inhaltsanalyse nach Mayring, deren Zentrum ein deduktiv-induktives Kategoriensystem bildete.[19] Die Codierung der Interviewtranskripte erfolgte computergestützt mit dem Daten- und Textanalyseprogramm QCAmap.[20]

3 DATENAUSWERTUNG UND -INTERPRETATION

3.1 Akzeptanz und Verantwortung

In den folgenden Kapiteln wird vor dem Hintergrund der eingeführten fünf Szenarien dargelegt, inwiefern Befragte sich für oder gegen die jeweils abgefragten Hilfsmittel aussprechen und inwiefern sie bereit sind, im Kontext der Pflege Verantwortung abzugeben.

3.1.1 Szenario 1: Pflege durch andere Personen (humane Pflege)

In Szenario 1 wurde die Akzeptanz der Unterstützung durch andere Personen und die Bereitschaft zur Verantwortungsabgabe an eine andere Person abgefragt. Grundsätzlich lässt sich festhalten, dass Themen wie Akzeptanz und Verantwortung stark vom konkreten Pflegefall abhängen. Ist ein Pflegeempfänger beispielsweise weniger pflegebedürftig und kann viele Dinge allein erledigen, so ist es in der Regel weniger notwendig, die Pflege durch andere Personen in Anspruch zu nehmen (VP05). Bei Pflegeempfängern, die geistig beeinträchtigt sind, steht nicht unbedingt die Frage im Raum, ob diese beispielsweise die Fähigkeit besitzen, allein zu essen, sondern ob sie dies auch tun: „Ich habe dann festgestellt, dass sie das Essen mehr oder weniger gar nicht isst, wenn ich nicht sitzen bleibe, sondern sie das nimmt und in die Toilette spült." (VP07)

Unter Berücksichtigung des jeweiligen Fallsettings geben alle Befragten an, dass sie eine Unterstützung durch Dritte akzeptieren würden und bereit wären, an diese einen Teil ihrer Verantwortung abzugeben. Die Befragten geben hierfür ver-

---

18 Vgl. hierzu Kuckartz 2018, S. 164–171.
19 Vgl. Mayring 2015; Mayring und Fenzl 2022.
20 Vgl. Fenzl und Mayring 2017, S. 333; https://www.qcamap.org/ui/de/home.

schiedene Gründe an und zeigen Grenzen auf. So gibt eine Probandin beispielsweise an: „Die Vorstellung, jemand ganz fremdes kommt ins Haus, da wäre ich schon sehr skeptisch." (VP01) Sie kann sich aus diesem Grund zwar eine Pflege durch Dritte vorstellen, allerdings nur durch bereits bekannte Personen. Als Gründe nennt sie Angst vor Missbrauch, finanziellen Aufwand, häufige Wechsel der Pflegekräfte sowie Sprachbarrieren:

> Beispielsweise haben wir uns auch über eine externe Pflegekraft aus dem Ausland informiert, aber das kam eigentlich nicht in Frage. Die wechseln alle drei Monate, sind sehr teuer und können kein Deutsch. (VP01)

Probanden, die eine Unterstützung durch andere Personen akzeptieren würden, nennen als Gründe hierfür insbesondere eigenen Zeitmangel (VP02, VP04, VP07) oder eine höhere Qualifikation professioneller Pflegekräfte (VP03, VP04, VP05, VP06, VP07), beispielsweise in der Medikamentenvergabe (VP05) oder dem Verabreichen von Spritzen (VP06). Darüber hinaus werden bereits Einsatzmöglichkeiten digitaler Unterstützungen genannt, die die Unterstützung durch Dritte nicht mehr erfordern und somit sowohl Pflegern als auch Angehörigen die Möglichkeit geben, sich stärker auf die sonst noch notwendigen Aufgaben zu konzentrieren: „Einkaufen, da muss ich sagen, da sehe ich tatsächlich auch die Digitalisierung als Enabler." (VP04) Hier liegt also eine positive Sichtweise vor, bei der die Digitalisierung Tätigkeiten erleichtert oder sogar erst ermöglicht.

Als Grenze für die Akzeptanz wurde mehrmals erwähnt, dass das Einverständnis der Pflegeempfänger wenn möglich zu beachten sei (VP01). So ist in einem Fall beispielsweise lediglich die Pflegeunterstützung durch Bekannte akzeptabel:

> [...] dass wir eine Freundin von mir gefragt haben, ob sie sich das vorstellen könnte, meine Mutter zu pflegen. Das war für meine Mutter dann sehr schön, da sie die Freundin natürlich auch von klein auf kannte. (VP01)

Außerdem ist ein wichtiger Punkt, wie viel Zeit die Pflegenden aufwenden können. Speziell Befragte, die selbst Erfahrung in der Pflege haben, merken an, dass auch Pflegekräfte teilweise überfordert sind und wenig Zeit haben (VP02, VP06). Sowohl VP03 als auch VP06 geben an, dass der Einsatz von humaner Pflegeunterstützung nicht den persönlichen Kontakt zu Angehörigen ersetzen könne. Dieser Aspekt könne allerdings abgefedert werden, wenn Routinen entstehen, also dieselben Pflegekräfte immer wieder eingesetzt werden, denn nur so könne ein Vertrauensverhältnis aufgebaut werden (VP04, VP06). Außerdem sollten Pflegekräfte langsam eingewöhnt werden:

> Und ich muss sagen, die 24-Stunden-Kraft, die hat sie sehr gut akzeptiert, weil die war im Vorfeld schon einmal in der Woche zwei Stunden bei ihr. Das war auch für mich eine Erleichterung. Ich habe die schon gekannt von vorher und hab' sie dann praktisch erst, als es schlimmer wurde, eingestellt. (VP07)

Im Bereich der Körperpflege und -hygiene gingen die Meinungen der Befragten auseinander.

> Also Körperpflege, sowas wie Haare waschen, Haare kämmen, ja. Unterstützen beim Zähneputzen, vielleicht. [...] Aber wenn es dann so um Sachen wie Baden, Duschen geht, also wo

dann [zu pflegende] Personen oft komplett wehrlos und nackt sind, auf keinen Fall, könnte ich mir nicht vorstellen. (VP06)

Andererseits gibt es den Schilderungen zufolge durchaus Pflegeempfänger, denen der Einsatz fremder Personen im Kontext körpernaher und intimer Pflegeaufgaben sogar lieber wäre: „Es kann auch sein, also meine Oma meinte beispielsweise mal so, ihr wäre es fast lieber, wenn das jemand anderes macht als ein Familienmitglied." (VP04)

3.1.2 Szenario 2: Einsatz mechanischer und elektronischer Pflegehilfen ohne KI

In jedem der erfassten Pflegesettings waren im Sinne von Szenario 2 mechanische und elektronische Pflegehilfen ohne KI im Einsatz. Grundsätzlich ist zu beobachten, dass die Befragten diesen Hilfsmitteln eine große Offenheit und Akzeptanz entgegenbringen (VP01, VP02, VP03, VP04, VP05, VP06, VP07, VP08). Gründe dafür sind vor allem, dass diese primär für einfache, repetitive Aufgaben eingesetzt werden (VP04, VP06, VP07) und insbesondere Hilfsmittel wie Geh- oder Hebehilfen inzwischen als Standard im pflegerischen Umfeld angesehen werden (VP02, VP06). Somit sind diese oft auch schon hinlänglich bei Pflegeempfängern bekannt (VP06). Die Einsatzgebiete sind sehr unterschiedlich. Häufig kommen Hilfsmittel zum Einsatz, die die körperliche Belastung reduzieren bzw. bei Bewegungsabläufen unterstützen, wie Rollatoren, Hebehilfen oder höhenverstellbare Betten (VP04, VP06, VP07). Speziell Systeme, die rein mechanischer oder stationärer Natur sind, sind laut Aussage der Probanden sehr beliebt, da diese weniger aktive Handlungen durch den Pflegeempfänger erfordern (VP07). Mobile elektronische Geräte, die oft akkubetrieben sind (z.B. Hörgeräte), erfordern ein regelmäßiges Aufladen, was eine potenzielle Fehlerquelle darstellt (VP04, VP07). Auch der Hausnotruf-Knopf, der bei einem Großteil der Befragten zum Einsatz kommt, erfordert eine aktive Handlung durch den Pflegeempfänger, deren Ausführung nicht immer garantiert ist.

Die Verantwortung lastet hier somit auf dem Pflegeempfänger, was je nach Pflegesituation sehr schwierig sein kann, da die Pflegebedürftigen oft dazu neigten, Situationen oder Handlungskonsequenzen falsch einzuschätzen (VP02, VP03, VP06, VP07). VP08 berichtet beispielsweise davon, dass der Pflegeempfänger Angst vor den Auswirkungen des Sendens eines Notsignals hatte:

> Und sie hatte dann zwar den Knopf, aber sie hat ihn nicht gedrückt. Das wollte sie nicht, das war ihr irgendwie unangenehm, wenn dann irgendwelche fremden Krankenwagenfahrer gekommen sind. (VP08)

Dies führt dazu, dass der Pflegeempfänger selbst in Notsituationen davon abgesehen hat, den Hausnotruf-Knopf zu drücken (VP08). Eine direkte Intervention durch den Pflegeempfänger erfordert außerdem ein höheres Maß an Akzeptanz und Verständnis für Funktionsweise und Nutzen des eingesetzten Hilfsmittels. VP07 und VP08 führen an, dass diese Faktoren aufgrund mangelnder Technikaffinität bei älteren Generationen fehlten (VP07, VP08).

Insgesamt kann also zusammengefasst werden, dass die Akzeptanz aufgrund der oftmals recht einfachen Funktionsweise und dem hohen Bekanntheitsgrad von mechanischen und elektronischen Pflegehilfen ohne KI sehr hoch ist. Die Befragten sehen aber Faktoren wie notwendige Interventionen durch Pflegeempfänger und mangelnde Transparenz über die Anwendung als Herausforderung im Einsatz.

3.1.3 Szenario 3: Einsatz stationärer Dialog-, Mess- und Kamerasysteme inkl. KI

Stationäre KI-Systeme des Szenarios 3 kommen in den geschilderten Pflegesituationen deutlich seltener zum Einsatz als die lediglich mechanischen und elektronischen Hilfsmittel aus Szenario 2. Keiner der Befragten schloss die Nutzung von KI-unterstützen Systemen im Pflegealltag aus. Die Einstellungen waren allerdings polarisiert. Einerseits war eine gewisse Grundskepsis zu beobachten: „Also ich finde natürlich technische Fortschritte an sich praktisch, aber ich bin da immer generell etwas grundskeptisch, was solche Themen angeht." (VP03) Andererseits konnten sich Befragte auch zahlreiche hilfreiche Anwendungsfälle vorstellen:

> Also, was bestimmt voll gut gewesen wäre, wäre ein hochwertigeres Messgerät und auch eine bessere Messstation für so Puls-Sauerstoff-Sättigung, die dann auch meine Mama – die ja damals Laie war oder auch jetzt noch Laie ist – unterstützt, quasi die Werte nach Risikograd zu beurteilen. (VP06)

Das Potenzial avancierter technischer Unterstützung ist für die Befragten klar erkennbar (VP01, VP02, VP06, VP07). VP02 und VP06 sprechen von einer erheblichen Erleichterung etwa durch Sprachsteuerung, da herkömmliche Geräte in der Regel mit Händen bzw. Fingern bedient werden und die Pflegeempfänger in diesen Situationen Schwierigkeiten mit der Feinmotorik hätten. Generell wird die Möglichkeit, bereits durch eine KI vorausgewertete Daten über die Situation des Pflegeempfängers zu erhalten, als großer Nutzen eingestuft (VP02, VP06, VP07). Dazu zählen sowohl die Überwachung von Körpersensoren (VP06) sowie die optische Überwachung durch smarte Kameras (VP02, VP06, VP07). VP04 und VP07 führen an, dass herkömmliche Alternativen zur Überwachung wie etwa „Babyphones" die permanente Aufmerksamkeit durch den Pflegenden erfordern. VP02, VP07, VP08 können sich vorstellen, dass sich Fehlalarme oder ausbleibende Alarme (bei Notrufsystemen, die eine aktive Intervention seitens des Pflegeempfängers erfordern) durch intelligente Kameras oder Sensoren deutlich reduzieren ließen.

Komplexere Technologie bedeutet gleichzeitig allerdings auch eine größere Herausforderung, was das Verständnis und die Akzeptanz seitens der Pflegenden und der Pflegeempfänger angeht (VP01, VP02, VP03, VP06, VP07). Daraus ergibt sich ein geschilderter Konflikt, inwiefern es erforderlich ist, den Pflegeempfänger über die Funktionsweise der Systeme zu informieren, wenn die Nachvollziehbarkeit ohnehin nahezu unmöglich ist (VP03, VP04 VP06, VP07). VP07 hätte den Pflegeempfänger aufgrund seiner schnell fortschreitenden Demenz nicht über den Einsatz informiert, da ein Verständnis ausgeschlossen gewesen sei. VP04 gab zu bedenken, dass Pflegeempfänger solche Systeme aufgrund mangelnden Verständnisses möglicherweise als „unheimlich" empfänden, was die Akzeptanz negativ beeinflusse: „Bei dieser Alexa würde ich sagen: Kommt drauf an, denn eine fremde Stimme, die aus dem Nichts kommt, könnte ich mir vorstellen, dass das gruselig sein kann." (VP04) Fünf von acht Befragten sorgten sich um den Schutz personenbezogener Daten (VP01, VP02, VP03, VP04, VP05). Dabei spielt vor allem auch Transparenz eine große Rolle:

> [...] wir haben hier Technologien, die nützlich sind, Gefahren zu erkennen, zu unterstützen und das ganze wie eine Art Insel ist, die nicht irgendwie alle Daten weiterleitet an das Unternehmen, sondern halt wirklich, wenn überhaupt, die Daten dazu nutzt, den Service besser zu machen. Dann wäre ich da grundsätzlich nicht abgeneigt. (VP04)

Vier Befragte beziehen ihre Bedenken konkret auf den Einsatz von Körpersensoren und Kamerasystemen (VP01, VP02, VP04, VP08). Es besteht allerdings die Vermutung, dass diese Einschätzungen von Generation zu Generation stark unterschiedlich und zusätzlich auch von der Technikaffinität abhängig sind: „Meine Frage wäre, wo gehen die Daten hin? Aber andererseits würden hier meine Brüder wahrscheinlich sagen, dass das super wäre. Vielleicht ist da die Akzeptanz auch abhängig von der Generation, in der man aufwächst." (VP01) Hier wird also auch ein durchaus kritischer Seitenblick auf Aspekte des Daten- und Persönlichkeitsschutzes geworfen.

VP01, VP02 und VP03 sehen bei intelligenten Sprachassistenten den größeren Bedarf an Verständnis durch den Pflegeempfänger, da hier eine Interaktion stattfindet. Allerdings könne diese durch gezielte Nachfragen beispielsweise seitens des Sprachassistenten vereinfacht werden (VP06). Der Hälfte der Befragten ist außerdem sehr wichtig, dass der Einsatz von KI keinesfalls als Ersatz für menschlichen Kontakt verstanden werden sollte (VP02, VP03, VP04, VP06). VP04 betont beispielsweise:

> Also ich denke generell, Pflege ist einfach immer noch ein zwischenmenschlicher Akt und das kann man letztendlich mit technischen Hilfsmitteln zwar erleichtern, aber eben nicht ersetzen. Und ich denke, wenn wir in dem Rahmen bleiben, wo die Technik eine Hilfestellung ist und vielleicht auch bestimmte simplere, automatisierte Vorgänge übernimmt, ist es ein gesunder Rahmen. Aber alles, was darüber hinaus geht, ist, denke ich, für alle Beteiligten sehr unbefriedigend, auch gerade für die Pflegeempfänger, weil man ja auch einfach den zwischenmenschlichen Kontakt sucht. Also häufig ist ja gerade das Gespräch fast genauso wichtig oder letztendlich wichtiger als die eigentliche Handlung. (VP04)

Hier werden technische Hilfsmittel zwar als Erleichterung und Unterstützung gesehen, es wird jedoch betont, dass das Zwischenmenschliche in der Pflege nicht zu kurz kommen darf.

3.1.4 Szenario 4: Einsatz kleiner Roboter, z. B. in tierischer Form

Die Unterstützung durch einen kleinen Roboter in tierischer Form, wie sie Szenario 4 aufgreift, hatte keiner der Befragten bis dato in Anspruch genommen. Drei der Befragten geben aber an, dass sie einen solchen Roboter schon einmal im Einsatz gesehen bzw. schon davon gehört hätten (VP02, VP06, VP08). Bei der Grundeinstellung gegenüber dem Einsatz von kleinen Robotern war zu beobachten, dass die Meinungen auseinander gingen. Drei der Befragten waren grundsätzlich offen gegenüber solchen Apparaten in tierischer Form (VP01, VP06, VP07), drei waren dem Einsatz gegenüber zwiegespalten und beschrieben ihre Haltung als „ambivalent" (VP02, VP04, VP08) und zwei der Befragten standen dem Einsatz von Robotern in tierischer Form skeptisch gegenüber (VP03, VP05).

Bei der Diskussion, wo die Einsatzfelder solcher Roboter liegen könnten, wird anhand der divergenten Antworten klar, wie unterschiedlich die Unterstützung durch Roboter aussehen kann. Bei vier der Befragten wird der (hypothetische) Einsatz von Robotern in der Form eines Tieres als Tierersatz (VP01, VP05, VP07) bzw. zum Kuscheln und Streicheln (VP01, VP02) hervorgehoben.

> Mein Bruder hat einen Labrador und das hat meinen Eltern schon sehr gut gefallen. Und dann haben wir auch schon mal überlegt, ob wir ihr einen Hund besorgen sollen, aber wenn der nachts raus muss oder so, hätte das meine Mutter nicht allein geschafft. So einen Roboter in Tierform könnte ich mir aber deshalb sehr gut vorstellen. (VP01)

Drei der Befragten geben an, dass der Roboter als Unterstützung im Alltag dienen könnte (VP04, VP06, VP08). Zwei der Befragten können sich vorstellen, dass der Nutzen eines Roboters darin läge, dem Pflegeempfänger eine Freude zu machen oder ihm ein gutes Gefühl zu vermitteln (VP02, VP04). Ein Proband gibt an, dass der Einsatz „vielleicht ohne Stimme, aber als Gesellschaft und Beschäftigung auf jeden Fall" (VP01) denkbar wäre. Die genannten Einsatzfelder verweisen auf die emotionale Unterstützung der Pflegeempfänger, es werden aber auch Fälle genannt, in denen eher die technische Seite der Roboter gefragt ist. Drei Befragte können sich vorstellen, dass Roboter als Unterstützung im Alltag oder in Gänze als Serviceroboter dienen könnten (VP04, VP06, VP08). Zudem geben drei Probanden an, dass der Roboter als mobiles Kamerasystem fungieren könnte (VP02, VP03, VP05). Zwei sagen zudem, dass sie den Einsatz eines kleinen Roboters in tierischer Form besser fänden, als Kameras in der Wohnung zu verteilen (VP02, VP5). Eine Person gab an, dass der Roboter die Gesundheitsdaten im Blick behalten könne:

> Also, wenn ich mir jetzt vor allem so das Thema Blutdruck, Puls, Sauerstoffsättigung und Blutzucker, so ihre vier großen Problemfelder, angucke, wenn man das irgendwie so ein smartes Gerät, sei es so ein Roboter oder sonst irgendwas, kombinieren könnte, das dann rechtzeitig Alarm schlägt, weil sie hat sich zum Beispiel auch immer wieder selbst den Blutdruck gemessen, aber mit den Werten kann man nicht viel anfangen, wenn man das nicht irgendwie gelernt hat. Und wenn da dann quasi ein intelligentes System dahinterstehen würde und zumindest warnen würde mit: ‚Okay, iss etwas Süßes oder bleibe sitzen, ich informiere deine Angehörigen, die kommen demnächst', oder dass es eben sogar so weit geht, dass es viel zu akut ist und da muss jetzt der Rettungsdienst kommen. Und das kann ich mir mit so kleinen Robotern tatsächlich gut vorstellen. (VP06)

Die Gefahren beim Einsatz von kleinen Robotern in tierischer Form werden zum einen in möglichen Verletzungen der Privatsphäre gesehen (VP03, VP4). Außerdem wird die Entscheidungsfreiheit des Pflegeempfängers von einem Probanden als wichtiger Aspekt für den Einsatz von Robotern genannt: „Also es sollte schon ein Miteinander und nicht ein aufgezwungenes Ding sein." (VP04) Zudem werden Zweifel angeführt, ob ein Roboter bedürfnisorientiert arbeiten könne (VP3), wie auch Bedenken, dass ein Roboter kein Ersatz für soziale Kontakte sein könne (VP04). Eine befragte Person gibt zu Protokoll, dass ein Problem beim Einsatz von Robotern sein könnte, dass dieses Praxisfeld noch weitgehend unbekannt sei und daher als unangenehm wahrgenommen werde (VP05). Eine Gefahr, die auch eine Grenze abzeichnet, war für vier der Befragten der Aspekt, dass sich die Pflegeempfänger mit klarem Kopf „verarscht" (VP04), „veräppelt" (VP08) oder „unwürdig" (VP02) behandelt fühlen könnten. Eine befragte Person gab an: „Jetzt quasi ihr so einen Roboterhund zu geben, damit sie sich alleine damit beschäftigt, das hätte sie nicht akzeptiert, weil sie dann das eher so gesehen hätte, dass man sie für nicht klar vom Verstand her hält." (VP06) Dieser Proband sieht die Grenze an der Stelle erreicht, wenn der Roboter als Gesprächspartner fungieren soll (VP06). Bei den Grenzen des Einsatzes von Kleinrobotern wird auch wieder die Privatsphäre angesprochen:

> Die Person, die verfolgt wird, sollte im Zweifel immer noch die Möglichkeit haben zu sagen: ‚Hey, mach mal kurz Pause, ich geh jetzt auf Toilette, oder ich will gerade einfach mal meine Ruhe haben', und dann muss das der Roboter auch respektieren. (VP04)

Ein großes Interessenfeld bei sechs der Befragten (VP02, VP03, VP04, VP05, VP06, VP08) stellt die Frage dar, welche Rolle die geistige Verfassung der Pflegeempfänger bei der Beurteilung des Einsatzes von Robotern spielt. Zudem steht zur Diskussion, welche Auswirkungen es habe, ob ein Roboter als solcher erkannt oder fälschlich als lebendes Wesen wahrgenommen wird. Vier Probanden geben an, dass der Einsatz bei dementen Personen eher in Frage komme als bei Personen, die geistig fit sind (VP02, VP04, VP06, VP08). Als Grund wird genannt, dass demente Personen den Unterschied beispielsweise zwischen realem Hund und Roboterhund nicht mehr erkennen – sich also nachgerade nicht „verarscht" vorkommen würden. Eine befragte Person merkte im Verlauf des Interviews dazu an:

> [...] also ich finde, sobald der Mensch noch mit dem Kopf komplett da ist, ihn dann vor einen Roboter zu setzen, ist total unwürdig und mit dem dann zu sprechen. Ja okay, aber irgendwie kommt mir das jetzt noch unwürdiger vor, wenn er jetzt im Kopf nicht wirklich richtig da ist, dann ihm diese Robbe vorzusetzen. Darüber muss ich vielleicht auch noch mal drüber nachdenken. Ja, ich glaube es ist ein echt schwieriges Thema, also für mich. (VP02)

Diese Aussage verdeutlicht, dass bei diesem Thema oft verschiedene Perspektiven aufeinanderprallen und die Beurteilung nach „guter" oder „schlechter" Handlungsoption die Befragten teils überfordert. Eine befragte Person gibt an, dass sie eher der Meinung sei, dass Roboter auch als solche zu erkennen sein sollten (VP05). Mit dieser Aussage nimmt sie die entgegengesetzte Haltung dazu ein, dass der Einsatz bei dementen Personen, die eben diese Unterscheidung oft nicht mehr vornehmen können, eher in Frage kommen würde als bei Personen, die den Roboter als solchen erkennen. Zusammengefasst verdeutlichen die Aussagen, wie schwierig bis hin zu einem ethischen Dilemma es ist, den Einsatz von Robotern in tierischer Form in der Pflege zu bewerten.

3.1.5 Szenario 5: Einsatz humanoider Roboter mit KI-Unterstützung

Bei der Frage nach dem Einsatz von humanoiden Robotern in der Pflege zeigt sich, dass keiner der Befragten bis jetzt Kontakt zu einem Pflegeroboter in dieser Form hatte. Die Grundeinstellung gegenüber dem Einsatz solcher Roboter ist, ähnlich wie in Szenario 4, sehr unterschiedlich. Vier Befragte geben an, dass sie dem Einsatz gegenüber zwiegespalten seien oder ihre Entscheidung von dem jeweiligen Einsatzbereich abhängig machen würden (VP02, VP04, VP05, VP06). Eine der Befragten äußert sich wie folgt:

> Ich meine, das Thema finde ich hoch spannend und ich habe mich auch mit dem schon gedanklich auseinandergesetzt. Ich habe zwei Sichtweisen. Ich habe die eine Seite, die sagt, ich finde es schön, wenn für jeden alten Menschen ein menschlicher Pfleger da ist, mit dem man ein Gespräch führen kann, den man anfassen kann. Man spürt, das ist ein echter Mensch, auch wenn der Roboter vielleicht irgendwann auch warme Haut haben kann und auch irgendwann sehr, sehr gute KI zur Spracherzeugung hat und auch zur Verarbeitung. Ich glaube schon, dass ein Mensch spürt, ob ein Ding eine Seele hat oder nicht, und der eine Teil in mir wünscht sich für jeden Menschen einen echten Menschen als Pfleger. Aber der andere Teil, das ist der realistische Teil, der sieht auch jetzt schon Pflegenotstand. […] und das ist nun mal unsere Welt, würde ich schon sagen, dass es sinnvoll ist, diese Roboter in einer gewissen Weise einzusetzen. Auch wenn das vielleicht nicht dieses 100-Prozent-Ergebnis mit sich bringt, sondern vielleicht ein 80-Prozent-Ergebnis: Die Pflege ist gut, aber das Gefühl dabei ist irgendwie komisch. (VP04)

Hier werden also differenziert beide Perspektiven aufgegriffen, mit denen man den Einsatz menschenähnlicher Pflegeroboter betrachten kann und die im Widerspruch zueinander stehen. Zum einen wird die Wichtigkeit der zwischenmenschlichen Nähe erwähnt, die jeder Mensch braucht und verdient. Andererseits wird auf den bereits bestehenden Pflegenotstand hingewiesen, der nicht jedem Bedürftigen eine ausreichende Pflege ermöglicht. Roboter werden letztlich als Unterstützung gesehen, auch wenn dies ambivalente bis negative Gefühlslagen erzeugen kann.

Der am häufigsten geschilderte imaginierte Einsatzbereich für einen humanoiden Roboter ist, Essen zu reichen, Getränke zu bringen oder beim Essen zu unterstützen (VP02, VP03, VP05, VP06, VP08). Drei Probanden nennen zudem die Medikamentenvergabe als einen möglichen Einsatzbereich (VP02, VP05, VP07). Auch die Rolle eines Pflegeroboters in Pflegeheimen kommt bei drei der Befragten zur Sprache. Hierbei wurde vor allem die mögliche Entlastung der Pfleger als großer Vorteil eines Pflegeroboters gesehen (VP02, VP03, VP05, VP08). Drei der Interviewpartner können sich den Einsatz eines Roboters auch dafür vorstellen, den Pflegeempfängern Gesellschaft zu leisten (VP02, VP05, VP06). Eine befragte Person gibt an, dass ein humanoider Roboter dem Pflegeempfänger beim Wenden, Aufsetzen und Anziehen helfen könne sowie im Haushalt beim Wäschewaschen, Putzen und Kochen (VP04). Die Auswertung der Vitalwerte (VP06) oder bei Demenzkranken die Erinnerung an das Essen und Trinken (VP07) werden ebenfalls als mögliche Einsatzfelder genannt. Ebenfalls beim Einsatz humanoider Roboter als positiv angesehen wird die Sachlage, dass es keinen Ausfall durch Krankheit oder Urlaub gäbe (VP01) und ein Roboter vermutlich günstiger als eine 24-Stunden-Pflegekraft wäre (VP01). Eine befragte Person gibt an: „Wenn es irgendwann in Zukunft gehen würde und, wie gesagt, die zu pflegende Person das akzeptiert und darin für sich einen Mehrgewinn an Selbstbestimmung, an Freiheit sieht, könnte ich mir das gut vorstellen." (VP06) Hier ist eine ethische Orientierung an den Werten von Autonomie und Freiheit zu erkennen.

Drei der Befragten (VP02, VP05, VP08) äußern die Furcht, „dass ganz viel Menschlichkeit dabei verloren geht" (VP02). Ebenso findet sich die Meinung, dass ein humanoider Roboter sehr abschreckend wirken könne. Bei der Frage, wo die Grenzen im Einsatz von humanoiden Robotern liegen, wird von vier der Befragten die Intimpflege genannt (VP02, VP03, VP04, VP08). Drei der Befragten ziehen eine Grenze, wenn der Roboter den Gesprächspartner oder den Besuch von Angehörigen ersetzt soll (VP02, VP04, VP07). Dazu äußert sich eine befragte Person wie folgt:

> So unterstützend fände ich das gut. Aber jetzt wirklich so Gespräche führen, fände ich nicht gut. Wenn irgendjemand das mit einem Roboter tun müsste, finde ich eigentlich nicht gut. So Kleinkram im Alltag vielleicht, aber nicht so was, was eigentlich zwei menschliche Ohren verdient. (VP02)

Eine der befragten Personen gibt als Grenze den Kontext von Überwachung und Angst an: „[…] sobald irgendwie Abhörverhalten sich zeigen würde, Angst usw., wäre das dann für mich keine Option" (VP06). Zwei Probanden geben an, dass der Einsatz von humanoiden Robotern nur mit dem expliziten Einverständnis des Pflegeempfängers zu vertreten sei (VP04, VP06). Eine befragte Person sieht die Grenze dagegen im Monetären, „weil diese Roboter verdammt teuer sein werden und noch ziemlich lang ziemlich teuer sein werden" (VP04).

Bei fünf der Befragten kommt auch das Aussehen eines humanoiden Roboters zur Sprache. Dabei geben drei von ihnen an, dass es ihnen am liebsten wäre, wenn der Roboter auch klar als solcher zu erkennen sei, da es sich nicht um einen Menschen aus Fleisch und Blut handele (VP02, VP05, VP08). Eine befragte Person gibt hingegen zu bedenken, dass der Roboter wie ein echter Mensch aussehen soll, damit der Pflegeempfänger keine Angst vor diesem entwickelt (VP01).

3.2 Alltagsethische Konzeptionen der Befragten

Wenn es um das Thema Ethik geht, fällt auf, dass alle Probanden sich in gewisser Weise mit ethischen Fragen befassen und sich diesen stellen. Am stärksten ist dies bei VP02 und VP07 ausgeprägt. Die ethische Perspektive, die am häufigsten deutlich wird, wenn es um die Frage des angemessenen, ‚richtigen' Handelns geht, ist eine deontologische Perspektive. Es wird hauptsächlich pflichtethisch argumentiert, dass der Mensch gewisse Rechte hat, die für alle gelten, aber eben auch Pflichten, die er im Sinne einer höheren Ordnung akzeptieren muss.

Ein Aspekt, bei dem sich die Hälfte der Probanden (VP04, VP06, VP07, VP08) explizit mit ethischen Fragen befasst haben, ist der Aspekt der Verantwortungsübernahme. Sofern es die Pflegeverantwortung für den Pflegeempfänger betrifft, ist ein deontologischer Ansatz zu erkennen. Es wird als Pflicht angesehen, die Pflege für die eigenen Eltern oder aber auch für andere nahestehende Angehörige zu übernehmen, ohne dies zu hinterfragen. „Es ist ja ihre Mutter praktisch und sie ist das einzige Kind. Und so wurde praktisch nicht entschieden. Das war halt so. Na ja, also sie hat sich da halt drum gekümmert." (VP08) Hier lassen sich auch kulturelle Auffälligkeiten feststellen. Bei einer Probandin, deren Familie russlanddeutscher Herkunft ist, wird die Verteilung der Verantwortung so geregelt, dass das jüngste Kind die Pflege der Eltern bis zu deren Tod übernehmen muss.

Wenn es um die Installation von Kameras und die daraus folgende Überwachung geht, wird dies von den Probanden (VP01, VP02, VP03, VP05) kritisch betrachtet und ethisch hinterfragt. So äußert sich eine Probandin wie folgt dazu:

> Ich denke, also die Uhr und die Kamera zusammen, da sehe ich persönlich moralische Probleme, einfach aufgrund der letztlich daraus entstehenden Überwachung und der kontinuierlichen Beobachtung der Person. (VP03)

Dabei wird zum einen auf das Recht auf Privatsphäre eingegangen, das jedem Menschen und somit auch jedem Pflegeempfänger zusteht. Zum anderen sehen die Probanden den Pflegeempfänger und den Pflegenden gleichwertig und nicht unter ihn gestellt. Sie empfinden somit eine Überwachung als entmündigend und gar menschenunwürdig (VP05).

Bei dem Thema Entscheidungsfreiheit gehen die Probanden VP01, VP05 und VP07 ebenfalls explizit auf Rechte des Pflegeempfängers ein. Diese Befragten haben die Einstellung, dass die zu pflegenden Personen erwachsene, mündige Menschen sind und Mitspracherecht haben, vor allem bei Entscheidungen, die sie selbst betreffen. Es wird als wichtig empfunden, eine Balance zu finden zwischen dem, was der Pflegeempfänger will und dem, was für ihn oder sie am besten ist. Dabei soll die zu pflegende Person soweit wie möglich in die Entscheidungen miteinbezogen und auf keinen Fall gegen ihren Willen gehandelt werden. Hier macht eine Probandin auch deutlich, dass sie alles dafür getan hat, um den Wünschen ihrer Angehörigen nachzugehen und ihre Versprechen einzuhalten.

> […] sie hat schon zu besseren Zeiten […] schon immer wieder gesagt: ‚Gell, du tust mich nicht weg.' Also ihr war es sehr wichtig, dass sie eben zu Hause bleiben kann. Und das war für mich schon auch ein Grund, warum ich eben alles Erdenkliche […] probiert habe, um ihr das möglich zu machen. (VP07)

Bei diesem Zitat geht es nicht nur um die Entscheidungsfreiheit und den Willen des Pflegeempfängers, sondern auch um dessen Lebensqualität. Dies ist ein weiterer Aspekt, der ethisch betrachtet wurde (VP02, VP03, VP07). Dabei versuchen die Probanden eine Balance in der häuslichen Pflege zu finden, die sowohl ihre eigene Lebensqualität als auch die des Pflegeempfängers erhöht und sichert.

> Also, man muss halt immer klar differenzieren. Zum einen, was möchte man dem Angehörigen, dem man helfen möchte, […] noch für ein Leben bieten? […] Unter welchen Voraussetzungen würde die Person noch am meisten profitieren? (VP03)

Um ein den Umständen entsprechend gutes Leben der Pflegeempfänger zu sichern, werden zum Teil auch die eigenen Bedürfnisse der Pflegenden zurückgestellt, um der Pflege gerecht zu werden.

> Wir haben dann eigentlich einen Kurzzeitpflegeplatz gehabt für sie, aber ihr ging es schon so schlecht, da wollten wir ihr den ganzen Transport einfach nicht mehr zumuten, und dann bin ich eben zu ihr gezogen und habe sie voll gepflegt. (VP07)

Auch wenn es um den sozialen Aspekt und menschlichen Kontakt geht, setzen sich Befragte ethisch mit dem Einsatz von Pflegerobotern auseinander (VP02, VP03). Pflegeroboter werden als nützlich und hilfreich erachtet, wenn es um kleine, alltägliche Aufgaben geht. Vor allem werden sie als große Unterstützung in Pflegeheimen gesehen, da sie dem überforderten Pflegepersonal Arbeit abnehmen und zugleich die Bewohner beschäftigen können. Wenn es jedoch um die eigenen Angehörigen geht, die sich in der häuslichen Pflege befinden, werden diese sozialen Interaktionen mit Robotern als eher negativ erachtet. Die Probanden erkennen das Recht der Pflegeempfänger an, ihre Gefühle und Gedanken mit echten Menschen zu teilen, und sehen es als ihre Pflicht, dieses Recht zu gewährleisten. Für VP02 lässt sich hier explizit auch ein „ethisches Dilemma" feststellen:

> [...] für ein Pflegeheim sind solche Roboter super. Die nehmen dem Personal irgendwie Arbeit ab und beschäftigen die Leute irgendwie. [...] Wenn ich jetzt meinen Angehörigen noch bei sich zu Hause hätte, würde ich es nicht schön finden, wenn der Roboter zu ihm zu Besuch kommt. Weil dann würde ich lieber selber hingehen. [...] vielleicht ist das auch einfach so ein ethisches Dilemma. (VP02)

Dies hat auch mit der Würde des Menschen zu tun – einem weiteren Aspekt, mit dem sich Befragte ethisch auseinandersetzen (VP02, VP05). Den Pflegeempfänger zu filmen und seine Privatsphäre zu verletzen oder ihm einen Roboter zur Seite zu stellen, der den sozialen Kontakt ersetzen soll, wird als menschenunwürdig erachtet. Interessant dabei ist, dass VP02 darüber reflektiert, inwiefern der geistige Zustand des Pflegeempfängers einen Einfluss darauf hat, wie weit man in der Technologisierung der Pflege gehen kann. Zunächst erklärt sie, dass es die Würde des Menschen verletzt, wenn man einer geistig gesunden Person ein Roboter-Tier vorsetzt. Nach kurzem Überlegen erkennt sie jedoch, dass es noch unwürdiger ist, so ein Tier einem Menschen vorzusetzen, der beispielsweise dement ist und ein echtes Tier nicht mehr von einem unechten unterscheiden kann, wie in Abschnitt 3.1.4 bereits dargelegt.

Das letzte Thema, bei dem ethisch fundierte Ansichten und ethisches Handeln erkennbar zu Tage getreten sind, ist das Thema Tod. Obwohl der Tod ein ständiger Begleiter in der Pflege ist, vor allem bei der Pflege von älteren Menschen, hat diesen (gesellschaftlich weithin tabuisierten) Topos nur eine Probandin angesprochen (VP07). Ihr war es wichtig, dass die letzten Tage der zu pflegenden Person in einer vertrauten Umgebung und mit nahestehenden Menschen gelebt werden können. Somit kam es für sie nicht in Frage, den Pflegeempfänger in einem Seniorenheim unterzubringen. Vielmehr hat sie es als ihre Pflicht gesehen, alles Erdenkliche zu tun, um den Abschied im Kontext häuslicher Pflege zu ermöglichen. Der Aspekt der Lebensqualität auch im Kontext von Siechtum und Sterben steht hier im Mittelpunkt – ein Topos, den auch Jonas' Konzept der Verantwortungsethik hervorhebt.[21]

---

21 Siehe oben; vgl. Jonas 1984, S. 156–157.

4 DISKUSSION

Unter Berücksichtigung der diskutierten Szenarien sowie der herangezogenen Analysekategorien soll die folgende Diskussion die Frage beantworten, inwiefern Menschen bereit sind, eigene pflegerische Verantwortung für die von ihnen in einem häuslichen Kontext gepflegten Personen abzugeben und wo hier ihre jeweiligen Grenzen liegen.

4.1 Szenarien

Die individuellen Grenzen der Probandinnen und Probanden unterscheiden sich zunächst in den unterschiedlichen Hintergründen, die sich in ihren Aussagen widerspiegeln. So begründen einige der Befragten ihre Einstellungen konkret mit ihrem persönlichen Hintergrund in der professionellen Pflege oder der häuslichen Pflege ihrer Angehörigen. So nannten beispielsweise einige Befragte ihre persönliche Ausbildung als Grund dafür, dass sie das dargestellte *erste Szenario* sehr gut nachvollziehen konnten und menschliche Pflegeunterstützung akzeptieren können. Darüber hinaus konnten sich auch Befragte, die keine berufliche Laufbahn im Pflegebereich haben, aufgrund der persönlichen Umstände, sehr gut in Szenario 1 hineinversetzen. Da nahezu alle Interviewteilnehmer bereits Erfahrungen mit der Pflegeunterstützung durch „fremde" bzw. Nicht-Familienangehörige gemacht hatten, war die Akzeptanz dieses Szenarios sehr hoch. Allerdings gibt es maßgebliche Unterschiede. So konnten sich manche Befragte beispielsweise vorstellen, große Teile ihrer Verantwortung an professionelle Pfleger abzugeben, wobei andere bei bestimmten Aufgaben wie beispielsweise der Intimpflege noch zögerten.

Der Gesundheitszustand und insbesondere der psychische Zustand der zu pflegenden Person beeinflussen auch die Akzeptanz und den Einsatz von mechanischen und elektronischen Hilfsmitteln als zusätzliche Unterstützung (*Szenario 2*). Generell ist zu beobachten, dass die Befragten eine sehr große Offenheit gegenüber den hier genannten Hilfsmitteln ohne KI äußern. Dies ist primär darauf zurückzuführen, dass Geräte dieser Kategorie integraler Bestandteil des Alltags der Pflegenden und Pflegeempfänger sind. Und das schon seit längerer Zeit. Dadurch besteht eine gewisse Vertrautheit mit der Technologie und in der Folge auch kaum Skepsis. Sofern es die Pflegesituation erfordert und eine sichere Bedienung sichergestellt werden kann, kommen diese Technologien bedenkenlos zum Einsatz. Erste Akzeptanzhürden entstehen bei Kamera- bzw. Überwachungssystemen. Die Befragten führen an, dass sie das Gefühl, auch selbst ständig bewacht bzw. beobachtet zu werden, mit Unbehagen verbinden und deshalb an dieser Stelle eine ethische Grenze ziehen.

Diese Grenze wird deutlich, sobald die Befragten mit der nächsten technologischen Stufe konfrontiert wurden. Zwar sehen alle Befragten den theoretischen Mehrwert in KI-Systemen, wie sie in *Szenario 3* diskutiert wurden. Dennoch löst der Einsatz von KI eine bemerkenswerte Skepsis aus. Für die Pflegenden ist es sehr schwer nachzuvollziehen oder vorstellbar, welche Daten konkret erhoben werden, wie und wo die Verarbeitung stattfindet und wie die konkrete Entscheidungsfindung abläuft. Ergebnisse aus Studien und weiteren empirischen Erhebungen scheinen allerdings großen Einfluss auf den Grad der Skepsis zu haben. Ist es etwa empirisch belegbar, dass die Fehlerquote etwa einer bestimmten Analyse geringer ist als bei Systemen ohne KI, steigt die Bereitschaft, KI-basierte Systeme einzusetzen. Im Gegensatz zu den Systemen aus Szenario 2 findet hier also eine deutlich differenziertere Einzelfallbetrachtung statt. Die Bandbreite der Anwendungsfälle, die sich die Befragten vorstellen konnten, deutet darüber hinaus auch auf eine wachsende Bereitschaft hin, Verantwortung an KI-basierte Technologien abzugeben. Wie bereits erwähnt, ist dies allerdings nicht pauschal zu sehen. Interessanterweise stellt der Einsatz von Videogeräten eine größere Hürde im Gegensatz zu anderen Geräten wie Körpersensoren oder Sprachassistenten dar. Daraus ist abzuleiten, dass die Art der Daten, die erhoben und verarbeitet werden, einen zentralen Einfluss auf die individuellen Grenzen des Einsatzes von KI-Systemen hat. Bilddaten werden von den Befragten deutlich kritischer betrachtet als Körper- oder Sprachdaten. Ebenso ist hervorzuheben, dass es einem Großteil der Befragten wichtig ist zu erwähnen, dass der Einsatz von KI-Systemen nicht als Ersatz für menschlichen Kontakt gesehen werden darf. Daraus lässt sich schlussfolgern, dass wenn KI-Systeme explizit einen direkten menschlichen Kontakt intensivieren können, indem sie beispielsweise eine Zeitersparnis für den Pflegenden bedeuten und dieser sich somit mehr auf die humansoziale Interaktion konzentrieren kann, von einer Steigerung der Bereitschaft zum Einsatz von KI-Systemen ausgegangen werden kann.

KI-basierte Systeme sind nicht nur in Form von kleinen Geräten oder Tools verfügbar, sondern auch in Form von kleinen Robotern einsetzbar, wie in *Szenario 4* diskutiert. Die Probanden reagieren auf Bilder mit kleinen Robotern in tierischer Form als Unterstützung in der Pflege sehr unterschiedlich. Drei der Befragten standen dieser Vorstellung offen gegenüber, zwei waren skeptisch und drei der Befragten hatten eine ambivalente Einstellung und sahen sich mit einem ethischen Dilemma konfrontiert. Diese Befunde zeigen, dass der Einsatz von Robotern in tierischer Form eher auf Ambiguität und Unentschiedenheit trifft. Der Grund hierfür könnte darin liegen, dass nur einer der Befragten bis dato direkten Kontakt mit einem Tier nachempfundenen Roboter hatte. Ein sinnvolles Einsatzgebiet von Robotern in tierischer Form wird hauptsächlich in der Unterstützung im Alltag gesehen. Als ein spezifischer Einsatzbereich wird konkret die Haushaltsunterstützung oder die Überwachung von Vitaldaten genannt. Drei der Befragten können sich zudem vorstellen, den Roboter als Haustierersatz einzusetzen, der Zuneigung simulieren kann. Es finden sich zudem Hinweise auf Sorge darüber, wie ein vertretbarer Umgang mit der Privatsphäre der Pflegeempfänger aussehen kann. Die Diskussion der möglichen Einsatzfelder solcher Roboter zeigte, dass hier viele unterschiedliche Gebiete erkannt werden. Hier haben die Befragten sehr unterschiedliche Vorstellungen, wie die Unterstützung durch Roboter in der Pflege aussehen kann. Die Schwierigkeit einer einheitlichen ethischen Bewertung trat hierbei klar zu Tage. Ein großer Themenbereich ergab sich zudem aus der Frage, welchen Einfluss die psychische Verfassung des Pflegeempfängers beim Einsatz von Pflegerobotern hat. Die Befragten gehen davon aus, dass Demenzkranke Roboter in tierischer Form nicht mehr von realen Tieren unterscheiden könnten. Dabei kristallisierte sich die Frage heraus, ob das gute Gefühl, dass durch den Einsatz von Robotern in tierischer Form bei Demenzkranken ausgelöst werden kann, die Tatsache überwiegt, dass man dem Pflegeempfänger letztlich eine Simulation bietet. Zusammengefasst lässt sich festhalten, dass fehlende Erfahrung und diffuse Vorstellungen davon, wie der Einsatz von tierischen Robotern in der Pflege wirklich aussehen könnte, bei den Befragten sehr unterschiedliche Vorstellungen und Emotionen hervorrufen.

Wenn Roboter in Tierform bereits höchst unterschiedliche Meinungen und Haltungen der Probanden hervorrufen, setzt sich dieser Zwiespalt beim diskutierten Einsatz von humanoiden Robotern (*Szenario 5*) fort. Die Hälfte der acht Befragten bleibt sehr unschlüssig. Dabei betonen sie, dass es auf das spezifische Einsatzgebiet ankomme oder dass die Entwicklung von humanoiden Pflegerobotern grundsätzlich sehr spannend sei, man den Einsatz bei Angehörigen aber wenn möglich vermeiden würde. Neben der mehrfach genannten Befürchtung, dass beim Einsatz von Pflegerobotern die Menschlichkeit verloren ginge, sind einige der Befragten auch den technischen Möglichkeiten eines humanoiden Roboters gegenüber sehr skeptisch. Diese Skepsis könnte unter anderem ihren Ursprung darin haben, dass die Befragten, wie schon in Szenario 4, auf keine eigenen Erfahrungen zurückgreifen konnten. Das macht sich auch bei den oft ambivalenten verbalen Reaktionen bemerkbar. Für drei der Befragten liegt diese Verunsicherung daran, dass ihnen und den Angehörigen der Einsatz noch sehr fremd sei, sich das aber bei nachfolgenden Generationen möglicherweise ändern könne – im Sinne dessen, dass etwas Fremdes oder schlichtweg technische Innovationen zunächst Gefühle von Angst und Misstrauen hervorrufen. Auch die Vermenschlichung des Roboters – seine anthropomorphe Form und seine Simulationen menschlichen Verhaltens – war einigen der Befragten unrecht.

Dahinter könnte die Befürchtung stehen, dass man irgendwann den Unterschied zwischen Mensch und Maschine kaum noch erkennen könne. Auf der einen Seite ist klar zu erkennen, dass es viele Bereiche in der Pflege gibt, in denen ein humanoider Roboter nutzenbringend zum Einsatz kommen könnte. Auf der anderen Seite werden aber auch Bereiche benannt, in denen die Befragten eine Grenze im Einsatz von Robotern erreicht sahen. Eine solche Grenze liegt für die Hälfte der Befragten bei der Intimpflege. Am Ende zeichnet sich ein Bild ab, bei dem der Einsatz von humanoiden Robotern in Teilbereichen sehr sinnvoll sein kann, gewisse Grenzen aber gewahrt werden müssen und der Roboter kein voller Ersatz für den Menschen darstellen könne. Für zwei Probanden ist es daher wichtig, dass die Roboter tatsächlich aussehen wie Maschinen und ihnen keine menschliche oder tierische Gestalt gegeben wird. Nicht nur bei der Intimsphäre, sondern auch bei der Privatsphäre der Pflegeempfänger werden klare Grenzen gezogen. So kommt für drei Probanden der Einsatz von Kameras nicht in Frage, da diese Art der Überwachung als entmündigend empfunden wird.

Zusammengefasst lässt sich festhalten, dass die Befragten ihre persönlichen Akzeptanzgrenzen abhängig von ihren individuellen Pflegesituationen ziehen. Sobald es um die Rechte auf sozialen Kontakt, Privatsphäre oder die Würde des Menschen geht, lehnen sie KI-basierte Systeme deutlich ab und bevorzugen menschliche Unterstützung.

4.2 Alltagsethiken

Im Rahmen ihrer Überlegungen sprechen die Probanden häufig vom Recht auf Privatsphäre oder vom Recht auf menschlichen Kontakt und setzen sich somit bewusst oder unbewusst mit ethischen Themen und Fragestellungen auseinander. Wenn es um die Frage nach dem richtigen Handeln geht, taucht dabei am häufigsten eine deontologische Perspektive auf. Hier wird also hauptsächlich mit der Pflichtethik argumentiert. Wenn es um die Verantwortungsübernahme der Pflege geht, erachten es vier Probanden als ihre Pflicht, für ihre Angehörigen selbst zu sorgen. Auch die Rechte des Pflegeempfängers werden von vier Probanden deutlich hervorgehoben, wie etwa dessen Recht auf Privatheit und informationelle Selbstbestimmung, weshalb die Installation von Kameras zur Überwachung kritisch betrachtet wird. Auch das Recht auf Entscheidungsfreiheit des Pflegebedürftigen wird von drei Probanden angesprochen. Dabei soll nach ihrer Aussage eine Balance gefunden werden zwischen dem, was der Pflegeempfänger will, und dem, was für ihn oder sie am besten ist, um eine gewisse Lebensqualität zu sichern. Hier sind mindestens die Prinzipien „Achtung der Selbstbestimmung", „Fürsorge" und „Schadensvermeidung" aus der Pflegeethik[22] deutlich zu erkennen, die von einigen Probanden selbständig sehr ähnlich entwickelt werden.

Auch wenn es um den sozialen Aspekt und menschlichen Kontakt beim Einsatz von Pflegerobotern geht, setzen sich zwei Probanden damit ethisch auseinander. Roboter werden zwar als große Unterstützung im Pflegealltag gesehen, jedoch werden soziale Interaktionen mit Robotern als negativ gewertet. Die Probanden heben das Recht auf echten menschlichen Kontakt hervor, das auch einem Pflegebedürftigen zustehe, der geistige Einschränkungen vorweist, und sehen es als ihre Pflicht an, dieses Recht zu gewährleisten. Hier lässt sich nicht zuletzt das Prinzip der Gerechtigkeit aus der Pflegeethik deutlich erkennen.

5 FAZIT UND AUSBLICK

Die Thematik der häuslichen Pflege ist vielschichtig. Sie kann aus mehreren Perspektiven betrachtet werden: der des Pflegenden und der des Pflegeempfängers, vor dem Hintergrund ethischer Gesichtspunkte, aus medizinischen, gesellschaftlichen und – so unangenehmen dies sein mag – auch aus ökonomischen Blickwinkeln. Ganz zu schweigen von persönlichen Aspekten, die in individuellen Pflegesituationen eine Rolle spielen, wie beispielsweise Familienkonstellationen, Beziehungsverhältnisse und persönliche Einstellungen. Eine alle Aspekte abdeckende Studie innerhalb der häuslichen Pflege bedürfte also eines extrem großen Umfangs. In ihrem begrenzten Rahmen konzentrierte sich die hier zusammengefasste empirische Studie bewusst auf einen Nischenbereich der Thematik.

Die Fragestellung, inwiefern Menschen bereit sind, ihre pflegerische Verantwortung für die von ihnen in einem häuslichen Kontext gepflegten Personen abzu-

---

22 Hierzu prominent Beauchamp und Childress 2019, S. 13, 99–260.

geben, rückte (potenziell) Pflegende als Entscheidungsträger in den Mittelpunkt der Untersuchung. Die forschungsleitende Frage rund um die Grenzen der Verantwortungsabgabe spricht die persönliche Ebene von Pflegesituationen sowie ethische Auffassungen zum Thema Verantwortung an. Die Auswertung der Tiefeninterviews zeigte, wie individuell Menschen auf die Abgabe von Verantwortung für einen ihnen anvertrauten Menschen reagieren. Während viele Befragte keine Probleme erkennen ließen, Verantwortung an andere Menschen abzugeben, zeichneten sich teilweise erste Grenzen ab, wenn es um Körperpflege oder das Mitspracherecht von Pflegeempfängern ging. Eine regelrechte Spreizung der Meinungen bzw. Haltungen setzte bei der Diskussion der Frage nach Abgabe von Verantwortung an KI-betriebene Systeme ein – über Roboter in tierischer Form und Ausgestaltung bis hin zu humanoiden Robotern. Hier war festzustellen, dass unter anderem mangelnde Aufklärung über Fähigkeiten und Kontexte der KI, wie beispielsweise Aspekte der Datenspeicherung oder Fehlerquoten, das individuelle Misstrauen beeinflusste. Im Zentrum standen hier vor allem Bedenken im Hinblick auf Datenschutz und Überwachung, ganz egal ob bei Kamerasystemen oder Robotern. Dennoch konnten die Befragten durchaus die Vorteile dieser Technologien erkennen und waren teils begeistert von der Vorstellung, dass Pflege in der Zukunft so aussehen könnte. Ging es aber um sie persönlich und die tatsächliche Einführung eines solchen Roboters bei eigenen Angehörigen, reagierten viele der Befragten verhalten. Manche der Befragten wollten einen solchen Einsatz im eigenen Umfeld lieber verhindern.

Ein weiteres großes Bedenken der Probanden war, dass der Einsatz von KI (zwischen-)menschlichen Kontakt verringere, was zur Vereinsamung der Pflegeempfänger führen könnte. Besonders das Gespräch mit einem anderen Menschen und allgemein die Interaktion mit Menschen wurden hier als wichtig hervorgehoben. Dies war ebenfalls ein großer Aspekt bei der Frage nach der Lebensqualität des Pflegeempfängers, zusammen mit dem vertrauten Umfeld und der Autonomie.[23] Die Pflege im eigenen Zuhause wurde von den Befragten als besonders förderng für die Lebensqualität von Pflegeempfängern wahrgenommen. Weiterhin spielten bei dieser Frage aber auch ethische Aspekte und die Frage nach Würde, Recht und Privatsphäre eine große Rolle – beispielsweise der Ansatz, dass jeder Mensch ein Recht habe, auch von Menschen gepflegt zu werden, insbesondere in seiner letzten Lebensphase. Außerdem wurden von den Probanden implizit deontologische Ansätze diskutiert, also ob es beispielsweise nicht die Pflicht von Kindern sei, ihre Eltern oder Großeltern eines Tages zu pflegen. Für die Lebensqualität Pflegender erwies sich der Aspekt eines „guten Gefühls"[24] bei der Pflegesituation und die Möglichkeit zum Rückzug und der Abgabe von Verantwortung als besonders dominant.

Die Forschungsfrage kann demnach folgendermaßen beantwortet werden: Menschen scheinen bereit zu sein, ihre pflegerische Verantwortung für die von ihnen in einem häuslichen Kontext gepflegten Personen abzugeben, wenn sie bei der humanen und/oder technologischen (zumal der KI-basierten) Alternative jenes „gute Gefühl" haben, der Pflegeempfänger damit einverstanden ist und der zwi-

---

23 Vgl. hierzu grundlegend Rössler 2017 sowie Grimm und Hammele 2019.
24 Zum Topos des „guten Gefühls" in der Auseinandersetzung mit KI-Anwendungen vgl. die Fallstudie von Beiter et al. 2020.

schenmenschliche Kontakt dabei nicht verloren geht. Diese Bereitschaft und deren genaue Bedingungen sind aber immer geprägt von individuellen Wahrnehmungen und Einschätzungen. Wenn die Möglichkeit besteht, Verantwortung an andere Hilfsmittel, Menschen oder KI abzugeben, kann diese Freiheit die Lebensqualität Pflegender erhöhen. Das „gute Gefühl" rund um die Alternative ist hierbei auch im Kontext einer Reflexion zu sehen, um welche Art der Unterstützung (Mensch, KI, Roboter etc.) es sich handelt. Die in der forschungsleitenden Frage erfragten Grenzen werden besonders häufig beim körperlichen Kontakt und der Intimpflege sowie der Körperhygiene allgemein gezogen, bei persönlichen Gesprächen mit dem Pflegeempfänger zudem auch im Falle eines humanoiden Roboters. Außerdem wurden Eingriffe in die Privatsphäre, das Übergehen von Wünschen des Pflegeempfängers und die eventuell aus dem Einsatz von Hilfsmitteln hervorgehende Reduktion des zwischenmenschlichen Kontaktes als Grenzen bei der Abgabe von Verantwortung gewertet.

Auf Basis der Ergebnisse und der Beantwortung der Forschungsfrage ergab sich eine darauf aufbauende Fragestellung: Wie kann dem Misstrauen gegenüber dem Einsatz von KI in der häuslichen Pflege begegnet werden? Dies sollte in der künftigen Forschung bzw. künftigen Erhebungen zum Thema häusliche Pflege untersucht werden. Eine große Mehrheit der Befragten äußerte sich kritisch zu Künstlicher Intelligenz und reflektierte selbst über fehlendes eigenes Wissen über KI, um sicher zwischen Ablehnung und Akzeptanz entscheiden zu können. Hierzu könnte es interessant sein, in einem Experiment die Reaktion von Menschen auf beispielsweise einen tierischen oder humanoiden Roboter zu testen und ihre Einschätzung vor und nach der Begegnung abzugleichen.

Die hier zusammengefasste Studie kann ebenfalls Anstoß sein für Forschungen im Bereich der Pflegewissenschaft, die sich der Aufklärung zu Möglichkeiten der Beratung und Schulung von Angehörigen widmen. Bestehende Ressourcen wie beispielsweise staatliche Förderungen sind vielen pflegenden Laien nicht ausreichend bekannt und könnten ihnen helfen, der häuslichen Pflege gerecht zu werden. Dadurch würde auch die Pflegebranche entlastet werden, da weniger ambulante Pflegedienste nötig wären, wenn Angehörige geschult werden und Aufgaben selbst übernehmen können. Hier gilt es Strategien zu entwickeln und die Maßnahmen und Unterstützungen bei den Betroffenen auch ankommen zu lassen. Insgesamt sollte beim Einsatz von (sozialer) Robotik in der Pflege letztlich die Frage nach dem *Ob* der Frage nach dem *Wie* vorgehen und keinem ethisch defizitären Technikdeterminismus oder einer vorrangig „von wirtschaftlichen Interessen gesteuerten Technikentwicklung und -anwendung" zur Durchsetzung verholfen werden. Es „stellt sich z. B. zunächst die Frage, ob und in welchen Kontexten der Einsatz von Robotik in der Pflege sinnvoll und vertretbar ist, bevor Investitionsentscheidungen zugunsten von Technikeinsatz getroffen werden, die zunächst besseren Arbeitsbedingungen des Personals gelten müssten"[25].

---

25 Stoppenbrink 2023, S. 894.

BIBLIOGRAFIE

Andtfolk, Malin/Nyholm, Linda/Eide, Hilde/Fagerström, Lisbeth (2021): Humanoid Robots in the Care of Older Persons: A Scoping Review. In: Assistive Technology 34(5), S. 518–526. Online: https://doi.org/10.1080/10400435.2021.1880493.

Bardaro, Gianluca/Antonini, Alessio/Motta, Enrico (2022): Robots for Elderly Care in the Home: A Landscape Analysis and Co-Design Toolkit. In: International Journal of Social Robotics 14, S. 657–681. Online: https://doi.org/10.1007/s12369-021-00816-3.

Beauchamp, Tom L./Childress, James F. (2019): Principles of Biomedical Ethics. 8th Ed. New York: Oxford University Press.

Beever, Jonathan/McDaniel, Rudy/Stanlick, Nancy A. (2020): Understanding Digital Ethics: Cases and Contexts. London/New York: Routledge. Online: https://doi.org/10.4324/9781315282138.

Beiter, Rebecca/Doria, Jan/Gottschaller, Susanne/Kaeber, Franziska/Kegel, Jana/Leipold, Christoph (2020): Fühlt sich das noch gut an? Ein quantitativ-qualitatives Forschungsprojekt zur Akzeptanz der Künstlichen Intelligenz im Alltag. Stuttgart: Hochschule der Medien. Online: https://www.ssoar.info/ssoar/handle/document/76361.

Bendel, Oliver (2018): Roboter im Gesundheitsbereich. In: Ders. (Hrsg): Pflegeroboter. Wiesbaden: Springer Gabler, S. 195–212. Online: https://doi.org/10.1007/978-3-658-22698-5_11.

Bobbert, Monika (2023): Ethik der Pflege. In: Neuhäuser, Christian/Raters, Marie-Luise/Stoecker, Ralf (Hrsg.): Handbuch Angewandte Ethik. 2. Aufl. Stuttgart: Metzler, S. 699–703. Online: https://doi.org/10.1007/978-3-476-05869-0_94.

Coeckelbergh, Mark (2020): AI Ethics. Cambridge MA/London: MIT Press.

Deutscher Ethikrat (2020): Robotik für gute Pflege. Stellungnahme. Berlin, 10. März 2020. Online: https://www.ethikrat.org/fileadmin/Publikationen/Stellungnahmen/deutsch/stellungnahme-robotik-fuer-gute-pflege.pdf (letzter Zugriff: 19.09.2024).

Ess, Charles (2020): Digital Media Ethics. 3rd Ed. Cambridge/Medford MA: Polity Press.

Fenzl, Thomas/Mayring, Philipp (2017): QCAmap: Eine interaktive Webapplikation für Qualitative Inhaltsanalyse. In: Zeitschrift für Soziologie der Erziehung und Sozialisation (ZSE) 37(3), S. 333–340.

Grimm, Petra/Hammele, Nadine (2019): Künstliche Intelligenz: Was bedeutet sie für die Autonomie des Menschen? In: Grimm, Petra/Keber, Tobias O./Zöllner, Oliver (Hrsg.): Digitale Ethik. Leben in vernetzten Welten. Ditzingen: Reclam, S. 153–170.

Grimm, Petra/Keber, Tobias O./Zöllner, Oliver (2019): Digitale Ethik. Positionsbestimmung und Perspektiven. In: Dies. (Hrsg.): Digitale Ethik. Leben in vernetzten Welten. Ditzingen: Reclam, S. 9–26.

Helfferich, Cornelia (2022): Leitfaden- und Experteninterviews. In: Baur, Nina/Blasius, Jörg (Hrsg.): Handbuch Methoden der empirischen Sozialforschung. 3. Aufl. Wiesbaden: Springer VS, S. 875–892. Online: https://doi.org/10.1007/978-3-658-37985-8_55.

Henning, Clarissa (2019): Nummer 5 lebt! Kriegs-, Pflege- und Sexroboter unter der Lupe. In: Grimm, Petra/Keber, Tobias O./Zöllner, Oliver (Hrsg.): Digitale Ethik. Leben in vernetzten Welten. Ditzingen: Reclam, S. 171–187.

Hildebrandt, Ulrich (2021): Die Pflege nach Corona. In: Ders.: Aus Corona lernen. Berlin/Heidelberg: Springer, S. 83–91. Online: https://doi.org/10.1007/978-3-662-63556-8_13.

Hochmuth, Alexander (2019): Digitalisierung im Gesundheitswesen. Roboter in der häuslichen Pflege. In: Schnell, Martin W./Dunger, Christine (Hrsg.): Digitalisierung der Lebenswelt. Studien zur Krisis nach Husserl. Weilerswist: Velbrück Wissenschaft, S. 189–206.

Jonas, Hans (1984 [1979]): Das Prinzip Verantwortung. Versuch einer Ethik für die technologische Zivilisation. Frankfurt am Main: Suhrkamp.

Kehl, Christoph (2018): Wege zu verantwortungsvoller Forschung und Entwicklung im Bereich der Pflegerobotik: Die ambivalente Rolle der Ethik. In: Bendel, Oliver (Hrsg): Pflegeroboter. Wiesbaden: Springer Gabler, S. 141–160. Online: https://doi.org/10.1007/978-3-658-22698-5_8.

Keuneke, Susanne (2017): Qualitatives Interview. In: Mikos, Lothar/Wegener, Claudia (Hrsg.): Qualitative Medienforschung. Ein Handbuch. 2. Aufl. Konstanz: UVK, S. 302–312.

Kuckartz, Udo (2018): Qualitative Inhaltsanalyse. Methoden, Praxis, Computerunterstützung. 4. Aufl. Weinheim: Beltz Juventa.

Manzei-Gorsky, Alexandra/Schubert, Cornelius/von Hayek, Julia (Hrsg.) (2022): Digitalisierung und Gesundheit. Baden-Baden: Nomos.

Martínez-López, María Victoria/Díaz-Cobacho, Gonzalo/Astobiza, Aníbal M./Rodríguez López, Blanca (2023): Exploring the Ethics of Interaction with Care Robots. In: Lara, Francisco/Deckers, Jan (Eds.): Ethics of Artificial Intelligence (The International Library of Ethics, Law and Technology, Vol. 41). Cham: Springer, S. 149–167. Online: https://doi.org/10.1007/978-3-031-48135-2_8.

Mayring, Philipp (2015): Qualitative Inhaltsanalyse. Grundlagen und Techniken. 12. Aufl. Weinheim: Beltz.

Mayring, Philipp/Fenzl, Thomas (2022): Qualitative Inhaltsanalyse. In: Baur, Nina/Blasius, Jörg (Hrsg.): Handbuch Methoden der empirischen Sozialforschung. 3. Aufl. Wiesbaden: Springer VS., S. 691–706. Online: https://doi.org/10.1007/978-3-658-37985-8_43.

Meyer, Sibylle/Fricke, Christa (2020): Autonome Assistenzroboter für ältere Menschen zu Hause: Eine Erkundungsstudie. In: Zeitschrift für Gerontologie und Geriatrie 53(7), S. 620–629. Online: https://doi.org/10.1007/s00391-020-01795-2.

Misselhorn, Catrin (2018): Grundfragen der Maschinenethik. Ditzingen: Reclam.

Nassehi, Armin (2019): Muster. Theorie der digitalen Gesellschaft. München: Beck.

Neuhäuser, Christian (2023): Verantwortung. In: Ders./Raters, Marie-Luise/Stoecker, Ralf (Hrsg.): Handbuch Angewandte Ethik. 2. Aufl. Stuttgart: Metzler, S. 215–222. Online: https://doi.org/10.1007/978-3-476-05869-0_31.

Pfabigan, Doris (2021): Pflege zuhause: Den Alltag selbstständig bestimmen. In: Sailer, Gerda (Hrsg): Pflege im Fokus. Herausforderungen und Perspektiven – warum Applaus alleine nicht reicht. Berlin: Springer, S. 65–92. Online: https://doi.org/10.1007/978-3-662-62456-2_4.

Postman, Neil (1999): Die zweite Aufklärung. Vom 18. ins 21. Jahrhundert. Berlin: Berlin-Verlag.

Remmers, Hartmut (2018): Pflegeroboter: Analyse und Bewertung aus Sicht pflegerischen Handelns und ethischer Anforderungen. In: Bendel, Oliver (Hrsg): Pflegeroboter. Wiesbaden: Springer Gabler, S. 161–179. Online: https://doi.org/10.1007/978-3-658-22698-5_9.

Rössler, Beate (2017): Autonomie. Ein Versuch über das gelungene Leben. Berlin: Suhrkamp.

Seubert, Harald (2023): Privatsphäre. In: Neuhäuser, Christian/Raters, Marie-Luise/Stoecker, Ralf (Hrsg.): Handbuch Angewandte Ethik. 2. Aufl. Stuttgart: Metzler, S. 385–389. Online: https://doi.org/10.1007/978-3-476-05869-0_54.

Stoppenbrink, Katja (2023): Künstliche Intelligenz und Robotik. In: Neuhäuser, Christian/Raters, Marie-Luise/Stoecker, Ralf (Hrsg.): Handbuch Angewandte Ethik. 2. Aufl. Stuttgart: Metzler, S. 891–895. Online: https://doi.org/10.1007/978-3-476-05869-0_119.

Turkle, Sherry (2011): Alone Together: Why We Expect More from Technology and Less from Each Other. New York: Basic Books.

Vesper, Achim/Gosepath, Stefan/Jaeggi, Rahel (2023): Lebensqualität. In: Neuhäuser, Christian/Raters, Marie-Luise/Stoecker, Ralf (Hrsg.): Handbuch Angewandte Ethik. 2. Aufl. Stuttgart: Metzler, S. 453–458. Online: https://doi.org/10.1007/978-3-476-05869-0_64.

Wittwer, Héctor (2020): Philosophie des Todes. 2. Aufl. Ditzingen: Reclam.

Wolfram, Stephen (2023): What Is ChatGPT Doing … and Why Does It Work? Champaign IL: Wolfram Media.

KÜNSTLICHE INTELLIGENZ AM ENDE DES LEBENS

Szenarien des KI-Einsatzes zur Prognose und Gestaltung des Sterbens

Karsten Weber

1 DER TOD IN DER EUROPÄISCHEN IDEENGESCHICHTE: EINE SKIZZE

Will man sich der eher ungewöhnlichen Beschäftigung mit Tod widmen, wird man kaum umhinkommen, bei den alten griechischen Texten zu beginnen. Man muss zwar nicht so weit gehen wie Alfred North Whitehead mit seiner Bemerkung, dass „[d]ie sicherste allgemeine Charakterisierung der europäischen philosophischen Tradition ist, dass sie aus einer Reihe von Fußnoten zu Platon besteht"[1], aber ohne Zweifel beginnen Platons Vorgänger, Zeitgenossen und Nachfolger das systematische Nachdenken über zahlreiche Fragen, die in der Folge die Philosophie und dann zunehmend auch die entstehenden Wissenschaften beschäftigten. Einer dieser Nachfolger ist nun Epikur, dessen Lehre – oft in einem fast schon pejorativen Sinne – als Hedonismus bezeichnet wird. Dabei sticht an Epikurs Philosophie heraus, dass sie sehr auf Lebensbejahung ausgerichtet ist – etwas, was vor allem der platonischen Fokussierung auf das Unwandelbare und Ewige zuweilen abgeht. Diese Lebensbejahung wird beispielsweise sichtbar in folgendem Zitat, dass einem Brief Epikurs an Menoikeus entnommen ist: „Das schauerlichste Übel also, der Tod, geht uns nichts an; denn solange wir existieren, ist der Tod nicht da, und wenn der Tod da ist, existieren wir nicht mehr."

Der Tod als das Ende der eigenen personalen Existenz geht uns nichts an – das ist eine starke Aussage. Ohne dass es möglich wäre, dies hier weiter auszuführen, spricht aus individueller Perspektive sehr viel dafür, sofern man dabei voraussetzt, dass der Tod tatsächlich das endgültige Ende der eigenen personalen Existenz markiert. Diese Perspektive beinhaltet aber eine Absage an praktisch alle in Religionen vertretenen Annahmen zum Tod als Übergang in eine andere und auf Ewigkeit gestellte Existenzweise, die häufig mit Lohn oder Strafe für die je eigenen Taten im Diesseits verbunden ist. Eine Absage an die Vorstellung eines Lebens nach dem Tod ist daher allenfalls von areligiösen Menschen zu erwarten – und von denen gibt es gar nicht so viele, vergleicht man ihre Zahl mit jenen, die sich bspw. zu einer der großen Weltreligionen mit deren mehr oder minder klaren Vorstellungen des jenseitigen Lebens bekennen.

---

1 Whitehead 1979, S. 39, meine Übersetzung.

Es wäre noch sehr viel zu dem ideengeschichtlichen Umgang mit dem Tod zu sagen,[1] zumal klar sein muss, dass eine vollständige Würdigung dessen, was hierzu gedacht, gesagt und geschrieben wurde, weit über die europäisch geprägte Kultur hinausgehen müsste. Der Tod ereilt alle Menschen überall und in der jeder Epoche, aber der Umgang damit unterscheidet sich je nach Zeit und Ort teilweise erheblich. Doch selbst wenn man an dem Diktum Epikurs festhalten möchte, dass der Tod uns nichts angehe, so gilt das nicht für das Sterben als Prozess, der zum Tod hinführt. Das Sterben gehört zum Leben bzw. zur menschlichen Existenz und geht damit jede*n von uns irgendwann an. Kulturen und Gesellschaften haben Regeln und Gepflogenheiten für den Umgang mit dem Sterben entwickelt, doch diese werden zunehmend durch gesellschaftliche Wandlungsprozesse und nicht zuletzt durch technische Entwicklungen infrage gestellt. Die Fortschritte der Medizin verlängern oftmals die Zeit des Sterbens und haben diesen Prozess hochgradig durchorganisiert und institutionalisiert. Die Gefahr, die sich daraus ergibt, ist, dass die Person, die eigentlich im Zentrum dieser letzten Phase eines Lebens stehen sollte, in den Hintergrund tritt. Im Folgenden soll es nun um eine technische Entwicklung gehen, die sowohl dazu beitragen kann, die Sterbenden wieder in den Vordergrund zu rücken, aber auch bewirken kann, dass die sterbende Person beinahe gänzlich hinter unzähligen Daten zur Beschreibung und Abbildung des Sterbeprozesses verschwindet. Die Rede ist natürlich von Künstlicher Intelligenz.

2 DER TOD UND DAS ZAHLEN

Über lange Zeit hinweg und bis weit in das 20. Jahrhundert hinein war der Prozess des Sterbens etwas Unwägbares und Unverfügbares. Dass alle Menschen ohne Ausnahme sterblich sind und damit das diesseitige Leben endlich, ist natürlich keine neue Nachricht, sondern vermutlich Bestandteil des Wissens jeder menschlichen Kultur. Aber mit dem Wissen um die Sterblichkeit geht selbstverständlich nicht einher, dass das Sterben beeinflussbar und der Eintritt des Todes bekannt wären – beides blieb den Menschen die längste Zeit auf individueller Ebene unbekannt, auch wenn die allgemeinen Parameter der Lebenserwartung in jeder Epoche vermutlich mehr oder minder bekannt waren. Anders formuliert: Menschen können sich vermutlich schon seit langer Zeit ungefähr ausrechnen, welche Erwartungen sie beispielsweise in Bezug auf ihre Lebensdauer realistischerweise hegen dürfen,

---

1 Im Gegensatz zum deutschsprachigen Raum ist die englischsprachige Publikationslandschaft zum Thema des Sterbens und des Tods verblüffend vielfältig. Natürlich gibt es viele deutschsprachige Monografien und Sammelbände, die sich in irgendeiner Form mit Tod und Sterben auseinandersetzen. Was jedoch nicht existiert (zumindest meines Wissens nicht), sind Zeitschriften, die sich ausschließlich diesen Themen widmen. Vermutlich ist das hier Gefundene nicht einmal ansatzweise vollständig, doch es überrascht schon, dass es mit den Zeitschriften „Death Studies", „Death Education", „Mortality" und „OMEGA – Journal of Death and Dying" mindestens vier Publikationsorte gibt, die sich aus einer geistes-, kultur- und sozialwissenschaftlichen Perspektive dauerhaft und regelmäßig mit Tod und Sterben beschäftigen; die thematische Spannweite ist dabei erstaunlich groß.

doch damit ging eben trotzdem nicht das Wissen einher, wann eine bestimmte Person sterben wird.

Es erscheint plausibel anzunehmen, dass in dieser Unwägbarkeit und Unverfügbarkeit sowohl ein Teil des Grauens des Sterbens verankert ist als auch ein gewisser Trost. Denn würde man eine sozialwissenschaftliche Studie durchführen und Menschen fragen, wie sie sterben wollen, so ist zu vermuten, dass sehr viele antworteten, dass sie der Tod am besten aus heiterem Himmel dahinraffen solle, also ganz plötzlich ohne jede Vorwarnung, oder dass sie einschlafen und einfach nicht mehr aufwachen möchten. Gleichzeitig liegt nahe, dass diese Personen sagen würden, dass sie sich beispielsweise von ihren Angehörigen verabschieden wollen, bevor diese sterben – obwohl dies natürlich einen erheblichen Widerspruch in Bezug auf ihren eigenen Wunschtod darstellt. Da es hierzu jedoch wenig empirisches Material gibt,[2] kann man nur vermuten, dass solche Präferenzen in Hinblick auf das Sterben zum Ausdruck bringen, dass Menschen Unwissen und Unsicherheit nur schwer ertragen, zumal in einer so existenziellen Angelegenheit wie dem eigenen Tod.[3] Leider sind das aber nur Vermutungen, denn gesicherte sozialwissenschaftliche Erkenntnisse scheinen zu fehlen; es gibt zwar viele Umfragen zum präferierten Sterbeort oder zum Nachdenken über Sterben und Tod, aber diese enthalten keine Fragen danach, wie sich Menschen die ideale Todesart vorstellen.[4] Der Trost, von dem oben die Rede war, liegt nun aber auch in der Unwägbarkeit des Todes; wenn der Tod plötzlich eintritt wie der Blitz aus heiterem Himmel, dann konnte man sich zwar nicht darauf vorbereiten und beispielsweise seine Angelegenheiten regeln und Abschied von den Liebsten nehmen, aber man hatte eben auch keine Zeit, um Angst zu bekommen vor dem womöglich qualvollen Prozess des Sterbens.[5]

Wie oben bereits angedeutet hat sich in modernen Gesellschaften der Tod von einem individuellen und gleichzeitig unvermeidlichen Schicksal zu einem zählbaren Ereignis gewandelt, das Anlass gibt zu einem oder vielen Verwaltungsakten.[6] Dadurch, dass das existenzielle Geschehen des Todes eines Menschen in einen Verwaltungsakt (in einem sehr weiten Sinne verstanden) transformiert wird – also gezählt, dokumentiert, verwaltet, in Verbindung gebracht wird mit anderen Ereignissen und Maßnahmen daraus abgeleitet werden – wird vor allem auf gesellschaftlicher Ebene das Grauen des Sterbens und des Todes bewältigt. Was zählbar ist, verliert dadurch erheblich an Schrecken, weil etwas zu zählen bedeutet, es abstrakter werden und gleichzeitig begreifbar sowie womöglich sogar beherrschbar erscheinen zu lassen. Es wird möglich, den zukünftigen Bedarf an Grabstätten zu

---

2   Es gibt viele Studien, die Sterbepräferenzen untersuchen, doch beziehen sich diese in der Regel auf den Sterbeort oder auf die Frage nach Palliativversorgung und Sterbehilfe. Vgl. bspw. Hutter et al. 2015.
3   Für einen Überblick vgl. Filippo 2017; Feldmann 1997 u. 2004; Wils 2021.
4   Die repräsentative Umfrage der Forschungsgruppe Wahlen im September 2022 im Auftrag des Deutschen Hospiz- und PalliativVerbands e.V. kann in diesem Zusammenhang als paradigmatisch gelten. Vgl. https://www.dhpv.de/files/public/Presse/2022_BevBefragung_2022_Ergebnisse_lang.pdf, zuletzt besucht am 14.07.2023.
5   Was einen guten Tod ausmacht, ist beileibe nicht klar; verschiedene Studien erbringen unterschiedliche Ergebnisse. Vgl. bspw. Rietjens et al. 2006 sowie Vig/Davenport/Pearlman 2002.
6   Vgl. bspw. Ridder 1983; Wüller 1996.

schätzen, die Größe des Marktes für Bestattungsunternehmen oder deren Zuliefererindustrie für Särge, Blumengebinde und anderer notwendiger Utensilien zu bestimmen oder die Zahl der durch Todesfälle freiwerdenden Wohnungen und Häuser hochzurechnen.

Man muss nun nicht Foucault[7] gelesen haben, um zu wissen, dass sich moderne Gesellschaften unter anderem dadurch charakterisieren lassen, dass sie das Leben der Menschen in Datensätzen und Statistiken abbilden, die es ermöglichen, diese Gesellschaften effektiv zu verwalten. Einem Statistiker des 19. Jahrhunderts wird der Leitsatz „Kenntniß ist Macht" zugeschrieben;[8] 1846 schreibt ein Johannes Fallati: „Der Zweck der praktischen Statistik ist ja, die Zustände der Gegenwart umfassender und genauer kennen zu lernen, als diess ohne statistische Nachforschung durch gelegentlich erworbene, oberflächliche und vereinzelte Kenntnissnahme möglich ist."[9] Mit Daten lassen sich soziale, politische und ökonomische Prozesse planen und steuern – das war auch schon vor der Erfindung von Big Data Analytics und Künstlicher Intelligenz so,[10] wie dieses Zitat zeigt:

> In Großstädten, Landkreisen und Ländern bestehen meist mehr oder weniger ausführliche statistische Zusammenstellungen, die unter den verschiedensten Gesichtspunkten Zahlenmaterial über den Raum mitteilen. Bevölkerungsverschiebungen in den letzten Jahrzehnten, Art und Umfang der Bebauung und wirtschaftlichen Verhältnisse, Angaben über Gesundheitsverhältnisse, über kulturelle Einrichtungen und ihren Besuch und vieles andere mehr werden solche Statistiken enthalten, die damit zunächst ein Bild von dem Raum selbst vermitteln, oft genug aber zugleich auch Ansatzpunkte für neue Verwaltungsaufgaben erschließen lassen.[11]

Auf Basis umfänglicher Daten lassen sich bestimmte zukünftige Entwicklungen voraussagen, bspw. der demografische Wandel einer Bevölkerung oder das Wirtschaftswachstum. Vermutlich schon seit langer Zeit haben Menschen versucht, mit Daten aktuelle Ereignisse (be)greifbar und das zukünftige Geschehen nach Möglichkeit beherrschbar werden zu lassen – Maria und Josef zogen nach Bethlehem, um sich dort zählen zu lassen. Lange Zeit wurde bei diesem Zählen vom Einzelfall abstrahiert und so geriet der Einzelfall – gewollt oder ungewollt – aus dem Blick, was in Bezug auf Sterben und Tod zuweilen wohl auch tröstlich wirken könnte.[12] Übrig blieben die unpersönliche Statistik sowie die Möglichkeit, über Populationen Aussagen und mehr oder minder zutreffende Prognosen treffen zu können.

---

7 Vgl. z. B. Foucault 2021.
8 Vgl. Schmidt 2006, S. 35.
9 Fallati 1846, S. 498.
10 Vgl. Weber 2018.
11 Peter 1949, S. 96.
12 Man denke bspw. an Verlustlisten im Krieg oder Statistiken in Bezug auf die Auswirkungen der Verluste auf die weitere Bevölkerungsentwicklung. Vgl. Elster 1919; Würzburger 1917.

3 KÜNSTLICHE INTELLIGENZ VERSUS STERBEN UND TOD: DAS INDIVIDUELLE SCHICKSAL KOMMT WIEDER IN DEN BLICK

Schon seit den 1990er-Jahren mit dem Aufkommen von Konzepten wie Data Mining oder Knowledge Discovery in Databases[13] deutet sich eine Entwicklung an, die es möglich erscheinen lässt, dass umfangreiche Datenbestände und entsprechend geeignete Auswertungsmethoden dazu genutzt werden könnten, das Schicksal einzelner Personen im Kontext einer klar definierten Handlungsdomäne und ihm Rahmen eines begrenzten Zeithorizonts voraussehen zu können. Obwohl in vielen Fällen keine KI-Systeme genutzt werden, sondern Data-Mining-Methoden oder Big-Data-Ansätze, wird insbesondere in der Öffentlichkeit in diesem Zusammenhang oft pauschal von Künstlicher Intelligenz gesprochen.[14] Zudem wird in öffentlichen Debatten vielmals nicht differenziert zwischen den vielen verschiedenen Ansätzen, mit denen KI-Systeme realisiert werden können, obwohl bspw. die normative Brisanz regelbasierter oder statistischen Methoden der KI geringer ist als jene von Machine Learning, da erstere in der Regel nicht auf jene großen Datensätze zurückgreifen müssen, die für Machine-Learning-Ansätze so charakteristisch sind. Da es aber für die folgende Diskussion um die ethische Bewertung verschiedener Einsatzszenarien für KI-Systeme im Sterbeprozess nachrangig ist, welche konkreten Verfahren zum Einsatz kommen, soll im Folgenden ebenfalls nur von Künstlicher Intelligenz bzw. von KI die Rede sein. Diese vereinfachte Sprechweise ist hier hinnehmbar, weil in den folgenden Szenarien Themen wie Datenschutz und Schutz der Privatsphäre weitgehend ausgeklammert werden, um die Analyse nicht zu komplex werden zu lassen. Es ist jedoch offensichtlich, dass diese Auslassung nicht bedeutet, dass diese Themen irrelevant wären.

In den letzten Jahren sind nun unzählige Arbeiten erschienen, die sich mit dem Thema der Sterbevorhersage (engl.: „mortality prediction") auseinandersetzen und dabei die Anwendung von KI-Methoden (in dem gerade beschriebenen weiten Verständnis) behandeln. Zunächst ist dies gar nicht so neu, denn es gehört zur Medizin dazu, statistische Aussagen über Sterbewahrscheinlichkeiten bspw. im Zusammenhang mit bestimmten Krankheiten oder Verletzungen treffen zu können. Solche Aussagen nehmen dann die Form „in x % der Fälle einer Herzoperation ist mit dem Tod der/des Patient*in zu rechnen" oder „in y % der Fälle einer Sepsis wird die/der Patient*in sterben" an; sie beziehen sich dann nicht auf eine bestimmte Person, sondern auf ein Patient*innenkollektiv. Viele aktuelle Arbeiten zur Sterbevorhersage zielen nun aber darauf, Aussagen darüber treffen zu können, ob und mit welcher Wahrscheinlichkeit eine bestimmte Person P, die eine Herzoperation durchlaufen musste oder eine Sepsis erlitten hatte, in einem definierten Zeitraum sterben wird. Die entsprechenden Studien zielen also darauf ab, Verfahren zu entwickeln, mit deren Hilfe es möglich ist, die Zukunft bzw. eben das Ende der Zukunft einer ganz bestimmten Person vorauszusagen.

---

13 Vgl. bspw. Cios/Pedrycz/Swiniarski 1998 oder die Beiträge in Maimon/Rokach 2005.
14 Vgl. Weber 2022.

Die Anwendungsgebiete sind dabei sehr divers, es geht unter anderem um die Sterbevorhersage bei bestimmten Operationen, Erkrankungen und Verletzungen oder für bestimmte Patient*innengruppen wie alte Menschen oder Neugeborene.[15] Es gibt aber auch Studien, die die Nutzbarkeit bestimmter Datentypen für allgemeine Sterbevorhersagen untersuchen.[16] Dabei stellen die gerade genannten Beispiele nicht einmal die Spitze des Eisbergs dar; vermutlich gibt es nicht viele Bereiche der Medizin, für die noch keine Studie durchgeführt wurde, um herauszufinden, ob dort KI zur Sterbevorhersage genutzt werden könnte.

Nun mag es für Menschen, die nicht jeden Tag in die Wissenschaft im Allgemeinen und in die Forschung rund um das Sterben im Speziellen eingebunden sind, abstoßend wirken, dass man sich auf distanzierte, objektive und systematisch-wissenschaftliche Weise mit dem Sterben, dem Tod sowie deren möglichst präzise Vorwegnahme mithilfe technischer Prognosewerkzeuge beschäftigen kann. Der eher makabre Eindruck, der für Außenstehende angesichts solcher Forschungsthemen aufkommen kann, entsteht vermutlich auch daraus, dass die zugrundeliegende Motivation nicht bekannt ist oder darüber falsche Vorstellungen vorliegen. Denn es ist gar nicht so sehr der konkrete Todeszeitpunkt, der hier von Interesse wäre, sondern Ziel solcher Studien ist, dass man im Zuge der Behandlung einer Patientin oder eines Patienten möglichst frühzeitig erkennen kann, ob und gegebenenfalls welche Faktoren vorliegen, die es wahrscheinlich machen, dass die betreffende Person versterben wird. KI-Verfahren kommen nun mit dem Versprechen daher, dass damit Daten ausgewertet werden können, die für Menschen schwer zu sichten sind und für diese auch keine kausalen Zusammenhänge erkennen lassen, aber trotzdem Regelmäßigkeiten enthalten, die einen kausalen Zusammenhang markieren. Mithilfe von KI-Verfahren lassen sich nun in vielen Anwendungsdomänen Muster in Daten erkennen, die selbst für Menschen mit großer Expertise für die betreffende Domäne unsichtbar bleiben. Da hier nicht der Platz dafür ist, dies weiter auszuführen, muss es bei dem Hinweis bleiben, dass mit der Möglichkeit zur Entdeckung von Zusammenhängen eine erhebliche Herausforderung verbunden ist, denn es muss stets vermieden werden, Koinzidenz und Korrelation mit Kausalität zu verwechseln. Nicht jeder statistische Zusammenhang markiert eine kausale Beziehung; das ist eine Einsicht, die nicht wirklich neu ist,[17] aber im Zusammenhang mit datenbasierten KI-Verfahren neue Aktualität bekommt – Störche und Neugeborene lassen grüßen.

Sagt also ein entsprechendes KI-System auf Basis der Auswertung geeigneter Daten bspw. voraus, dass eine Patientin mit Sepsis, die bisher – dem Dafürhalten des medizinischen Personals zufolge – nach allen Regeln der ärztlichen Kunst behandelt wurde, so dass das behandelnde Personal davon ausgeht, dass die Patientin wieder gesunden wird, mit einer Wahrscheinlichkeit von über 90 Prozent innerhalb

---

15   Beispiele sind Studien zu Herzoperationen (Benedetto et al. 2020), kardiovaskulären Erkrankungen (Metsker et al. 2018), Sepsis (Kong/Lin/Hu 2020; Perng et al. 2018; Wang et al. 2022), COVID-19 (Bottino et al. 2021), Verbrennungen (Fransén et al. 2022), Krebs (Lu et al. 2022) sowie zu alten Menschen (Makar et al. 2015) oder Neugeborenen (Jaskari et al. 2020; Mangold et al. 2021).
16   Vgl. Zhang et al. 2020
17   Vgl. bspw. Bradley/Schaefer 1998, S. 157ff.

der nächsten 72 Stunden sterben wird, dann ist dabei gar nicht so interessant, dass diese Person am Freitag womöglich tot sein könnte, sofern heute Dienstag ist. Wichtig ist, dass das behandelnde Personal den ziemlich deutlichen Hinweis bekommt, dass die bisher ergriffenen Maßnahmen ganz offensichtlich nicht die gewünschte Wirkung zeitigen, denn dann dürfte die Sterbevorhersage nicht so hohe Werte erzielen. In einem weiteren Schritt könnte es denkbar sein, dass das genutzte KI-System nicht nur eine Sterbevorhersage abgibt, sondern aufzeigen kann, auf welcher Basis diese Prognose zustande gekommen ist – bspw. könnte das System mit Daten vergangener und ähnlicher Fälle trainiert worden sein, in denen mithilfe einer Autopsie an den verstorbenen Patient*innen Ursachen für deren Versterben entdeckt werden konnten, die beim lebenden Menschen nur mit großem Aufwand zu diagnostizieren sind, so dass entsprechende Untersuchungen in der Regel nicht durchgeführt werden. Die Sterbevorhersage dient dann nicht als Hinweis auf den wahrscheinlichen Zeitpunkt des Todes, sondern als Warnung, dass bei dieser konkreten Person womöglich Faktoren vorliegen, die bisher noch nicht bei der Behandlung berücksichtigt wurden und daher dringend abgeklärt werden sollten, weil sonst – wie in früheren Fällen – ein fataler Ausgang zu erwarten ist.

4 DER EINSATZ VON KI IM STERBEPROZESS: DREI SZENARIEN

Die Nutzung von KI-Systemen für diese Art von Vorhersagen stellt eine Entwicklung dar, die auf diagnostischer und prognostischer Ebene vermutlich sehr weitreichende Auswirkungen für die Medizin als Profession und als Versorgungsstruktur zeitigen wird. Auch wenn die hier skizzierte Verwendung von KI zur Vorhersage des Todeszeitpunkts irritierend erscheinen mag, sollte man keine sinistren Motive aufseiten jener Stakeholder*innen unterstellen, die die Entwicklung dieser Technik vorantreiben. Das Potenzial entsprechender Untersuchungen und Studien für eine Verbesserung der Versorgung und zur Steigerung des Wohls der Patient*innen ist durchaus vorhanden.

Man könnte nun argumentieren, dass die Möglichkeit entsprechender Prognosen unser Selbstbild als freie und autonome Wesen infrage stellen würde, da es so aussieht, dass die Vergangenheit – die letztlich in den Daten, mit denen entsprechende KI-Systeme trainiert werden, repräsentiert ist – die Gegenwart und Zukunft vollständig determinieren. Unsicherheiten in der Prognose scheinen dann nur noch auf der Ungenauigkeit oder Unvollständigkeit der uns bekannten Daten zu beruhen, aber nicht mehr auf einer grundsätzlichen Eigenschaft der Welt, in der wir leben. In der Tat rütteln KI-Systeme, die für einen ausgesuchten Bereich der Wirklichkeit akkurate Prognosen abgeben können, an der Vorstellung, dass Menschen und deren Handlungsmöglichkeiten vielleicht eine Ausnahme von der Regel darstellen, dass alle Ereignisse den Naturgesetzen entsprechend determiniert sind.[18] Dazu ist jedoch

---

18 Um der Einfachheit des Arguments willen soll hier von der Diskussion über Zufall und Indetermination der Quantenwelt abgesehen werden.

zunächst aus einer eher praktischen Perspektive zu antworten, dass die skizzierten Sterbevorhersagen mithilfe von KI-Systemen Zeithorizonte betreffen, die in Tagen und nicht in Wochen, Monaten oder gar Jahren gemessen werden, und vor allem eine sehr spezifische, klar definierte Situation, die kaum etwas mit dem Alltag der jeweiligen Menschen zu tun hat. Der Schritt zu einer unfehlbaren Vorhersage des Lebensverlaufs von Menschen ist also beileibe nicht getan. Selbst wenn wir tatsächlich in einem streng deterministischen Universum leben sollten, werden Vorhersagen, die über beliebige Zeiträume den Lebensverlauf eines Menschen vorwegnehmen, aller Wahrscheinlichkeit nach außerhalb der menschlichen Möglichkeiten liegen, da die dafür notwendigen Daten jedes menschliche und technische Maß überschritten.

Der Einsatz von Technik zieht vermutlich immer mehr als die erwünschten Folgen nach sich; es gibt erwünschte und nicht erwünschte, intendierte und nicht intendierte Folgen, es gibt Folgen von Folgen. Insbesondere die nicht erwünschten Folgen gilt es zu minimieren, da sie in aller Regel mit negativen Konsequenzen für Stakeholder*innen verbunden sind. Die Tatsache, dass Technikeinsatz nicht nur erwünschte Wirkungen zeitigt, kann man nun in die Diskussion um die sogenannte Doppelwirkung menschlichen Handelns einordnen, die insbesondere in der Medizinethik geführt wird.[19] Die Doppelwirkung im Zusammenhang mit palliativen Maßnahmen am Ende des Lebens bedeutet, dass bspw. die Gabe von Morphium zur Linderung extremer Schmerzen zwei Nebenwirkungen hat: Zum einen bewirken hohe Morphium-Dosen die Entwicklung einer Abhängigkeit, was angesichts der gegebenen Unausweichlichkeit des Todes als hinnehmbar gelten kann. Zum anderen können hohe Morphium-Dosen den Prozess des Sterbens beschleunigen und zu einem früheren Eintreten des Todes führen. Dieser Zusammenhang liefert den Anlass, von einer Doppelwirkung der palliativen Maßnahme zu sprechen, da die angestrebte Wirkung der Schmerzlinderung mit der nicht gewünschten Wirkung der verkürzten Lebensspanne einhergeht.[20]

Dieses Beispiel soll illustrieren, dass die Verfolgung wünschenswerter Ziele durchaus nicht gewünschte und negativ bewertete Konsequenzen von erheblicher Bedeutung mit sich bringen kann. Dieses Problem der Doppelwirkung ist keines, das auf die Medizin beschränkt wäre, sondern lässt sich in allen Handlungsdomänen beobachten. Deshalb soll nun gefragt werden, was Doppelwirkungen in Hinblick auf eine Sterbevorhersage mithilfe von KI-Systemen sein könnten. Dies soll anhand von drei Szenarien untersucht werden; diese lassen sehr viele Aspekte des Einsatzes von datengetriebenen KI-Verfahren aus – bspw. die Themen Datenschutz, Bias und Diskriminierung –, so dass davon auszugehen ist, dass bei Einbeziehung

---

19 Das Thema wird oft auch mit Referenz auf den Ausdruck „indirekte aktive Sterbehilfe" diskutiert, siehe bspw. Grimm/Hillebrand 2009, S. 102; Quante 1998; Neitzke/Frewer 2004; allgemeiner von der Pforten 2016.
20 Obwohl über die Doppelwirkung der Gabe von hohen Schmerzmitteldosen in der Medizinethik nach wie vor kontrovers diskutiert wird, scheint auch in Deutschland inzwischen weitgehend akzeptiert zu sein, dass die intendierte Wirkung der Schmerzlinderung moralisch entscheidend ist und daher die Verkürzung der restlichen Lebenszeit hingenommen werden sowie kein moralisches Argument gegen die Gabe auch massiver Dosen von Morphium sein kann.

dieser Themen weitere Doppelwirkungen identifiziert werden könnten. Um die Szenarien aber leicht verständlich zu halten und nicht zu komplex werden zu lassen, wurde der Fokus auf die Entscheidungsunterstützung durch KI-Systeme gelegt; das sollte bei der Lektüre stets bedacht werden. Da die Annahmen, die in die Szenarien eingeflossen sind, im Grunde bereits vorliegen, also selbst nicht spekulativ sind, kann von einer prima facie recht hohen Plausibilität der folgenden drei Szenarien ausgegangen werden.

4.1 Szenario 1 – Sterbevorhersage als diagnostische Unterstützung

In Kliniken, vermutlich insbesondere auf deren Intensivstationen, werden also in Zukunft KI-Systeme zur (kurzfristigen) Sterbevorhersage eingesetzt, denn hier ergibt deren Verwendung besonderen Sinn, da auf der Intensivstation unter Einsatz aller vorhandenen Mittel versucht wird, das Leben von Menschen zu retten. Ohne ins Detail gehen zu können, würde die Nutzung solcher KI-Systeme vermutlich so aussehen: Parallel zu den medizinischen Behandlungsmaßnahmen werden alle für deren Beschreibung und Dokumentation notwendigen Daten elektronisch erfasst, in einer Datenbank gespeichert, von dem verwendeten KI-System kontinuierlich ausgewertet und auf dieser Basis Vorhersagen über den Sterbezeitpunkt erstellt. Sinkt die Wahrscheinlichkeit des Sterbens im Rahmen eines bestimmten Zeithorizonts oder geht – zumindest im Rahmen des Prognosehorizonts – sogar auf null, so wird dies als ein Indikator für den Erfolg der ergriffenen Maßnahmen gewertet. Passiert jedoch das Gegenteil und sinkt die Wahrscheinlichkeit nicht oder steigt gar, so wäre das ein deutlicher Hinweis darauf, dass die Behandlung verändert werden muss, da sie ganz offensichtlich nicht erfolgreich ist. Das KI-System zur Sterbevorhersage stellt in dieser Konstellation ein weiteres Werkzeug dar, das das medizinische Personal zur Unterstützung und Ergänzung der eigenen Expertise heranziehen kann. Aus einer distanzierten und an der medizinischen Rationalität orientierten Perspektive unterschiede sich ein solches KI-System daher in Hinblick auf dessen zentrale Funktion und Verwendungsweise prinzipiell nicht von anderen diagnostischen Hilfsmitteln – es geht darum, Gesundheit und Leben der Patient*innen zu schützen.

4.2 Szenario 2 – Sterbevorhersage als Entscheidungsunterstützung für Behandlungsmaßnahmen

Viele moderne KI-Systeme sind datengetrieben; das gilt auch für die meisten der weiter oben aufgeführten Systeme zur Vorhersage des Sterbezeitpunkts. Datengetriebene Verfahren, die dazu genutzt werden, um in großen Datenbeständen Muster zu erkennen, müssen aber nicht mit realen Daten gefüttert werden, sondern man kann sie auch mit Daten versorgen, die „Was-wäre-wenn"-Überlegungen repräsentieren, also alternative Behandlungspfade: Was wäre, wenn das medizinische Personal bei dieser Patientin diese Behandlung durchführen würde? Welchen Unterschied in Hinblick auf den Outcome bedeutete es, stattdessen jene Maßnahme zu wählen? Anders formuliert: Das medizinische Personal könnte statt realer Daten solche nutzen, die mögliche Behandlungsvarianten beschreiben, damit Alternativen durchspielen und abhängig von den gewonnenen Vorhersagen jene Variante wählen, die mit der besten Sterbevorhersage, also mit der niedrigsten Wahrscheinlichkeit des Sterbens in einem gegebenen Zeitraum, verbunden ist.

Damit ändert sich der Charakter des KI-Systems, denn nun wird es nicht mehr nur als diagnostisches Hilfsmittel genutzt, sondern zur Entscheidungsunterstützung herangezogen.[21] Obwohl der Unterschied zum ersten Szenario nicht sonderlich groß erscheinen mag, findet doch eine deutliche Veränderung statt, denn das KI-System erstellt und präsentiert Alternativen für das behandelnde Personal, da eine Verschiebung der Aufgabe in Richtung einer Entscheidungsunterstützung stattfindet.

4.3 Szenario 3 – Sterbevorhersage zur Entscheidungsübernahme

Obwohl sich Szenario 1 und Szenario 2 nur in einem kleinen Detail zu unterscheiden scheinen, ist der Bedeutungswandel, der mit diesem Detail einhergeht, alles andere als klein, denn durch die Präsentation von alternativen Behandlungspfaden durch ein KI-System – ausgewählt auf Basis von plausiblen, aber nicht realen Daten – übernimmt das KI-System die Rolle eines Beraters, der eine zweite Meinung beisteuert. Damit aber wird ein Alleinstellungsmerkmal der ärztlichen Zunft infrage gestellt. Nun kann man dem zweiten Szenario durch eine weitere Verschiebung noch einmal eine andere Wendung geben, sodass das dritte Szenario entsteht: In diesem Fall wird dem KI-System regelmäßig die Auswahl der Behandlungspfade überlassen. Es schlägt also diese Pfade nicht mehr nur vor, sondern auf Basis der vorliegenden Daten und eines vermutlich recht komplexen Bewertungsverfahrens wählt das KI-System die zu ergreifenden Maßnahmen aus; das behandelnde Personal setzt diese dann nur noch um. Für diese – im Vergleich zu heute – völlig andere Vorgehensweise könnten medizinische Überlegungen sprechen, denn es ist zumindest denkbar, dass zukünftige KI-Systeme in der Interpretation aller vorliegenden Daten zur Sterbevorhersage sehr viel bessere Ergebnisse als Menschen liefern werden. Denn Menschen können nur eine begrenzte Menge von Daten zur Kenntnis nehmen und verarbeiten; KI-Systemen sind in dieser Hinsicht kaum Grenzen gesetzt. Würde diese höhere Leistungsfähigkeit kombiniert werden mit dem Durchspielen von Alternativen, dann spricht sehr viel dafür, immer jene Alternative zu wählen, die durch das KI-System als die medizinisch beste ausgewiesen wurde.

Eine entscheidende Herausforderung liegt nun darin, die Kriterien für die Auswahl der durchzuführenden Maßnahmen festzulegen. Es liegt zwar nahe, den jeweils zu erwartenden medizinischen Outcome dafür heranzuziehen, doch würfe dies tiefgreifende Fragen auf. Wenn die Behandlung so gewählt würde, dass diese als Outcome eine möglichst lange Lebenszeit anstrebt, so könnte dies gleichzeitig aufseiten der Patient*innen zu einer quälenden Lebensverlängerung führen. Es

---

21 Die Nutzung von (automatischen) Entscheidungsunterstützungssystemen (engl.: Automated Decision-Making, ADM) kann erhebliche Auswirkungen auf Professionen des Gesundheitssystems nach sich ziehen. Vgl. bspw. Krug et al. 2020; Schneider/Sonar/Weber 2022.

wäre also notwendig, Aspekte der Lebensqualität mit einzubeziehen, aber gerade die Diskussion um Sterbehilfe zeigt ja, dass dies mit kaum zu bewältigenden Herausforderungen verbunden ist. Weiterhin kann es passieren, dass die Behandlungsoption mit dem besten medizinischen Ergebnis z. B. die aufwändigste Option im Sinne der benötigten Ressourcen sein könnte. Gerade in Extremsituationen der absoluten Knappheit notwendiger Ressourcen, die bspw. in Triage-Situationen nur wenigen Patient*innen zugutekommen können, wären entsprechende Überlegungen relevant. KI-Systeme könnten somit irgendwann über Priorisierungsfragen entscheiden.

Es gibt sicher noch weitere denkbare und auch plausible Szenarien, doch diese würden vermutlich andere Parameter bzw. Aspekte in den Vordergrund stellen – bspw. Datenschutz, Bias, Diskriminierung oder auch Urheberrechte. Das die drei Szenarien verbindende Element ist die Frage nach „Agency": Wer trifft hier nach welchen und wessen Regeln Entscheidungen?[22] Die obigen drei Szenarien können sehr gut mit den drei Konzepten Human-in-the-loop, Human-on-the-loop und Human-out-of-the-loop zusammengebracht werden.[23] Im ersten Fall haben Menschen alle entscheidenden Dinge unter ihrer Kontrolle, im zweiten Fall haben sie immer noch Letztentscheidungskompetenz, im letzten Fall sind sie jedoch aus dem Entscheidungsprozess (weitgehend) ausgeschlossen – sie haben keine Agency mehr. Es gilt nun, diese Verschiebung und damit die drei Szenarien zu bewerten.

5 (MORALISCHE) FRAGEN UND BEWERTUNGEN

Will man dies tun, so ist immer zu bedenken, dass jede Bewertung der skizzierten Szenarien abhängig von der vorausgesetzten ethischen Theorie ist, denn aus deontologischer Sicht wird man zu anderen Schlussfolgerungen kommen als aus einer konsequentialistischen bzw. utilitaristischen Perspektive, und eine diskursethische Herangehensweise wird andere Ergebnisse zeitigen als eine Bewertung basierend auf der Prinzipienethik[24], die vermutlich eine naheliegende Wahl wäre, da sie trotz aller Kritik als Goldstandard der Medizinethik gelten kann. Die Wahl einer bestimmten ethischen Theorie müsste nun aber begründet und wenigstens im Grundsatz eingeführt sowie danach auf die drei Szenarien angewendet werden, doch all dies würde mehr Platz benötigen, als hier zur Verfügung steht. Daher soll es im Folgenden bei einigen grundsätzlichen Überlegungen bleiben, die Hinweise geben, wie die Szenarien moralisch zu bewerten wären – das soll in Gestalt der Formulie-

---

22 Diese Frage muss tatsächlich aufgeteilt werden: Kann man überhaupt davon sprechen, dass Maschinen in einem echten Sinn Entscheidungen treffen? Denn im Fall von Personen ist das sehr voraussetzungsreich, weil bspw. Folgefragen der intentionalen Basis oder der Verantwortung aufgeworfen werden. Weiterhin stellt sich die Frage, ob Entscheidungsfähigkeit eine Eigenschaft einer Entität ist oder eine Zuschreibung von außen (vgl. Weber 2013). Dann: Wer macht die Regeln, die die Grundlage maschineller Entscheidungen sind (vgl. Martin 2017)?
23 Dies sind Ausdrücke, die aus dem militärischen Umfeld stammen. Vgl. z. B. Nahavandi 2017; Welsh 2017.
24 Vgl. Beauchamp/Childress 2019.

rung mehrerer Pro-Kontra-Argumente geschehen, obwohl klar ist, dass diese Vorgehensweise allenfalls an der Oberfläche kratzen kann, allein schon deshalb, weil die genannten Argumente wohl kaum vollständig sind.

Wie etwas weiter oben schon angedeutet wurde, könnten weitaus mehr Szenarien betrachtet werden, die über das Thema der Agency hinausgehen und andere Aspekte einschließen. Auch hierfür ist nicht genügend Raum gegeben, aber vor allem sind solche Überlegungen schon an anderer Stelle zu finden, bspw. in Hinblick auf Datenschutz und Schutz der Privatsphäre angesichts der großen Mengen von (meist) personenbezogenen oder -beziehbaren Daten, die KI-Systeme in aller Regel benötigen, um die angestrebte Funktion erfüllen zu können. Ebenso soll nicht auf Diskriminierung durch KI-Systeme[25] und Bias[26] in den benötigen Daten eingegangen werden. Ebenfalls – obwohl mehr als drängend – soll nicht darauf eingegangen werden, dass KI-Systeme in den Händen einiger weniger Unternehmen die Oligopol- und Monopolbildung[27] befördern und auf diese Weise Unternehmen eine Machtfülle erlangen können, die weder im Interesse der Stakeholder*innen noch im Interesse demokratisch verfasster Rechtsstaaten liegen kann.[28] Damit verbunden, aber ebenfalls nicht weiter behandelt wird das Missbrauchspotenzial von KI-Systemen gerade in autoritären und diktatorischen Staaten.[29] Zwangsläufig bleiben deshalb auch Regulierung und Normierung der KI-Nutzung außen vor.[30] Stattdessen sollen folgende Pro-Kontra-Argumente skizziert werden, die in mehr oder minder deutlicher Ausprägung für jedes der drei Szenarien angeführt werden können.

5.1 Sterbevorbereitung und Angst vor dem Sterben

Das Grauen des Sterbens erwächst nicht zuletzt aus dessen Unwägbarkeit. In der Regel werden die Sterbenden selbst und vermutlich noch vielmehr die Angehörigen unvorbereitet mit dieser existenziellen Situation konfrontiert; das gilt zumal für moderne Gesellschaften, die Sterben und Tod im Wesentlichen nur als medial vermitteltes Geschehen in fiktionaler Gestalt öffentlich sichtbar werden lassen. Damit ist nicht die Annahme verbunden, dass Menschen in der Regel ganz plötzlich sterben – vermutlich ist das Gegenteil der Fall. Aber allein schon die Tatsache, dass Vorkehrungen wie Patient*innenverfügungen oder Testamente beileibe nicht allgemein verbreitet sind, spricht dafür, dass sich viele Menschen eben nicht mit ihrer Sterblichkeit auseinandersetzen und daher unvorbereitet sind, wenn das Unvermeidliche auf sie zukommt.

Das reale Sterben ist weitgehend aus der Öffentlichkeit verbannt und wird selbst in Familien oder anderen sozialen Verbünden kaum oder gar nicht thematisiert. Eine verlässliche Sterbevorhersage könnte nun allen Stakeholder*innen die

---

25 Vgl. Orwat 2019.
26 Vgl. DeCamp/Lindvall 2020.
27 Vgl. Krämer 2019.
28 Vgl. sehr pessimistisch etwa Hofstetter 2016; O'Neil 2016; Zuboff 2019.
29 Vgl. Filgueiras 2022; Zeng 2020 u. 2022.
30 Vgl. Lauterbach 2019.

Chance geben, sich auf das Unvermeidliche vorzubereiten und so allen Beteiligten, vor allem aber der sterbenden Person, den Weg erleichtern. Doch ohne eine geeignete breit verfügbare Infrastruktur (in einem sehr weiten Sinne verstanden) der Sterbebegleitung, die auf alle Beteiligten zielt, ist zu erwarten, dass eine verlässliche Sterbevorhersage in den allermeisten Fällen nur zu großer Verängstigung beitrüge und den Prozess des Sterbens noch zusätzlich erschwerte. Anders formuliert: Menschen mit einer Sterbevorhersage zu konfrontieren ohne psychosoziale Begleitung kann zu sehr negativen Konsequenzen zu führen. Angesichts der Personalnot im Gesundheitsbereich kann kaum erwartet werden, dass diese Begleitung vom vorhandenen Personal übernommen wird. Der ubiquitäre Einsatz entsprechender KI-Systeme zur Sterbevorhersage müsste also durch zahlreiche Maßnahmen flankiert werden, um negative Auswirkungen zu minimieren. Dies wäre eine medizinische Forderung, aber noch vielmehr eine der sozialen Gerechtigkeit, denn es ist zu vermuten, dass sowohl sterbende Menschen als auch deren Angehörige, die am unteren Ende der Einkommensleiter stehen, mangels eigener Ressourcen zur Vorbereitung auf den Tod in besonderer Weise von einer Verängstigung durch eine Sterbevorhersage mithilfe von KI-Systemen betroffen wären. Der Verweis auf die Möglichkeit der psychosozialen Begleitung und Seelsorge durch organisierte Religionsgemeinschaften wäre im Übrigen in einer sich weiter säkularisierenden Gesellschaft – zumindest aber einer Gesellschaft, die sich zunehmend von organisierten Religionsgemeinschaften abwendet – fehl am Platz.

5.2 Behandlungsqualität und Profession(sverständnis)

Sollten sich KI-Systeme allgemein und speziell zur Sterbevorhersage in der Praxis bewähren, also tatsächlich die Behandlungsqualität erhöhen, würde dies ganz ohne Frage die Medizin als Profession und das Professionsverständnis der dort tätigen Menschen verändern.[31] Dies betrifft Aus- und Weiterbildung, Qualifikationswege, den sozialen Status, die daraus abgeleiteten Einkommen und Berufschancen, aber ebenso schwerer zu fassende Aspekte wie das professionelle Ethos, Anreiz- und Motivationsstrukturen für die Professionsangehörigen sowie damit unweigerlich verbunden die Bewertung des ärztlichen Berufs und aller angrenzenden Berufe. Schon heute entwickelt sich in einigen medizinischen Disziplinen eine Dynamik der Veränderung, deren Ausgang und Folgen im Moment nicht absehbar ist.[32] Es ist zu erwarten, dass in der Medizin als Profession Veränderungen eintreten, wie sie in der Vergangenheit auch schon in anderen Berufsfeldern stattgefunden haben – allerdings meist Berufsfelder, deren gesellschaftlicher Stellenwert – ob berechtigt oder nicht, spielt in diesem Zusammenhang keine Rolle – deutlich geringer war als jener der Medizin.

Dass sich die unmittelbar von entsprechenden Veränderungen Betroffenen gegen diese stemmen, ist nachvollziehbar, doch eine Profession unter Bestandschutz

---

31 Vgl. Schneider 2022; Schneider/Sonar/Weber 2022.
32 Zur Übersicht vgl. Krug et al. 2020.

zu stellen, wird vermutlich nicht funktionieren. Das Potenzial zur Verbesserung der Behandlungsqualität und womöglich auch zur Kostenstabilisierung durch den Einsatz von KI-Systemen im Gesundheitssystem ist medizinisch wie ökonomisch zu groß. Moralisch wäre es zudem schwer zu begründen, den Patient*innen Behandlungsmöglichkeiten vorzuenthalten, nur um den Wandel eines Berufsstands zu vermeiden. Dies wäre – auch wenn das hier nur behauptet und nicht belegt werden kann – weder aus einer deontologischen oder konsequenzialistischen Position noch auf Basis der Prinzipienethik von Beauchamp und Childress oder diskursethisch begründbar. Sowohl das Wohltunsprinzip als auch das Gebot des Nichtschadens wären verletzt, wenn ein Berufsstand, der sich im Übrigen diesen Prinzipien verpflichtet sieht, durchsetzen würde, dass zum Wohle des Berufsstands KI-Systeme nicht eingesetzt werden dürfen, obwohl sie den Patient*innen wohltun und nicht schaden. Damit ist nicht gesagt, dass solche Verhinderungsstrategien nicht verfolgt werden, doch begründet das Sein eines solchen strategischen Verhaltens gegen die Interessen der entscheidenden Stakeholder*innen kein Sollen.

5.3 Behandlungsqualität und Autonomie

Grundsätzlich wirft die Nutzung von KI-Systemen (nicht nur) in der Medizin weitreichende Fragen der Autonomie aller Stakeholder*innen auf.[33] Selbst wenn man zugesteht, dass es allenfalls eine metaphorische Sprechweise und eine im Grunde genommen unzulängliche und unzulässige Anthropomorphisierung darstellt,[34] wenn wir davon sprechen, dass KI-Systeme Entscheidungen treffen, kommen wir ohne diese Art zu sprechen zum einen nicht aus; zum anderen jedoch bleibt das Faktum bestehen, dass im Zuge der Verbreitung von KI-Systemen Menschen partiell oder vollständig Entscheidungskompetenz abgeben werden. Neben den Veränderungen, die oben bei der Gegenüberstellung von Behandlungsqualität und Profession(sverständnis) angeführt wurden, berührt dieser (teilweise) Verlust von Entscheidungskompetenz – zumindest im Kontext der westlich geprägten Kulturen mit ihrer starken Betonung von Individualität und Selbstbestimmung – unser Selbstbild und Selbstverständnis als Menschen. Zudem spielt Autonomie in fast allen ethischen Theorien, die in westlichen Kulturen ernsthaft diskutiert werden, eine zentrale Rolle. Die breite Nutzung von KI-Systemen (nicht nur) im medizinischen Umfeld müsste also wiederum von Maßnahmen begleitet werden, die Verlustängste und ähnliche emotionale Reaktionen auf diese Technik auffangen können.

5.4 Behandlungsqualität und Entscheidungskriterien

Wenn man KI-Systeme zur Sterbevorhersage so nutzt wie im zweiten Szenario, dann kann man die „Was-wäre-wenn"-Überlegungen nicht nur auf im engeren

---

33 Vgl. Sonar/Weber 2022b.
34 Vgl. Weber 2019.

Sinne medizinische Aspekte der Behandlung bzw. der Behandlungsqualität anwenden, sondern bspw. auch auf Ressourcenfragen – das gab schließlich Anlass für das dritte Szenario. Natürlich stellen sich in der Medizin Ressourcenfragen nicht erst, seit die Nutzung von KI-Systemen am Horizont erschienen ist, sondern sind seit langer Zeit ein kontrovers diskutiertes Thema. Gerade die Sterbevorhersage berührt aber ein besonders sensibles Thema, denn in Fällen, in denen das baldige Sterben unausweichlich erscheint bzw. als solches durch ein KI-System vorhergesagt wird, liegt es nahe, die Frage nach der Sinnhaftigkeit von Maßnahmen jenseits palliativer Betreuung zu stellen.[35] Entsprechende Diskussionen können schnell in erbitterte Debatten über die Ökonomisierung der Medizin und im konkreten Fall sogar des Sterbens umkippen. Daher kann auch im Fall der Gegenüberstellung von Behandlungsqualität und verwendeten Entscheidungskriterien in Bezug auf Maßnahmen am Ende des Lebens nur erneut festgestellt werden, dass die Einführung entsprechender KI-Systeme lange bekannten Herausforderungen eine neue Dringlichkeit gibt. Die Einführung von Technik kann nur dann menschenzentriert und werteorientiert gelingen, wenn zunächst systematisch herausgearbeitet wird, welche Werte und welche sozialen Grundgüter durch Technik berührt werden, um dann Maßnahmen zu entwickeln, die helfen können, moralisch fragwürdige Folgen zu minimieren oder ganz zu verhindern.

Dass bei den hier angeführten Pro-Kontra-Argumenten dreimal auf die Behandlungsqualität verwiesen wird, darf nicht verwundern, da deren Steigerung eine wesentliche Motivation für die Entwicklung von KI-Systemen (nicht nur) zur Sterbevorhersage darstellt. An den Argumenten wird gleichzeitig deutlich, dass technische Mittel zur Steigerung der Behandlungsqualität weitere andere Kriterien bzw. Güter tangieren. Das gilt vermutlich nicht nur für KI-Systeme zur Sterbevorhersage, sondern auch für frühere Einführungen neuer Technologien in der Medizin. KI-Systeme verleihen diesen Gegenüberstellungen jedoch eine ganz neue Dringlichkeit, weil sie tief am menschlichen und professionellen Selbstverständnis rühren – sie stellen zentrale Konzepte wie den freien Willen oder auch die Möglichkeit zur autonomen Entscheidung infrage.

Die moralische Bewertung der obigen Gegenüberstellungen wird zusätzlich erschwert, weil sie Extrempole darstellen: In der Praxis geht es selten bis nie darum, sich ausschließlich für das eine oder andere zu entscheiden; in der Regel gilt es eine Position zwischen den Extremen zu finden, die zum jeweiligen historischen Zeitpunkt unter den jeweils ökonomischen, politischen und gesellschaftlichen Rahmenbedingungen moralisch vertretbar ist.

6 SCHLUSSBEMERKUNGEN

Es ist unklar, welche wissenschaftlichen und technischen Entwicklungen in den nächsten 25 Jahren zu erwarten sind. Für belastbare Prognosen ist dieser Zeitraum sehr lang, vermutlich zu lang; eine Extrapolation bisheriger Entwicklungen wäre

---

35 Vgl. Helbing et al. 2021; Loughlin/Copeland 2021; Wiederhold 2019.

schon deshalb nicht ausreichend, weil viele Fortschritte im Bereich der Computertechnik, bspw. Leistungsparameter wie Speichergröße und Verarbeitungsgeschwindigkeit, seit Jahrzehnten exponentielle Verläufe aufweisen oder gar disruptiv verlaufen sind. Selbst unter der Voraussetzung, dass es auch in Zukunft bei exponentiellen Zuwächsen bleibt, haben aber schon kleine Änderungen des Exponenten erhebliche Auswirkungen auf die zu erwartende Technik. Bei disruptiven Veränderungen – in der Technikfolgenabschätzung spricht man in diesem Zusammenhang von „Black Swan"-Ereignissen[36] oder „Wildcards"[37] sind Prognosen schließlich völlig unmöglich.

Doch viel wichtiger erscheint folgender Hinweis: Schauen wir von jetzt (2023) bspw. 25 Jahre zurück in die Vergangenheit, dann finden wir uns in einer Zeit wieder, in der über Künstliche Intelligenz und deren mögliche Anwendungen allenfalls in Fachkreisen gesprochen wurde. Es herrschte eine Art von „KI-Winter", also eine Zeit, in der kaum Erwartungen an diese spezifische Technologie gerichtet wurden. KI-Forschung und -Entwicklung waren Nischen; KI-Systeme schienen nur sinnvoll einsetzbar zu sein in sehr eng umrissenen Anwendungsgebieten.[38] Das hat sich seit den 2000er-Jahren grundsätzlich geändert, da Fortschritte im Bereich bestimmter Typen von Prozessoren (insbesondere für die Grafikverarbeitung) zur „Wiederentdeckung" bereits lange bekannter KI-Algorithmen und zu deren Weiterentwicklung beitrugen, was wiederum die Entwicklung noch schnellerer Prozessoren angetrieben hat. Es begann das, was man als „virtuous cycle" bezeichnet: ein durch wechselwirkende und sich gegenseitig verstärkende Parameter sich selbst beschleunigender Prozess. Vor 25 Jahren wären Prognosen, die eine Welt gezeichnet hätten, wie wir sie heute tatsächlich vorfinden, vermutlich mit einem Lächeln begegnet worden – trotz oder vielleicht gerade wegen solcher futuristischen Voraussagen wie jener zur „Singularität"[39].

Anders formuliert: Die technische Entwicklung könnte einen ganz anderen Verlauf nehmen als jenen, den wir seit ungefähr zehn bis fünfzehn Jahren bereits beobachten. Allerdings ist eher fraglich, ob das eine große Bedeutung für die Realisierungschancen für Szenarien hätte, wie sie weiter oben beschrieben wurden. Denn entscheidend ist, dass diese Szenarien bereits heute im Grundsatz umgesetzt werden könnten, wenn sich relevante Stakeholder*innen dazu entschlössen, denn die Technik, so unvollkommen sie auch noch sein mag, ist im Prinzip vorhanden. Ohne Zweifel ist deren Leistungsfähigkeit noch sehr begrenzt und daher wäre deren Nutzung mit erheblichen Risiken verbunden; auch ist zu erwarten, dass dies noch eine Weile so bleiben wird bzw. die entsprechenden Risikoabschätzungen gegen eine Umsetzung sprechen. Doch ein Blick in die Historie der Entwicklung und Anwendung von Technik lässt erkennen, dass entsprechende Überlegungen in vielen Fällen keine hinreichenden Argumente gegen die Nutzung von (unausgereifter) Technik lieferten: Kernenergie, Raumfahrt und Gentechnik – um nur drei Beispiele zu nennen – wurden und werden eingesetzt, bevor der jeweilige Entwicklungsstand

---

36 Vgl. Hajikazemi 2016; Parameswar/Chaubey /Dhir 2021.
37 Vgl. Hiltunen 2006.
38 Vgl. Sonar/Weber 2022a.
39 Vgl. Kurzweil 2006.

ein aus heutiger Sicht adäquates Sicherheitsniveau erreicht hatte und der dazugehörende Wissensstand belastbare Risikoabwägungen ermöglichte.

In letzter Konsequenz heißt dies, dass trotz der Tatsache, dass die beschriebenen Szenarien erforscht werden, aber noch nicht in die Tat umgesetzt wurden, es bereits heute gilt, durch Vorwegnahme möglicher Zukünfte – eben bspw. durch Entwicklung plausibler Szenarien – zu versuchen, jene, die den existierenden Wertvorstellungen zuwiderlaufen, davon auszuschließen, Realität zu werden. Diese Aufgabe ist allen Stakeholder*innen, bspw. Patient*innen, Mediziner*innen, Ingenieur*innen, Informatiker*innen, Bürger*innen, Politiker*innen, mit ihren jeweils gegebenen Möglichkeiten der Beeinflussung gesellschaftlicher Prozesse gestellt. Szenarien können genutzt werden, um auf verständliche Weise darüber aufzuklären, welche (plausiblen) möglichen Zukünfte heute denkbar sind, denn auch wenn deren Eintreten unsicher ist und es auch ganz anders kommen könnte, ist die Kenntnis wahrscheinlicher oder zumindest plausibler Entwicklungen in der Zukunft hilfreich dabei, besser informierte Entscheidungen bspw. darüber zu treffen, wie in Zukunft die Nutzung von KI-Systemen im Umgang mit dem heute noch Unwägbaren und Unvermeidlichen aussehen soll. Überlegungen, wie sie im vorliegenden Text skizzenhaft durchgeführt wurden, können dabei helfen, Vorsorge zu betreiben.

BIBLIOGRAFIE

Beauchamp, Tom L./Childress, James F. (2019): Principles of biomedical ethics. 8. Aufl. New York: Oxford University Press.

Benedetto, Umberto/Sinha, Shubhra/Lyon, Matt/Dimagli, Arnaldo/Gaunt, Tom R./Angelini, Gianni/Sterne, Jonathan (2020): Can machine learning improve mortality prediction following cardiac surgery? In: European Journal of Cardio-Thoracic Surgery, Nr. 6, S. 1130–1136. Online: https://doi.org/10.1093/ejcts/ezaa229.

Bottino, Francesca/Tagliente, Emanuela/Pasquini, Luca/Di Napoli, Alberto/Lucignani, Martina/Figà-Talamanca, Lorenzo/Napolitano, Antonio (2021): COVID mortality prediction with machine learning methods: A systematic review and critical appraisal. In: Journal of Personalized Medicine, Nr. 9, S. 893. Online: https://doi.org/10.3390/jpm11090893.

Bradley, W. James/Schaefer, Kurt C. (1998): The uses and misuses of data and models: The mathematization of the human sciences. Thousand Oaks: Sage Publications.

Cios, Krzysztof J./Pedrycz, Witold/Swiniarski, Roman W. (1998): Data mining methods for knowledge discovery. Boston: Springer US. Online: https://doi.org/10.1007/978-1-4615-5589-6_1.

DeCamp, Matthew/Lindvall, Charlotta (2020): Latent bias and the implementation of artificial intelligence in medicine. In: Journal of the American Medical Informatics Association, Nr. 12, S. 2020–2023. Online: https://doi.org/10.1093/jamia/ocaa094.

Elster, Ludwig (1919): Der Einfluß des Krieges auf die Bevölkerungsbewegung in Deutschland. In: Jahrbücher für Nationalökonomie und Statistik, Nr. 1, S. 152–161. Online: https://doi.org/10.1515/jbnst-1919-0114.

Fallati, Johannes (1846): Gedanken über Mittel und Wege zu Hebung der praktischen Statistik, mit besonderer Rücksicht auf Deutschland. In: Zeitschrift für die gesamte Staatswissenschaft, Nr. 3, S. 496–557.

Feldmann, Klaus (1997): Sterben und Tod. Wiesbaden: VS Verlag für Sozialwissenschaften. Online: https://doi.org/10.1007/978-3-322-95852-5.

Feldmann, Klaus (2004): Tod und Gesellschaft. Wiesbaden: VS Verlag für Sozialwissenschaften. Online: https://doi.org/10.1007/978-3-322-95682-8.

Filgueiras, Fernando (2022): The politics of AI: Democracy and authoritarianism in developing countries. In: Journal of Information Technology & Politics, Nr. 4, S. 449–464. Online: https://doi.org/10.1080/19331681.2021.2016543.

Filippo, David San (2017): A historical perspective of death in the western world. In: Berk, Lawrence (Hrsg.): Dying and death in oncology. Cham: Springer, S. 99–114. Online: https://doi.org/10.1007/978-3-319-41861-2_8.

Foucault, Michel (2021): Analytik der Macht. 9. Aufl. Suhrkamp.

Fransén, Jian/Lundin, Johan/Fredén, Filip/Huss, Fredrik (2022): A proof-of-concept study on mortality prediction with machine learning algorithms using burn intensive care data. In: Scars, Burns & Healing, Nr. 8. Online: https://doi.org/10.1177/20595131211066585.

Grimm, Carlo/Hillebrand, Ingo (2009): Sterbehilfe. Freiburg/München: Alber. Online: https://doi.org/10.23769/vka-2020-48345.

Hajikazemi, Sara/Ekambaram, Anandasivakumar/Andersen, Bjørn/Zidane, Youcef J-T. (2016): The black swan – knowing the unknown in projects. In: Procedia – Social and Behavioral Sciences, Nr. 226, S. 184–92. Online: https://doi.org/10.1016/j.sbspro.2016.06.178.

Helbing, Dirk/Beschorner, Thomas/Frey, Bruno/Diekmann, Andreas/Hagendorff, Thilo/Seele, Peter/Spiekermann-Hoff, Sarah/van den Hoven, Jeroen/Zwitter, Andrej (2021): Triage 4.0: On death algorithms and technological selection. Is today's data-driven medical system still compatible with the constitution? In: Journal of European CME, 10(1). Online: https://doi.org/10.1080/21614083.2021.1989243.

Hiltunen, Elina (2006): Was it a wild card or just our blindness to gradual change. In: Journal of Futures Studies, Nr. 2, S. 61–74.

Hofstetter, Yvonne (2016): Das Ende der Demokratie: Wie die künstliche Intelligenz die Politik übernimmt und uns entmündigt. München: Penguin.

Hutter, Nico/Stößel, Ulrich/Meffert, Cornelia/Körner, Mirjam/Bozzaro, Claudia/Becker, Gerhild/Baumeister, Harald (2015): Was ist „gutes Sterben"? In: DMW – Deutsche Medizinische Wochenschrift, Nr. 17, S. 1296–1301. Online: https://doi.org/10.1055/s-0041-102676.

Jaskari, Joel/Myllarinen, Janne/Leskinen, Markus/Rad, Ali Bahrami/Hollmen, Jaakko/Andersson, Sture/Sarkka, Simo (2020): Machine learning methods for neonatal mortality and morbidity classification. In: IEEE Access, Nr. 8, S. 123347–123358. Online: https://doi.org/10.1109/ACCESS.2020.3006710.

Kong, Guilan/Lin, Ke/Hu, Yonghua (2020): Using machine learning methods to predict in-hospital mortality of sepsis patients in the ICU. In: BMC Medical Informatics and Decision Making, Nr. 1, S. 251. Online: https://doi.org/10.1186/s12911-020-01271-2.

Krämer, Hagen (2019): Digitalisierung, Monopolbildung und wirtschaftliche Ungleichheit. In: Wirtschaftsdienst, Nr. 1, S. 47–52. Online: https://doi.org/10.1007/s10273-019-2394-z.

Krug, Henriette/Bittner, Uta/Rolfes, Vasilija/Fangerau, Heiner/Weber, Karsten (2020): Verunsicherung des ärztlichen Selbstverständnisses durch Künstliche Intelligenz? Ein Überblick über potenzielle Auswirkungen ihres Einsatzes im ärztlichen Alltag. In: Frewer, Andreas/Bergemann, Lutz/Langmann, Elisabeth (Hrsg.): Unsicherheit in der Medizin (Jahrbuch für Ethik in der Klinik 2020). Würzburg: Königshausen & Neumann, S. 195–210.

Kurzweil, Ray (2006). The singularity is near: When humans transcend biology. New York: Penguin.

Lauterbach, Anastassia (2019): Artificial intelligence and policy: Quo vadis? In: Digital Policy, Regulation and Governance, Nr. 3, S. 238–263. Online: https://doi.org/10.1108/DPRG-09-2018-0054.

Lenk, Hans (1972): Technocracy and scientism? Remarks concerning an ideological discussion. In: Man and World, Nr. 3, S. 253–272. Online: https://doi.org/10.1007/BF01248636.

Loughlin, Michael/Copeland, Samantha M. (2021): Humans, machines and decisions: Clinical reasoning in the age of artificial intelligence, evidence-based medicine and Covid-19. In: Journal of Evaluation in Clinical Practice, Nr. 3, S. 475–477. Online: https://doi.org/10.1111/jep.13572.

Lu, Sheng-Chieh/Xu, Cai/Nguyen, Chandler H./Geng, Yimin/Pfob, André/Sidey-Gibbons, Chris (2022): Machine learning-based short-term mortality prediction models for patients with cancer using electronic health record data: Systematic review and critical appraisal. In: JMIR Medical Informatics, 10(3). Online: https://doi.org/10.2196/33182.

Maier, Charles S. (1970): Between Taylorism and technocracy: European ideologies and the vision of industrial productivity in the 1920s. In: Journal of Contemporary History, Nr. 2, S. 27–61. Online: https://doi.org/10.1177/002200947000500202.

Maimon, Oded/Rokach, Lior (Hrsg.) (2005): Data mining and knowledge discovery handbook. New York: Springer. Online: https://doi.org/10.1007/b107408.

Makar, Maggie/Ghassemi, Marzyeh/Cutler, David M./Obermeyer, Ziad (2015): Short-term mortality prediction for elderly patients using Medicare claims data. In: International Journal of Machine Learning and Computing, Nr. 3, S. 192–197. Online: https://doi.org/10.7763/IJMLC.2015.V5.506.

Mangold, Cheyenne/Zoretic, Sarah/Thallapureddy, Keerthi/Moreira, Axel/Chorath, Kevin/Moreira, Alvaro (2021): Machine learning models for predicting neonatal mortality: A systematic review. In: Neonatology, Nr. 4, S. 394–405. Online: https://doi.org/10.1159/000516891.

Martin, Dominic (2017): Who should decide how machines make morally laden decisions? In: Science and Engineering Ethics, Nr. 4, S. 951–967. Online: https://doi.org/10.1007/s11948-016-9833-7.

Metsker, Oleg/Sikorsky, Sergey/Yakovlev, Aleksey/Kovalchuk, Sergey (2018): Dynamic mortality prediction using machine learning techniques for acute cardiovascular cases. In: Procedia Computer Science, Nr. 136, S. 351–358. Online: https://doi.org/10.1016/j.procs.2018.08.279.

Moser, Simon (1971): Technologie und Technokratie. In: Lenk, Hans (Hrsg.): Neue Aspekte der Wissenschaftstheorie: Beiträge zur wissenschaftlichen Tagung des engeren Kreises der Allgemeinen Gesellschaft für Philosophie in Deutschland, Karlsruhe 1970. Wiesbaden: Springer Fachmedien, S. 169–177.

Nahavandi, Saeid (2017): Trusted autonomy between humans and robots: Toward human-on-the-loop in robotics and autonomous systems. In: IEEE Systems, Man, and Cybernetics Magazine, Nr. 1, S. 10–17. Online: https://doi.org/10.1109/MSMC.2016.2623867.

Naschold, Frieder/Väth, Werner (Hrsg.) (1973): Politische Planungssysteme. Wiesbaden: VS Verlag für Sozialwissenschaften. Online: https://doi.org/10.1007/978-3-322-86105-4.

Neitzke, Gerald/Frewer, Andreas (2004): Sedierung als Sterbehilfe? Zur medizinethischen Kultur am Lebensende. In: Ethik in der Medizin, Nr. 4, S. 323–333. Online: https://doi.org/10.1007/s00481-004-0329-7.

O'Neil, Cathy (2016): Weapons of math destruction: How big data increases inequality and threatens democracy. New York: Crown.

Orwat, Carsten (2019): Diskriminierungsrisiken durch Verwendung von Algorithmen: Eine Studie, erstellt mit einer Zuwendung der Antidiskriminierungsstelle des Bundes. Baden-Baden: Nomos.

Parameswar, Nakul/Chaubey, Akriti/Dhir, Sanjay (2021): Black swan: Bibliometric analysis and development of research agenda. In: Benchmarking: An International Journal, Nr. 7, S. 2259–2279. Online: https://doi.org/10.1108/BIJ-08-2020-0443.

Perng, Jau-Woei/Kao, I-Hsi/Kung, Chia-Te/Hung, Shih-Chiang/Lai, Yi-Horng/Su, Chih-Min (2019): Mortality prediction of septic patients in the emergency department based on machine learning. In: Journal of Clinical Medicine, Nr. 11, S. 1906. Online: https://doi.org/10.3390/jcm8111906.

Putnam, Robert D. (1977): Elite transformation in advanced industrial societies: An empirical assessment of the theory of technocracy. In: Comparative Political Studies, Nr. 3, S. 383–412. Online: https://doi.org/10.1177/001041407701000305.

Quante, Michael (1998): Passive, indirekt und direkt aktive Sterbehilfe – deskriptiv und ethisch tragfähige Unterscheidungen? In: Ethik in der Medizin, Nr. 4, S. 206–226. Online: https://doi.org/10.1007/s004810050035.

Ridder, Paul (1983): Tod und Technik: Sozialer Wandel in der Medizin. In: Soziale Welt, Nr. 1, S. 110–119.

Rietjens, Judith Ac/van der Heide, Agnes/Onwuteaka-Philipsen, Bregje D./van der Maas, Paul J./van der Wal, Gerrit (2006): Preferences of the Dutch general public for a good death and associations with attitudes towards end-of-life decision-making. In: Palliative Medicine, Nr. 7, S. 685–692. Online: https://doi.org/10.1177/0269216306070241.

Schmidt, Daniel (2006): „Kenntniß ist Macht" – ERNST ENGEL in Sachsen. In: Statistisches Landesamt des Freistaates Sachsen (Hrsg.): 175 Jahre amtliche Statistik in Sachsen. S. 35–41.

Schneider, Diana (2022): Ethische und professionsspezifische Herausforderungen. Der Diskurs um algorithmische Systeme der Entscheidungsunterstützung im Kontext der Teilhabeplanung für Menschen mit Behinderung. In: Sonar, Arne/Weber, Karsten (Hrsg.): Künstliche Intelligenz und Gesundheit. Ethische, philosophische und sozialwissenschaftliche Explorationen. Stuttgart: Steiner, S. 87–132.

Schneider, Diana/Sonar, Arne/Weber, Karsten (2022): Zwischen Automatisierung und ethischem Anspruch – Disruptive Effekte des KI-Einsatzes in und auf Professionen der Gesundheitsversorgung. In: Pfannstiel, Mario A. (Hrsg.): Künstliche Intelligenz im Gesundheitswesen. Wiesbaden: Springer Fachmedien, S. 325–348. Online: https://doi.org/10.1007/978-3-658-33597-7_14.

Sonar, Arne/Weber, Karsten (2022a): Lernen aus der Vergangenheit. Die prägende Rolle der frühen Jahre der KI-Entwicklung für heutige Debatten (auch in der Medizin). In: Sonar, Arne/Weber, Karsten (Hrsg.): Künstliche Intelligenz und Gesundheit. Ethische, philosophische und sozialwissenschaftliche Explorationen. Stuttgart: Steiner, S. 133–154.

Sonar, Arne/Weber, Karsten (2022b): Zur Ethik medizinischer KI-Unterstützungssysteme in Theorie und Empirie. Ein qualitativer Vergleich der ethischen (und sozialen) Implikationen aus Literatur- und Expert*innenperspektive. In: Sonar, Arne/Weber, Karsten (Hrsg.): Künstliche Intelligenz und Gesundheit. Ethische, philosophische und sozialwissenschaftliche Explorationen. Stuttgart: Steiner, S. 155–205.

Vig, Elisabeth K./Davenport, Nathan A./Pearlman, Robert A. (2002): Good deaths, bad deaths, and preferences for the end of life: A qualitative study of geriatric outpatients. In: Journal of the American Geriatrics Society, Nr. 9, S. 1541–1548. Online: https://doi.org/10.1046/j.1532-5415.2002.50410.x.

von der Pfordten, Dietmar (2016): Moralisches Handeln und das Prinzip der Doppelwirkung. In: Kühler, Michael/Rüther, Markus (Hrsg.): Handbuch Handlungstheorie. Stuttgart: J.B. Metzler, S. 334–341. Online: https://doi.org/10.1007/978-3-476-05359-6_38.

Wang, Hanyin/Li, Yikuan/Naidech, Andrew/Luo, Yuan (2022): Comparison between machine learning methods for mortality prediction for sepsis patients with different social determinants. In: BMC Medical Informatics and Decision Making, Nr. S2, S. 156. Online: https://doi.org/10.1186/s12911-022-01871-0.

Weber, Karsten (2013): What is it like to encounter an autonomous artificial agent? In: AI & Society, Nr. 4, S. 483–489. Online: https://doi.org/10.1007/s00146-013-0453-3.

Weber, Karsten (2018): Computers as omnipotent instruments of power. In: The ORBIT Journal, Nr. 1, S. 1–19. Online: https://doi.org/10.29297/orbit.v2i1.97.

Weber, Karsten (2019): Autonomie und Moralität als Zuschreibung: Über die begriffliche und inhaltliche Sinnlosigkeit einer Maschinenethik. In: Rath, Matthias/Krotz, Friedrich/Karmasin, Matthias (Hrsg.): Maschinenethik. Normative Grenzen autonomer Systeme. Wiesbaden: Springer Fachmedien, S. 193–208. Online: https://doi.org/10.1007/978-3-658-21083-0_12.

Weber, Karsten (2022): Das öffentliche Bild der Künstlichen Intelligenz. In: Sonar, Arne/Weber, Karsten (Hrsg.): Künstliche Intelligenz und Gesundheit. Ethische, philosophische und sozialwissenschaftliche Explorationen. Stuttgart: Steiner, S. 207–225.

Welsh, Sean (2017): Clarifying the language of lethal autonomy in military robots. In: Aldinhas Ferreira, Maria Isabel/Silva Sequeira, Joao/Tokhi, Mohammad Osman/E. Kadar, Endre/Virk, Gurvinder Singh (Hrsg.): A world with robots (Bd. 84). Cham: Springer International Publishing, S. 171–183. Online: https://doi.org/10.1007/978-3-319-46667-5_13.

Whitehead, Alfred North (1979): Process and reality. New York: Free Press.

Wiederhold, Brenda K. (2019): Can artificial intelligence predict the end of life ... and do we really want to know? In: Cyberpsychology, Behavior, and Social Networking, Nr. 5, S. 297–299. Online: https://doi.org/10.1089/cyber.2019.29149.bkw.

Wils, Jean-Pierre (2021): »Das gute Sterben« und der Tod – eine Mesalliance? Oder: Nachdenken über Trost und Musik. In: Bozzaro, Claudia/Friedrich, Orsolya (Hrsg.): Philosophie der Medizin. Paderborn: Mentis, S. 255–275. Online: https://doi.org/10.30965/9783957436870_013.

Wüller, Heike (1996): Der verwaltete Tod. Die Einträge in den Kölner Testamentsbüchern zwischen 1423 und 1452. In: Jahrbuch des Kölnischen Geschichtsvereins, Nr. 1, S. 61–82. Online: https://doi.org/10.7788/jbkgv.1996.67.1.61.

Würzburger, Eugen (1917): Ausblick auf unsere künftige Bevölkerungsentwicklung. In: Jahrbücher für Nationalökonomie und Statistik, Nr. 1, S. 544–548. Online: https://doi.org/10.1515/jbnst-1917-0139.

Zeng, Jinghan (2020): Artificial intelligence and China's authoritarian governance. In: International Affairs, Nr. 6, S. 1441–1459. Online: https://doi.org/10.1093/ia/iiaa172.

Zeng, Jinghan (2022): Artificial intelligence with Chinese characteristics: National strategy, security and authoritarian governance. Singapore: Palgrave Macmillan. Online: https://doi.org/10.1007/978-981-19-0722-7.

Zhang, Guang/Xu, JiaMeng/Yu, Ming/Yuan, Jing/Chen Feng (2020): A machine learning approach for mortality prediction only using non-invasive parameters. In: Medical & Biological Engineering & Computing, Nr. 10, S. 2195–2238. Online: https://doi.org/10.1007/s11517-020-02174-0.

Zuboff, Shoshana (2019): The age of surveillance capitalism: The fight for a human future at the new frontier of power. New York: PublicAffairs.

ETHIK DER INTERDISZIPLINARITÄT IN DER KI- UND MTI-FORSCHUNG

Eine Frage der Haltung?

Petra Grimm

1 EINLEITUNG

Interdisziplinarität gilt in der Forschung mittlerweile als unumstößliches Desiderat einer erfolgreichen Forschung, da nur mit diesem Forschungsansatz gewährleistet sei, dass komplexe, neue gesellschaftliche Probleme und Herausforderungen wissenschaftlich adäquat adressiert werden können. So sieht Jürgen Mittelstraß (1998: 41), obgleich er durchaus kritisch gegenüber einem unreflektierten Begriff der Interdisziplinarität eingestellt ist, bereits Ende der 1990er-Jahre die Probleme der Umwelt, Energie und Technikfolgen als zentrale Herausforderungen für die Wissenschaft, „die sich dem Zugriff einer einzigen Disziplin entziehen" (und somit ein interdisziplinäres respektive transdisziplinäres Wissenschaftsverständnis benötigen würden. Aus heutiger Sicht sind insbesondere die Forschungsfelder, in denen technische mit gesellschaftlichen und ökonomischen Transformationen einhergehen und normative Fragestellungen aufwerfen, für inter- bzw. transdisziplinäre Forschung prädestiniert. Hierbei lassen sich zwei Sichtweisen unterscheiden:

> Während die einen betonen, dass es eines neuen, interdisziplinär gewonnenen Wissens bedarf, um die diffizilen Probleme einer komplexer werdenden Gesellschaft zu lösen (...), verweisen andere auf die de facto zunehmende Verschränkung von Wissenschaft und Gesellschaft im Zeitalter der Technoscience. (Weber 2010: 13)

Welche Sichtweise man auch immer präferiert, feststeht, dass im Zuge einer intensiveren Wahrnehmung der gesellschaftlichen und sozialen Auswirkungen von Technologien der Bedarf an Ethik gestiegen ist. Erste ethische Begleitforschungen lassen sich bereits in den 1960er-/1970er-Jahren in der (US-amerikanischen) bioethischen Forschung zurückverfolgen. (Vgl. Gransche/Manzeschke 2020: 11f.) Gleichzeitig entstanden auch Einrichtungen der Technikfolgenabschätzung, die wohl Folge einer kritischeren Sichtweise auf den technischen Fortschritt im Allgemeinen waren und mithalfen, die Verantwortungsfrage des Menschen gegenüber Natur und Umwelt im Speziellen zu stellen und die gesellschaftlichen und ethischen Dimensionen der Technik stärker zu gewichten. (Vgl. Grunwald 2022; Böschen et al. 2021) Interdisziplinäres Denken ist der Technikfolgenabschätzung in einer praktischen Form immanent. Von einem „ethical turn" in den Technikwissenschaften ist allerdings erst seit der Hochkonjunktur der Digitaltechnik und KI zu sprechen. So ist im Zuge der allseitigen Bewertungs- und Entscheidungsgewalt von Maschinen über Menschen, wie z. B. bei der algorithmenbasierten Berechnung der Kreditwürdigkeit oder der beruflichen bzw. schulischen Leistung (vgl. Zweig 2023: 171-191), und damit der maschinellen Vorhersagbarkeit und Berechenbarkeit von Menschen der Ethikbedarf in den Technikwissenschaften stark gestiegen. Dies zeigt sich auch bei den Forschungsprojekten, die das Institut für Digitale Ethik der Hochschule der Medien in den letzten Jahren durchgeführt hat: Im Verbund mit Partnern aus den Technikwissenschaften, mit Unternehmen und öffentlichen bzw. staatlichen Organisationen wurde ein interdisziplinäres Forschungsdesign erprobt und auf unterschiedliche Forschungsfelder angewandt wie z. B. autonomes Fahren, Sicherheitstechnologien, Digitalisierung im Alltag, Generative KI (Voice Cloning) in den Medien, Roboter im öffentlichen Raum. Zudem wurden zwei Tools entwickelt, die ELS-Aspekte (ethische, rechtliche und soziale) schon bei der Antragstellung von Forschungsprojekten in den Bereichen der Mensch-Technik-Interaktionen (MTI) berücksichtigen. Hierbei handelt es sich um die ELSI-Screening- und Awarenesstools ELSI-SAT und ELSI-SAT Health & Care, die auch Gegenstand des vorliegenden Bands sind. In diesen Projekten wurden ethische bzw. medizinethische und kommunikationsethische Perspektiven mit rechtlichen Sichtweisen kombiniert und für die Gestaltung iterative Studien mit Usability-Tests, User-Experience-Evaluationen und Nutzungskonzepten erstellt.

Der vorliegende Beitrag legt den Fokus auf die menschlichen Aspekte, die für das Gelingen einer interdisziplinären Forschung maßgeblich von Bedeutung sind. Dabei handelt es sich um einen weitgehend blinden Fleck in der Literatur, wenn man sich die vielfachen Publikationen zur Inter- und Transdisziplinarität ansieht, die überwiegend die fachlichen, methodischen und formalen Aspekte in den Vordergrund rücken. „Menschliche Aspekte" meint hier zum einen Haltung, Werte, Tugenden, persönliche Dispositionen, Charaktereigenschaften, Identitäten und Fähigkeiten, die sich in der Persönlichkeit von Wissenschaftler:innen manifestieren, letztere aber auch in ihren sozialen und professionellen Rollen zum Ausdruck bringen. Dazu gehören weiterhin auch kommunikative und soziale Kompetenzen.

Drei zentrale Fragestellungen stehen in diesem Beitrag demzufolge im Mittelpunkt: Welche Tugenden und Fähigkeiten braucht es, um eine gute interdisziplinäre Kooperation und Kollaboration zu ermöglichen? Und welche Hindernisse gilt es zu überwinden? Brauchen wir eine Ethik der Kommunikation, um Menschen zur Interdisziplinarität zu befähigen? Ausgehend von diesen Fragen wäre zuerst zu klären, was unter Wert und Tugend sowie Interdisziplinarität zu verstehen ist und inwieweit Interdisziplinarität im Kontext von KI und MTI einen Wert an sich oder einen instrumentellen Wert bedeutet. Beginnen wir mit dem Versuch einer Einordnung der Begriffe „Inter- und Transdisziplinarität" sowie „Integrierte Forschung" und „ELSI-Forschung".

2 KARTOGRAFIERUNG DER BEGRIFFE ZUR INTERDISZIPLINARITÄT

Die Nachfrage nach einer interdisziplinären Forschung entstand in den 1970er-Jahren, seitdem ist „Interdisziplinarität zum zentralen Begriff einer wissenschaftspolitischen Bewegung" (Stöckler 2017: 21) geworden und gilt mittlerweile als Standard, wenn nicht gar als Königsweg, wenn es um die grundlegenden Probleme der Gegenwart geht, die von einzelnen Disziplinen nicht mehr gelöst werden können. (Vgl. Mittelstraß 1998) Vor allem in der Technikforschung ist ersichtlich, dass ohne ethische, rechtliche und soziale Perspektiven akzeptable Innovationen kaum möglich sind. Das betrifft vor allem die Forschung, die nahe am Menschen liegt (z.B. Life Science, Nanotechnologie) oder wo Technik in das Leben von Menschen eingreift (z.B. beim autonomen Fahren, bei Assistenzsystemen in der Pflege). Ebenso kann die Grenzüberschreitung der Disziplinen als Synthese von Fächern selbst Programm sein, wie z.B. bei der Bioinformatik oder Medieninformatik. Diese zunehmende Fächerkombination von Informatik mit Lebens- und Sozialwissenschaften lässt sich als Spiegel einer weit fortgeschrittenen Technisierung und Digitalisierung unserer hochmodernen Gesellschaft im Wissenschaftssystem interpretieren: Technik ist in allen lebensweltlichen Bezügen präsent und ist damit auch nicht isoliert entwickelbar und erforschbar. Gleichzeitig ist die Fächerkoppelung auch Ausdruck einer komplementär zum Trend der Interdisziplinarität liegenden Entwicklung der Parzellierung und Spezialisierung der Disziplinen selbst: Allein die Ethik als Teildisziplin der praktischen Philosophie hat sich in verschiedene Bereichsethiken ausdifferenziert (vgl. Maring 2014) wie die Medizinethik, die Wirtschaftsethik, die Digitale Ethik usw. Letztere lässt sich als Synthese und Fortschreibung einer Medien- und Informationsethik verstehen, die den gesamten Bereich des Digitalen aus ethischer Sicht betrachtet. (Vgl. Grimm/Keber/Zoellner 2019) Dazu gehören digitale Medien und digitale Artefakte wie bspw. Roboter, autonome Fahrzeuge, smarte Häuser und Städte sowie digitale Angebote, Services und künstliche Systeme und Infrastrukturen. Digitale Ethik lässt sich zudem als Metabegriff der verschiedenen auf die Digitalisierung bezogenen Teilethiken – Computerethik, Algorithmenethik, Maschinenethik, Roboterethik, KI-Ethik, Hackerethik, Sicherheitsethik, Datenethik – begreifen.

Diese allseitige Spezialisierung und Ausdifferenzierung des Wissens ist dem enormen Zuwachs an Wissen seit dem 20. Jahrhundert geschuldet und zeigt sich in fast allen naturwissenschaftlichen Disziplinen – man denke nur an die Physik und ihre Auffächerung in Quantenphysik, Biophysik, Astrophysik usw. Aber auch in den sozial- und lebenswissenschaftlichen Disziplinen ist eine Verinselung in Teildisziplinen beobachtbar. So kommt das Informationssystem „studieren.de" schon auf 78 Fachbereiche, die sich auf 23.126 Studiengänge in Deutschland verteilen.

Die Erwartungen, die sich an Interdisziplinarität stellen, sind vielfach. Es wird ihr insbesondere eine große „Anwendungs- und Problemlösungsorientierung" (Weber 2010: 100) bescheinigt, zudem werden ihr die Merkmale „Offenheit, Kreativität, Beweglichkeit und Horizonterweiterung" sowie „eine besondere Wissens- und Erkenntnisdynamik und ein größeres Innovationspotenzial" zugeschrieben (Wissenschaftsrat 2020: 12). Interdisziplinarität meint demnach die „Interaktion mehrerer Disziplinen, die eine gemeinsame Frage- oder Problemstellung in einer vertieften Auseinandersetzung mit Erkenntnissen, Methoden und Forschungsperspektiven der jeweils beteiligten Fächer bearbeiten wollen und eine Synthese ihrer Ergebnisse anstreben" (ebd.: 15). Als qualitative Verbesserung der Interdisziplinarität (vgl. Mittelstraß 2001) oder als deren Erweiterung durch Integration gesellschaftlicher Akteure (Unternehmen, Zivilgesellschaft, Einrichtungen) wird seit den 1970er-Jahren (vgl. Jahn 2008: 21) bzw. 1980er-Jahren (vgl. Wissenschaftsrat 2020: 16) der Begriff der „Transdisziplinarität" eingeführt. Weitgehend besteht Konsens darin, dass diese Form der Wissensproduktion an der Schnittstelle von Wissenschaft und Gesellschaft liegt und außer-akademische Akteure in den Forschungsprozess mit einbindet (vgl. Bellon/Nähr-Wagener 2020: 43), wobei dies vor allem die deutsche Perspektive repräsentiert. Im englischsprachigen Raum wird Transdisziplinarität als ein Zusammenwirken von Natur- und Sozialwissenschaften verstanden. (Vgl. Schikowitz/Maasen 2021: 152)

Die in den 1960er-/1970er-Jahren im Kontext der Lebenswissenschaften entstandene interdisziplinäre ELSI-/ELSA-Forschung (Ethical, Legal, Social Implications/Aspects) stellt eine spezifische Form der Wissensintegration dar, eben die der ethischen, rechtlichen und sozialen Disziplinen in die Technikforschung. Allerdings scheint der Begriff der ELSI-Forschung etwas aus der Mode gekommen zu sein (vgl. Mikami 2021), alternativ wird von „verantwortungsvoller Forschung" (Responsible Research and Innovation (RRI)); Stilgoe/Guston 2017) oder „Integrierter Forschung" (Gransche/Manzeschke 2020) gesprochen. Teilweise wird integrierte Forschung dabei mit der ELSI-Forschung mehr oder weniger gleichgesetzt (vgl. Schikowitz/Maasen 2021; Kemmer 2020) oder aber als eine Weiterführung der ELSI-Forschung und umfassendere Wissensintegration in die Mensch-Technikforschung verstanden. So wird die Fokussierung auf ethische, rechtliche und soziale Aspekte aufgebrochen und für weitere Perspektiven geöffnet, z. B. wirtschaftliche, kulturelle, ästhetische usw.: „Die Durchdringung unsere Lebenswelt mit vernetzter Technologie birgt sicherlich Implikationen auch für all jene Bereiche, die mit ELSI nicht aufgerufen sind." (Gransche/Manzeschke 2020: 16) Noch weitaus universeller wird der Begriff „Integration" selbst im inter- bzw. transdisziplinären Kontext verstanden. So unterscheiden z. B. Bergmann et al. (2010: 38) im transdisziplinären Forschungsprozess verschiedene Formen von Integration wie die Integration disziplinärer Fragestellungen, die multidisziplinäre Integration praktischer Ziele und Probleme, die interdisziplinäre Integration von Fragestellungen und die transdisziplinäre Integration von gesellschaftlichen Problemen. Integration gilt allgemein als das „verbreitetste Kennzeichen für interdisziplinäre Forschung" und „häufiger Bezugspunkt für transdisziplinäre Forschung". (Thompson Klein 2008)

Während die Auseinandersetzung mit der interdisziplinären respektive integrierten Forschung besonders intensiv erfolgte, ist das Thema interdisziplinäre Lehre weniger ausführlich behandelt worden, geschweige denn unter dem Begriff der integrierten Lehre. Letztere wird tatsächlich erstmals vom Institut für Digitale Ethik in Zusammenarbeit mit dem Institute for Applied Artificial Intelligence der Hochschule der Medien (IAAI) in dem Forschungsprojekt „Interdisziplinäres KI-Exploratorium: Integrierte Lehre zur verantwortungsvollen Nutzung Künstlicher Intelligenz auf Basis physisch-virtueller Demonstratoren (IKID)" begrifflich eingeführt und methodisch in der Praxis erprobt. Ein Ziel dieses Projektes ist es, ethische, rechtliche, wirtschaftliche und technische Perspektiven in Hinblick auf KI zusammenzuführen und diesen integrativen Ansatz in einem didaktischen Konzept zu erproben. KI ist als Makrophänomen mit disruptivem Potenzial einzustufen, das gesellschaftsweit folgenreich werden dürfte, und zwar für alle Systeme, auch das Bildungssystem. KI als Querschnittphänomen macht es erforderlich, die Fachgrenzen im schulischen und hochschulischen System zu überwinden und verschiedene Disziplinen zusammenzuführen. Allerdings ergeben sich dabei zentrale Hürden, nämlich gefestigte Hochschulstrukturen, die in der Praxis nicht leicht zu überwinden sind. Hierzu gehören u. a. bildungssystemische (z. B. Fachorientierung), formal-normative (z. B. Studienprüfungsordnungen), technische (z. B. fehlende Rechenleistung), wirtschaftliche (z. B. fehlendes technisches Personal) und psychologische (z. B. fehlende Offenheit für Strukturwandel). Zudem darf auch hier die Relevanz menschlicher Aspekte (Dispositionen, Einstellungen und Verhalten) bei der Umsetzung einer interdisziplinären Lehre nicht vernachlässigt werden. Um die Bedeutung und Notwendigkeit der Interdisziplinarität beim Makrophänomen KI herauszustellen, sollte dessen Wert genauer betrachtet werden, zugleich aber auch dessen menschliche Dimension Berücksichtigung finden.

3 WERTE UND WERT DER INTERDISZIPLINARITÄT

Bevor wir uns dem Wert der Interdisziplinarität zuwenden, sollten wir uns über den Wertbegriff an sich und den Werten der Wissenschaft als Voraussetzung für ein gemeinsames Verständnis von Interdisziplinarität verständigen. Obgleich in der Philosophie die Frage nach dem Guten bzw. guten Leben und was als Wert zu gelten hat immer schon von Bedeutung war, ist der Wertbegriff als solcher erst mit Beginn des 19. Jahrhunderts in der neuzeitlichen Philosophie Gegenstand der Reflexion geworden. (Vgl. Krobath 2009: 21) Die Bedeutung von Wert als philosophisches Phänomen lässt sich in zwei Positionen unterscheiden: So werden Werte zum einen als „Gut", und zum anderen „als Maßstab, als Kriterium oder Standards" (ebd: 32) beschrieben. Entsprechend dieser Sichtweise hat Lautmann (1971: 105) anhand einer sprachanalytischen Begriffsanalyse der Fachliteratur, in der er 180 verschiedene Wertdefinitionen fand, folgenden Wertbegriff herausgearbeitet:
„Wert ist
- ein Maßstab der guten Gegenstände,
- Kriterium zur Auswahl der Objekte, die wir anstreben sollen,
- normativer Standard zur Beurteilung von Objekten,
- Kriterium für normativ gebilligte Gegenstände."

Es lässt sich daraus weiter ableiten, dass Werte als Vorstellungen, Ideen oder Ideale zu verstehen sind. Während Werte abstrakte Entitäten und losgelöst von Personen verstanden werden können, lassen sich mit Aristoteles die ethischen Tugenden und teilweise auch die Tugenden des Denkens (dianoethischen) als Charaktermerkmale und Dispositionen beschreiben. (Vgl. Krobath 2009: 22) Zu Letzteren gehören Weisheit (sophia), Kunst/Können (téchne), Klugheit (phronesis) als Tugenden des Denkens. Ethische Tugenden sind für Aristoteles (2023) Tapferkeit, Mäßigkeit, Freigiebigkeit, Hochherzigkeit, Hochsinn, gesunder Ehrgeiz, Sanftmut, Wahrhaftigkeit, Humor, Freundlichkeit, Gerechtigkeit. Sie sind als intrinsische Werte zu verstehen, also als Werte an sich, die zudem erst in ihrer Ausübung zur Geltung kommen. (Vgl. Halbig 2013: 63) Auch die Wissenschaft (epistéme) ist für Aristoteles eine Tugend (des Denkens). Diese Betrachtungsweise ist für das vorliegende Anliegen, Interdisziplinarität als handlungspraktische Ausübung von Personen im Bildungskontext zu verstehen, ein wichtiger Ansatzpunkt, um Interdisziplinarität in der Wissenschaft nicht abstrakt und losgelöst von den Akteuren, sondern akteurs- und aktionsbezogen zu betrachten. Ein moderner Ansatz einer explizit technikbezogenen Tugendethik (Technomoral Virtue Ethics) hat Shannon Vallor (2016) vorgelegt. Mit Rückbezug auf eine aristotelische, buddhistische und konfuzianische Ethik schlägt sie eine (erweiterbare) Taxonomie technomoralischer Tugenden vor, die für ein gutes Leben in der digitalen Welt erforderlich seien: Ehrlichkeit, Selbstkontrolle, Demut, Gerechtigkeit, Mut, Empathie, Fürsorge, Zivilität (wie Respekt, Toleranz), Flexibilität, Einsichtsvermögen, Großmut (magnanimity) und technomoralische Weisheit.

Wie lässt sich nun der Wert der Interdisziplinarität einordnen? Interdisziplinarität lässt sich als instrumenteller wissenschaftlicher Wert, nicht als Wert an sich begreifen, denn er dient dazu, gesellschaftsbezogene Querschnittphänomene bzw. Herausforderungen, wie die KI, adäquat in der Forschung zu adressieren. Intrinsische Werte der Wissenschaft, die auch als Zielwerte aufzufassen sind, sind hingegen Wahrheit, Wissen und Verantwortlichkeit.

Wissenschaft selbst ist bereits in Francis Bacons neuzeitlichem utopischen Reiseroman „Neu-Atlantis" (1627) als Konzept einer Wissenschaft, die dank verschiedener Techniken und Forschungen die Natur zu beherrschen hilft, konzipiert. Er markiert damit einen Bruch zum antiken-mittelalterlichen Wissenschaftsverständnis. Ingenieurskunst, Erfindergeist und Wissenschaft werden in seiner neuzeitlichen Konzeption als Einheit gesehen, mit der in die Natur in vielfältiger Weise eingegriffen werden kann. So werden die dort von Bacon beschriebenen Disziplinen, die höchst vorausschauend bereits modernen Forschungen in Natur- und Technikwissenschaften (z. B. in der Lebensmittelherstellung, Energiegewinnung) sowie Medizin (Pharmazie und Versorgung) gleichen und den Mitbewohnern existenziell zu einem guten Leben verhelfen, in den jeweiligen „Häusern des Wissens" praktisch ausgeübt. Wissenschaft ist dabei nicht zweckfrei, sondern stellt sich in den Dienst eines „allgemeinen humanen Zweck[s]" (Gethmann 2022: 60). Die ausschließlich männlichen Wissenschaftler arbeiten zudem nach festen Rollen zusammen: So gibt es u. a. Forscher, die Wissen aus anderen Ländern erkunden („Lichtkäufer"), Wissen aus Büchern extrahieren („Ausbeuter"), Wissen über experimentelle Versuche sammeln („Jäger"), Versuchsergebnisse ordnen („Ordner"), sowie Forscher, die die Befunde überprüfen und deren Anwendung für die Praxis ableiten oder deren Relevanz für weitere Forschung festlegen („Wohltäter"). In Bacons technikorientierter Utopie ist das Zusammenarbeiten der Wissenschaftler nicht nur rollenmäßig strikt festgelegt, das regelgeleitete Verfahren weist auch einen integrativen Anteil auf. So beraten und diskutieren alle Forscher in Versammlungen regelmäßig ihre Forschungsergebnisse. Aus den dabei gewonnenen Erkenntnissen konzipieren die sog. „Leuchten" neue Untersuchungsdesigns, die von den beauftragten Forschern (den sog. „Pfropfern") durchgeführt und von den „Erklärern" wieder in den Kreis der Forschenden zurückgegeben und reflektiert werden, um dann daraus allgemeingültige Regeln und Grundsätze abzuleiten. (Vgl. Bacon 2022: 54–56) Die intensive und integrative Kommunikation unter den Wissenschaftlern ist also schon in diesem Modell vorgesehen. Wissenschaft gilt in dieser Utopie sowohl als Wert an sich als auch als instrumenteller Wert, der dabei hilft, die „menschliche Macht soweit auszudehnen, um alle möglichen Dinge zu bewirken" (ebd.: 43), also die Natur zu beherrschen. Der Wert der Wissenschaft wurde im Zuge der Moderne somit gleichsam von der Utopie auf die Realität übertragen und bildet seit der Hochmoderne der sogenannten Wissensgesellschaft ein ökonomisches, technisches und bildungsbezogenes Orientierungsnarrativ, wobei dessen Bedeutung in Zeiten von Verschwörungserzählungen und Desinformation nicht mehr konsensual akzeptabel erscheint.

Mit der Erkenntnis, dass hochkomplexe Probleme und Entwicklungen (Klimawandel, Energiegewinnung, Migration, De-Demokratisierung, disruptive Digitalisierung und KI-Technologien usw.) nicht allein technisch in den Griff zu bekommen sind, galt Interdisziplinarität innerhalb des Wissenschaftssystems als ein allseits positiver und erstrebenswerter Wert. Allerdings zeigt die Wissenschaftsgeschichte, dass die Ergebnisse der praktischen Anwendungsversuche forschungsökonomisch auch ernüchternd sein können, insbesondere was das Verhältnis von Aufwand und Ertrag betrifft. So lautet Anfang der 1970er-Jahre exemplarisch das Fazit des Philosophen Hans Blumental, der in den 1960er-Jahren ambitionierte interdisziplinäre Projekte ins Leben rief:

> Ich bin (…) zu der Einsicht gelangt, dass der Aufwand an Zeit, Disziplin, freiwilliger Anonymität und Kraft, der zu einem gemeinsamen interdisziplinären Unternehmen (…) gehört, auf längere Sicht in keinem angemessenen Verhältnis zum wissenschaftlichen Ertrag steht. (Zit. nach Rieger-Ladich 2017: 67f.)

Welche Hürden sich insbesondere für eine integrative Forschung und Lehre stellen, sollen im nächsten Schritt näher betrachtet werden.

4 HÜRDEN AUF DEM WEG ZUR INTERDISZIPLINARITÄT

Hürden für das interdisziplinäre Unterfangen lassen sich auf (mindestens) zwei Dimensionsebenen beschreiben: zum einen auf der wissensbezogenen, zum anderen auf der personenbezogenen Dimension. Die wissensbezogenen Hürden betreffen als erstes den Forschungsgegenstand selbst, so kann beispielsweise, vereinfacht gesagt, KI als Algorithmus, als Geschäftsmodell, als Regulierungsgegenstand oder als gesellschaftliches Risiko von den jeweiligen Akteuren in Forschung und Lehre aufgefasst werden. Eine weitere Hürde ist die Perspektivengebundenheit. Die Verschiedenartigkeit der Perspektiven bzw. Perspektivengebundenheit der Erkenntnisse lässt sich gleichsam mit einem Witz veranschaulichen: „Ein mit zehn Menschen besetzter Bus hält und elf steigen aus. Drei Wissenschaftler:innen erklären das Phänomen. Der Biologe: „Die müssen sich unterwegs vermehrt haben." Die Physikerin: „Was soll's. Zehn Prozent Messtoleranz müssen drin sein." Der Ethiker: „Wahrheit ist ein hohes Gut. Wir müssen dem Phänomen auf den Grund gehen." Multidisziplinär betrachtet kann jede dieser Perspektiven für sich stehen und den Horizont insgesamt hinsichtlich des möglichen Erklärungsspektrums erweitern. Die Perspektiven aber zusammenzuführen, wäre eine methodische Herausforderung. Wie ein solches Vorhaben prozessorientiert und formalisiert erfolgreich durchgeführt werden kann, beschreiben Bergmann et al. (2010). Hinsichtlich der Perspektivengebundenheit ist auch die Sozialisation der Wissenschaftler:innen, also die in den einzelnen Disziplinen erworbenen divergenten Denkstile und Arbeitsmodi, zu berücksichtigen. So ist nicht zu unterschätzen, dass das Grenzen setzende disziplinäre Studien- und Forschungssystem die Akteure entsprechend sozialisiert und deren Identität und Wissenschaftsbiografie prägt. Wer dies bezweifelt, möge versuchen, eine Promotion interdisziplinär durchzuführen und danach eine wissenschaftliche Karriere anzustreben. Beides dürfte nur in seltenen Fällen problemlos gelingen, auch wenn ein solcher Karriereknick im Wissenschaftssystem seit den 1980er-Jahren kritisiert wird. (Vgl. Kaufmann 1987: 78) Das Abgrenzungsdenken wird strukturell auch durch zu gering ausgestattete Forschungsfördertöpfe forciert, da die Wissenschaftler:innen sich in Konkurrenz darum bewerben müssen. Ein weiterer Aspekt betrifft die ausdifferenzierte Disziplinarität. Gemeint ist damit, dass nicht nur disziplinäre, sondern auch innerdisziplinäre Differenzen im Wissenschaftsbetrieb virulent sind; diese haben sich aufgrund unterschiedlicher Ansätze, Positionen, Denkschulen und Methoden im Laufe von Jahrzehnten etabliert (z. B. Hermeneutiker:innen in Abgrenzung zu Strukturalist:innen und Semiotiker:innen). Dabei können disziplinnahe oder disziplininterne Differenzen stärker ins Gewicht fallen als dies womöglich bei weit auseinanderliegenden Disziplinen der Fall ist. Bei den letzteren (entfernten) Disziplinen ist jedoch wiederum die Verständigung eine grundsätzlich schwierigere. So versteht man sich nicht auf Anhieb, wenn Fachsprachen und Begriffe in den Disziplinen anders semantisiert sind und damit nicht identisch angewandt werden. Allein der Begriff des „Paradigmas" oder des „Vertrauens" wird in technisch orientierten Disziplinen völlig anders verstanden als in philosophischen, philologischen oder soziologischen. Es bedarf also erst einmal der gemeinsamen Begriffsverständigung und theoretischen Rahmung, bevor ein integriertes Vorhaben beginnen kann. Auch die Ziele der Untersuchung in der integrativen Forschung oder der zu erlernenden Wissensbestände und Kompetenzen in der integrativen Lehre können auseinanderklaffen. Schließlich ist es auch eine besondere Herausforderung in der integrativen Forschung und Lehre, die divergenten Methoden zusammenzuführen bzw. sich auf eine integrative Methodenentwicklung zu verständigen. Für die integrierte Lehre kommt eine zusätzliche Hürde hinzu. Neben den im Bildungssystem Schule und Hochschule geltenden Praxen, fachspezifisch die Lehre zu organisieren und damit sowohl bei den Lernenden als auch den Lehrenden entsprechende Grenzen zu imaginieren, bestehen auch formale Herausforderungen, wie z. B. die Fächerstruktur abbildende Prüfungsorganisationen und -ordnungen, deren Neugestaltung mühsam und zeitraubend ist.

Während aber die wissensbezogenen Herausforderungen in der Fachliteratur adressiert werden, bleiben die Hürden auf der personenbezogenen Dimensionsebene weitgehend unberücksichtigt. Diese betreffen die menschliche und kommunikative Seite sowie die subjektiv wahrgenommenen Erfahrungswelten der forschenden oder lehrenden Akteure. Sie sind aber maßgebliche Faktoren, die die Motivation und Befähigung zur integrierten Forschung und Lehre beeinflussen und deren Erfolg ermöglichen – oder aber auch verhindern können. Hier zu nennen sind als erstes die Faktoren „Charakter" und „Persönlichkeit". Wer sich als Wissenschaftler:in wie eine Diva geriert, die andere vor den Kopf stößt, sich über andere abwertend äußert, unsensibel oder wenig offen für die Belange der anderen im Team ist, wenig Respekt zeigt und empathielos agiert, wird jedes noch so ambitionierte interdisziplinäre Vorhaben maßgeblich stören, die anderen Akteure demotivieren, wenn nicht gar eine gelingende Kollaboration verhindern. Nicht zuletzt die Denkart, Geisteshaltung, Auffassungsweise der Akteure, kurz deren Mentalitäten, sowie deren Wertehaltungen und Weltmodelle können in interdisziplinären Forschungs- oder Lehrsettings disparat sein und die Kommunikation sowie Zusammenarbeit positiv wie negativ beeinflussen. Zu den persönlichen Faktoren sind auch die jeweiligen Kommunikationsstile der Akteure, in denen sie sich präsentieren und dadurch die Kommunikationsbeziehung zu anderen gestalten, zu rechnen. Der Kommunikationsstil signalisiert, in welcher Art und Weise (helfend, empathisch, aggressiv, herablassend, distanzierend, offen etc.) eine Person sozial interagiert. Mittels des Kommunikationsstils wird die Bedeutung der sozialen Interaktion hergestellt. Der Stil ist demnach Mittel sowohl zur Signalisierung als auch zur Herstellung von relevanter sozialer Interaktionsbedeutung. (Vgl. Eichenlaub 2009: 61) Nach Schulz von Thun (2001) lassen sich acht zentrale Stile unterscheiden, die je nach Persönlichkeit in Mischformen oder dominant auftreten können. Im wissenschaftlichen Kontext dürfte „der sich beweisende", „der sich distanzierende" und „der bestimmende-kontrollierende Stil" häufiger anzutreffen sein, wobei gerade diese Stile nicht unbedingt geeignete Kandidaten für eine gelingende Kommunikation im fachübergreifenden Team darstellen. Besser geeignet erscheinen die Kommunikationsstile der „helfenden" oder „gar selbst-losen" Art. Wie eine Ethik der Kommunikation gestaltet werden sollte und welche Tugenden bzw. Werte und Fähigkeiten hierfür relevant sind, soll im folgenden Schritt näher betrachtet werden.

5 ETHIK DER KOMMUNIKATION UND INTERDISZIPLINÄRE KOMPETENZ

Um die oben skizzierten Herausforderungen für eine integrierte Forschung und Lehre zu adressieren, kann ein tugendethischer Ansatz der Kommunikation eine hilfreiche Orientierung sein. Demnach lassen sich drei Kompetenzdimensionen für eine gelingende interdisziplinäre Kommunikation identifizieren: erstens eine prosoziale Wertehaltung der forschenden bzw. lehrenden Person, zweitens eine kognitive Kollaborationsfähigkeit und drittens ein kooperativer Kommunikationsstil.

5.1 Haltung

„Haltung" ist ein vielschichtiger Begriff. Haltung nimmt man in der interpersonalen Kommunikation zu jemandem ein, das heißt, ihr liegt immer eine Relation zugrunde. Eine Haltung hat man aber auch. Im letzteren Sinn ist sie Bestandteil eines reflektierenden Subjekts, ein innerer Zustand, der durch Wahrnehmen, Urteilen, aber auch Empfinden zustande kommt. Eine Haltung kann situativ, aber auch konstant oder ambivalent sein. Mit Rückbezug auf den aristotelischen Haltungsbegriff „hexis" lässt sich Haltung als Tugend und Charakterzug verstehen, die auf einer freien Wahl und Beurteilung beruhen. (Vgl. Aristoteles 2023: 73–77) So gesehen hat Haltung eine moralische Dimension. Eine Haltung ist uns nicht von Natur aus gegeben, sie muss aktiv ausgebildet und in konkreten Handlungen eingeübt werden. (Vgl. Wild 2016: 95) Haltung wäre in diesem Verständnis ein dynamisches Konzept, das sich im Laufe der Zeit in die Grunddisposition eines Menschen einschreibt. Haltung lässt sich mit Weber-Guskar (2014: 6) neo-aristotelisch als ein stabiles Verhältnis zu sich selbst und anderen verstehen. Frauke A. Kurbacher (2016), die eine Theorie der Haltung auf der Grundlage von Aristoteles und Kant entwickelte, betont vor allem das Prinzip der Bezüglichkeit von Haltung, das ein Mensch zu sich, zu anderen und zur Welt einnimmt. Für den Forschungskontext lässt sich daraus folgern, dass die Haltung der Teammitglieder in einem integrativen Prozess zu adressieren ist, indem folgende Reflexionsfragen gestellt werden: Welche Haltung nehmen die Beteiligten zum Wert der Interdisziplinarität ein? Auf welchen Erfahrungen und Erlebnissen basiert diese Haltung? Welche Tugenden und Werte verbinden die Beteiligten mit einer gelingenden Interaktion und Kommunikation? Wie drücken sich diese im Kommunikationsstil aus?

5.2 Wertprinzipien der interdisziplinären Zusammenarbeit

Der Erfolg von interdisziplinärer Kommunikation und Interaktion hängt im Wesentlichen davon ab, ob zwischen den Beteiligten ein Vertrauens- und Verantwortungsprinzip normativ verankert ist und im praktischen Handeln umgesetzt wird. Vertrauen in die anderen Kooperationspartner ist notwendig, sonst wäre der Kontrollaufwand zu hoch. (Vgl. Quante 2015: 94) Vertrauen ist ein zentrales Wertprinzip, das in den verschiedenen Theorien unterschiedlicher Disziplinen wie etwa der Philosophie, Soziologie, Psychologie, Kommunikations- und Politikwissenschaft beschrieben wurde. Weitgehend Konsens besteht darin, dass ohne Vertrauen weder soziale Beziehungen noch Kooperation bzw. Kollaboration gelingen. Vertrauen ist komplexitätsreduzierend und beruht auf dem Wahrheitsprinzip: „Vertrauen ist überhaupt nur möglich, wo Wahrheit möglich ist, wo Menschen sich mit Verbindlichkeit für Dritte über ein Selbes verständigen können." (Luhmann 2020: 66) Vertrauen ist sozial und kommunikativ funktional: Wer jemandem vertraut, spart sich aufwendige Kontrollen, die Beschaffung von weiteren Informationen und die Einführung dezidierter Regelungen. Vertrauen bedeutet ein Sich-Verlassen auf ein Gegenüber angesichts eines ungewissen und risikohaften Ausgangs einer Handlung. Vertrauen mündet in der Reduktion von Risiko und spiegelt sich in der Schaffung von Stabilität wider. Damit wird ein offenes Arbeitsklima befördert. Wir vertrauen Menschen eher, wenn sie uns glaubwürdig und moralisch vertrauenswürdig erscheinen. Dem Charakter des Menschen weisen wir nach Aristoteles (1999: 12) die „bedeutendste Überzeugungskraft" zu. Vertrauen ist der Nukleus einer guten interdisziplinären bzw. transdisziplinären Zusammenarbeit (vgl. Hanschitz/Schmidt/Schwarz 2009: 97–99). Um ein Vertrauensklima in Gruppen, Organisationen oder wissenschaftlichen Projekten zu schaffen, sind die kognitiven kommunikativen und ethischen Fähigkeiten der Teammitglieder von Bedeutung. Letztere werden vor allem durch den Charakter und die Wertehaltung gebildet, sie lassen sich nicht ad hoc ausbilden. Vielmehr sind sie bereits in die Persönlichkeit der Teammitglieder durch deren Disposition (Psyche, Gender, Alter, Herkunft etc.) und deren Sozialisierung individuell eingeschrieben: Man hat diese Tugenden bereits eingeübt bzw. erworben oder nicht. Kognitive Kompetenzen kann man sich dagegen jederzeit aktiv aneignen, auch im Team können sie eingeübt und verbindlich werden. Die kommunikativen Fähigkeiten prägen den Kommunikationsstil der Teammitglieder. Man kann sich zwar im Team auf einen bestimmten Kommunikationsstil verständigen, dieser ist aber auch abhängig von den kommunikativen Grunddispositionen der Akteure. So kann man sich darauf einigen, sich möglichst klar und verständlich auszudrücken, nachzufragen, ob man richtig verstanden wurde und selber jederzeit Verständnisfragen stellen zu dürfen. Zugleich gibt es aber die persönlich geprägte Seite der Kommunikationsfähigkeit: So sind einige Menschen eher als andere in der Lage, ihre Gedanken und Ideen effektiv zu vermitteln, sich offen und transparent anderen gegenüber zu artikulieren, Kritik anzunehmen oder diese nicht tendenziös-negativ zu äußern.

Allgemein gilt eine starke Kommunikationsfähigkeit als wichtige Voraussetzung für eine gute interdisziplinäre Zusammenarbei. (Vgl. De Vries/Roe/Taillieu 2002) Sie lässt sich als integratives Wertprinzip verstehen, das mit den abstrakten Fähigkeiten der Konfliktlösung und Kompromissbereitschaft einen Dreiklang bildet. Wie diese Prinzipien zum Tragen kommen, soll im Folgenden unter den drei Aspekten Kommunikationsstil, Kognition und Tugenden genauer systematisiert werden.

5.3 Tugenden, Kommunikationsstil und Kognition

Als einer der wenigen Autoren berücksichtigt Michael Quante (2015) die Relevanz der Tugenden für eine gelingende interdisziplinäre Arbeit. Er unterscheidet zum einen allgemeine Tugenden auf der intellektuellen, sozialen und reflexiven Ebene, und ergänzt diese um die Tugend Vertrauen (u. a. in die eigene disziplinäre Kompetenz und die der der anderen) sowie um die Tugend Respekt (z. B. gegenüber den Perspektiven der anderen Partner). Hier sollen weitere Tugenden, die für die interdisziplinäre Zusammenarbeit konstitutiv sind, berücksichtigt werden. Diese gelten an und für sich nicht nur für eine interdisziplinäre Kollaboration, können hier aber umso wirkungsvoller sein. Ebenso heben auch Hanschitz/Schmidt/Schwarz (2009) die Bedeutung der Ethik, des Vertrauens- und Verantwortungsprinzips, in der transdisziplinären Forschung hervor. Dabei identifizieren sie auch Aspekte der Diskriminierung, der Persönlichkeit, der Motive und sozialen Kompetenz neben kognitiven und strukturellen Aspekten wie z. B. das Thema Machtverhältnisse im Team.

Eine der wichtigsten Tugenden ist die Empathie. Sie wird oft als grundlegend für gelungene Kommunikation betrachtet. (Vgl. Davis 1983) Sie befähigt Personen, nicht nur emotional mit einer Person mitzuempfinden (perzeptuelle Empathie), sondern auch die Perspektive anderer zu übernehmen (reenaktive/projektive Empathie) (vgl. Misselhorn 2024: 49) bzw. sich in die Perspektive von anderen hineinzuversetzen. So erleichtert Empathie auch den wechselseitigen Umgang bei der Koordination komplexer Aufgaben oder der Führung von Teams (vgl. Neundlinger et al. 2023: 45) und fördert ein vertrauensvolles Teamklima (vgl. Mayer/Caruso/Salovey 2016). Empathiefähigkeit entsteht bereits in der frühen Kindheit, wenn das Kind über ein Fremdbewusstsein verfügt und den Gefühlszustand eines anderen von dem eigenen unterscheiden kann. Wenn diese frühkindliche Ausbildung der Empathiefähigkeit gestört wird, gilt es als schwierig, sie später zu entwickeln. Empathie hat im Kontext von Konflikten und deren Deeskalation einen besonderen Stellenwert, da sie eine prosoziale Funktion erfüllt, Aggressionen hemmt und kooperatives Handeln fördert. (Vgl. Misselhorn 2024: 53) Insofern kann sie auch als wichtiger Baustein für die Fähigkeit eingeordnet werden, andere Perspektiven im interdisziplinären Austausch nachvollziehen zu können.

Eine weitere Tugend ist die Ehrlichkeit bzw. Wahrhaftigkeit, sie gilt als wesentliche Substanz des kommunikativen Vertrauens: „Solange wir bestimmte Interessen haben, die wir durch Kommunikation verwirklichen wollen, müssen wir mehr oder weniger konsistent wahrhaftig sein und können auch anderen ein Interesse an Wahrhaftigkeit unterstellen, das uns vertrauen lässt." (Hartmann 2011:126) Herrscht ein vertrauensvolles und ehrliches Klima im Team, kann auch ein Gefühl von Loyalität, Verbundenheit und einer Gemeinschaft entstehen. Hierzu gehört auch der Respekt vor der Position anderer Teammitglieder (vgl. Quante 2015: 94f.) und die Fähigkeit, seine eigene Meinung zu hinterfragen.

Weitere Tugenden, die eine kooperative Zusammenarbeit im Team fördern können, sind Offenheit für andere Zugänge, Ansätze, Perspektiven, Methoden und Argumente sowie Bescheidenheit hinsichtlich der eigenen Leistung und der Leistungsfähigkeit der eigenen Disziplin. Eine völlig unterschätzte und nicht thematisierte kommunikative Fähigkeit ist der Humor. Diese Befähigung kann dazu beitragen, dass die Zusammenarbeit angenehm, entlastend und motivierend gestaltet wird. Schließlich ist auch Flexibilität ein vorteilhafter Charakterzug, vor allem wenn es um die Entwicklung neuer Perspektiven, Ideen und Modelle geht. Flexible Personen können sich an wechselnde Teamdynamiken und -anforderungen anpassen und sind bereit, alternative Perspektiven zu berücksichtigen. (Vgl. De Dreu/Weingart 2003)

5.4 Kommunikative Fähigkeiten und Stil

Zu den kommunikativen Kompetenzen gehört auf der Metaebene, das eigene kommunikative (verbale und nonverbale) Verhalten und das der anderen reflektieren, sich und die anderen gleichsam von oben selbstreflexiv beobachten zu können, was zugegebenermaßen nicht einfach ist und nur bei einer ausgebildeten Selbstkritikfähigkeit erfolgreich sein kann.

Auf der eigentlichen kommunikativen Kompetenzebene kann ein guter Austausch unter den Teammitgliedern aktiv gefördert werden, wenn man sich darüber verständigt, welche Umgangsformen und Vereinbarungen im Sinne eines *Code of Interdisciplinary Communication* gelten sollen. Dazu sollten folgende Aspekte in den Blick genommen werden: Ein wichtiges Charakteristikum für ein gutes Kommunikationsklima ist die Wertschätzung und Anerkennung des/der Anderen und seiner Leistung, die nicht nur in Unternehmen, sondern auch in wissenschaftlichen Berufskontexten viel zu wenig praktiziert wird. Auch der Umgang mit Kritik wird dadurch erleichtert, indem man nicht nur kritisiert, sondern auch lobt und somit ein positives Feedback gibt, das Wertschätzung und Anerkennung ausdrückt. Aktives und geduldiges Zuhören ist eine zweite wichtige Fähigkeit. Zuhören und Storyhearing, also die Fähigkeit, sich für die Geschichten der anderen zu interessieren, dienen dazu, sich den Positionen anzunähern und stellt die Voraussetzung dafür dar, die Perspektive der anderen nachvollziehen zu können. Dies beinhaltet nicht nur das Hören der Worte einer Person, sondern auch das Verstehen der Botschaft dahinter und das Zeigen von Interesse durch nonverbale Signale, was im Idealfall in einem Nachvollziehen-Wollen und ggf. sogar einem Nachvollziehen-Können der anderen Positionen resultieren kann. (Vgl. Gordon 1977) Ebenso kann Nachfragen und Wiederholen von Gemeintem hilfreich sein, um Missverständnisse möglichst gering zu halten. Sich nicht in den Vordergrund zu stellen, seine eigene Positionen klar zu vertreten, aber ohne Übertreibung und „Besserwisserei", all dies schafft ein Klima, in dem Meinungen paritätisch geäußert werden können und Konkurrenzverhalten gemindert werden kann. Höflichkeit im Umgang miteinander, auch in der digitalen Kommunikation, gehört zu einem guten Kommunikationsstil, im Sinne: der Ton macht die Musik. Freundliches, konstruktives und unterstützendes Feedback fördert eine offene und positive Kommunikationsumgebung. (Vgl. Kluger/DeNisi 1996)

Ein weiteres Desiderat ist eine authentische und transparente Kommunikation; sie ist das Pendant zu den Tugenden der Ehrlichkeit und Wahrhaftigkeit. Authentizität fördert das Vertrauen zwischen den Gesprächspartner:innen und erleichtert den Informationsaustausch. (Vgl. Mayer/Salovey 1995) Klarheit und Prägnanz in der Kommunikation erleichtert dem Gegenüber, sich auf dessen Handlungen und Positionen einzustellen. Eine klare und prägnante Ausdrucksweise hilft, Missverständnisse zu vermeiden und die Effektivität der Kommunikation zu verbessern. (Vgl. Gass/Varonis 1984) Anpassungsfähigkeit im Kommunikationsstil ist ein weiteres Desiderat. So ermöglicht die adaptive Fähigkeit, die Kommunikationsweise je nach Situation und Gesprächspartner:innen anzupassen und die Interaktionen positiv zu beeinflussen. (Vgl. Martin/Nakayama 2010)

Schließlich muss bei aller Verbindlichkeit, die ein Code of Interdisciplinary Communication impliziert, berücksichtigt werden, dass nicht alle Teammitglieder diese Kommunikationsfähigkeiten gleichermaßen umsetzen können. Dennoch ist eine gemeinsame Verständigung auf diese Kommunikationskompetenzen ein wichtiger Baustein, um interdisziplinäre Projekte zum Erfolg zu führen.

5.5 Kognitive Fähigkeiten

Weitaus leichter ist es für das Team, sich auf kognitiv bedingte Kollaborationsaspekte zu einigen. Hierzu zählen die Vereinbarung über eine gemeinsame Zielsetzung und ergebnisorientierte Problemlösung. Je klarer und strukturierter die Ziele gesetzt und verfolgt werden, desto einfacher gestaltet sich die Problemlösung. Damit können Frustrationen, unnötiger Zeitaufwand und Ineffizienz, die z. B. durch unstrukturierte Meetings entstehen, verhindert werden. Auch die Fähigkeiten einer schnellen Auffassungsgabe, Kreativität und analytisches Denken kann dabei helfen, disziplinübergreifende Synergieeffekte und mögliche Verknüpfungspunkte zu erkennen und zu nutzen.

Eine ebenso wichtige Fähigkeit besteht darin, die eigene Frustrationstoleranz und Bereitschaft, kognitive Dissonanzen und Konflikte auszuhalten, einzuüben. Interdisziplinäre Kollaboration ist durch Grenzen markiert, deren Überwindung nicht immer gelingt. Damit umzugehen, kann durch Überlegung und Resilienz, also Konfliktfähigkeit, erleichtert werden. Vor allem aber kann sie durch persönliche und kommunikative Grenzüberschreitungen abgemildert, wenn nicht gar überwunden werden – dies, indem überdisziplinäre unkonventionelle oder gar unorthodoxe Lösungen gefunden werden.

Für eine gute Zusammenarbeit ist auch ein echtes Interesse an den anderen Personen, dem Thema und dem Austausch von Bedeutung, ebenso der Wille zum Austausch und zum Teamwork sowie die Bereitschaft, sich an Absprachen und Vereinbarungen zu halten, und schließlich eigenverantwortlich zu handeln.

6 CONCLUSIO

Der Beitrag sollte zeigen, dass eine gute integrierte Forschung und Lehre mit Hilfe einer Ethik der Kommunikation erfolgreicher gestaltet werden kann. Dazu gehört, einen akteursbezogenen Blickwinkel auf der Grundlage eines tugendethischen Ansatzes einzunehmen. Tugenden und Wertehaltung sind dabei ebenso relevant wie die kommunikativen und kognitiven Fähigkeiten der Kooperation. Demnach lassen sich drei Kompetenzdimensionen für eine gelingende interdisziplinäre Kommunikation identifizieren: 1. eine prosoziale Wertehaltung der forschenden bzw. lehrenden Person, 2. eine kognitive Kollaborationsfähigkeit und 3. ein kooperativer Kommunikationsstil.

Die folgende Tabelle soll abschließend einen Überblick über die hierfür identifizierten Tugenden und Befähigungen geben:

Tugenden	Kommunikative Kompetenzen	Kognititve Kompetenzen
Empathie Ehrlichkeit/ Wahrhaftigkeit Offenheit Bescheidenheit Humor Flexibilität	Selbstreflexion Wertschätzung Anerkennung Zuhören Freundlichkeit Konstuktives Feedback	Vereinbarung gemeinsamer Ziele Anstreben ergebnisorientierter Problemlösung Gute Auffassungsgabe Kreativität analytisches Denken Frustrationstoleranz/Resilienz Konfliktfähigkeit echtes Interesse an Personen und Thema Wille zu Austausch und Teamwork Eigenverantwortlichkeit

Tab. 1: Überblick über identifizierte Tugenden und Befähigungen

BIBLIOGRAFIE

Aristoteles (1999): Rhetorik. Stuttgart: Reclam.
Aristoteles (2023): Nikomachische Ethik. Übersetzt und herausgegeben von Ursula Wolf. Hamburg: Rowohlt Enzyklopädie.
Bacon, Francis (2022): Neu-Atlantis. Ditzingen: Reclam.
Bergmann, Matthias/Schramm, Engelbert (2008): Transdisziplinäre Forschung. Integrative Forschungsprozesse verstehen und bewerten. Frankfurt/M.: Campus.
Bergmann, Matthias et al. (2010): Methoden transdisziplinärer Forschung. Ein Überblick über Anwendungsbeispiele. Frankfurt/M.: Campus.
Bellon, Jacqueline/Nähr-Wagener, Sebastian (2020): Interdisziplinarität, ELSI und Integrierte Forschung – aus Einem Vieles und aus Vielem Eines? In: Gransche, Bruno/Manzeschke, Arne (Hrsg.): Das geteilte Ganze. Horizonte integrierter Forschung für künftige Mensch-Technik-Verhältnisse. Wiesbaden: Springer VS, S. 37–52.
Böschen, Stefan/Grunwald, Armin/Krings, Bettina-Johann/Rösch, Christine (2021): Technikfolgenabschätzung – neue Zeiten, neue Aufgaben. In: Dies. (Hrsg.): Technikfolgenabschätzung. Handbuch für Wissenschaft und Praxis. Baden-Baden: Nomos, S. 15–40.
Davis, Mark (1983): Measuring Individual Differences in Empathy: Evidence for a Multidimensional Approach. In: Journal of Personality and Social Psychology, 44(1), S. 113–126.
De Dreu, Carsten/Weingart, Laurie (2003): Task Versus Relationship Conflict, Team Performance, and Team Member Satisfaction: A Meta-Analysis. In: Journal of Applied Psychology, 88(4), S. 741–749.
De Vries, Reinout/Roe, Robert/Taillieu, Tharsi (2002): Need for Leadership as a Moderator of the Relationships Between Leadership and Individual Outcomes. In: Leadership Quarterly, 13(2), S. 121–137.
Eichenlaub, Angelika (2009): Vertrauensaufbau bei virtueller Kommunikation durch Ähnlichkeitswahrnehmung. Mit einem Geleitwort von Prof. Dr. Sigrid Bekmeier-Feuerhahn. Wiesbaden: Gabler.
Gass, Susan/Varonis, Evangeline (1984): The Integration of Research on First and Second Language Reading and Writing Ability: Some Lessons for Teachers of Bilingual Students. In: Review of Educational Research, 54(4), S. 519–546.

Gethmann, Carl Friedrich et al (2014): Interdisciplinary Research and Transdisciplinary Validity Claims. Cham/Heidelberg: Springer.

Gethmann, Carl Friedrich (2022): Zur Frage der Ersetzbarkeit des Menschen durch KI in der Forschung. In: Ders. (Hrsg.): Künstliche Intelligenz in der Forschung. Neue Möglichkeiten und Herausforderungen für die Wissenschaft. Berlin: Springer, S. 43–77. Online: https://doi.org/10.1007/978-3-662-63449-3.

Gordon, Thomas (1977): Leader Effectiveness Training: L.E.T.: the No-Lose Way to Release the Productive Potential of People. Wilshire Book Company.

Gransche, Bruno/Manzeschke, Arne (2020): Das geteilte Ganze. Einleitende Überlegungen zu einem Forschungsprogramm. In: Dies. (Hrsg.): Das geteilte Ganze. Horizonte integrierter Forschung für künftige Mensch-Technik-Verhältnisse. Wiesbaden: Springer VS, S. 1–33.

Grimm, Petra (2019): Haltung in einer digitalisierten Kindheit. Die Perspektive der narrativen Ethik. In: Stapf, Ingrid/Prinzing, Marlis/Köberer, Nina (Hrsg.): Aufwachsen mit Medien. Zur Ethik mediatisierter Kindheit und Jugend. Baden-Baden: Nomos, S. 85–99.

Grimm, Petra/Keber, Tobias/Zöllner, Oliver (Hrsg.) (2019): Digitale Ethik. Leben in vernetzten Welten. Ditzingen: Reclam.

Grunwald, Armin (2022): Technikfolgenabschätzung. Einführung. 3., vollständig aktualisierte und erweiterte Auflage. Baden-Baden: Nomos.

Halbig, Christoph (2013): Der Begriff der Tugend und die Grenzen der Tugendethik. Berlin: Suhrkamp.

Hanschitz, Rudolf-Christian/Schmidt, Esther/Schwarz, Guido (2009): Transdisziplinarität in Forschung und Praxis. Chancen und Risiken partizipativer Prozesse. Wiesbaden: VS Verlag für Sozialwissenschaften.

Hartmann, Martin (2011): Die Praxis des Vertrauens. Berlin: Suhrkamp.

Hoff, Gregor Maria/Korber, Nikolaus (2017): Interdisziplinäre Forschung? Annäherungen an einen strapazierten Begriff. München: Karl Alber.

Kaufmann, Franz-Xaver (1987): Interdisziplinäre Wissenschaftspraxis. In: Kocka, Jürgen (Hrsg.): Interdisziplinarität. Praxis – Herausforderung – Ideologie. Frankfurt/M.: Suhrkamp, S. 63–81.

Kemmer, Dominik (2020): A → B („Wenn A, dann B"). Zur zentralen Rolle von Implikationen für die Konzeption und Praxis einer Integrierten Forschung. In: Gransche, Bruno/Manzeschke, Arne (Hrsg.): Das geteilte Ganze. Horizonte integrierter Forschung für künftige Mensch-Technik-Verhältnisse. Wiesbaden: Springer VS, S. 53–70.

Kluger, Avraham/DeNisi, Angelo (1996): The Effects of Feedback Interventions on Performance: A Historical Review, a Meta-Analysis, and a Preliminary Feedback Intervention Theory. In: Psychological Bulletin, 119(2), S. 254–284.

Krobath, Hermann T. (2009): Werte. Ein Streifzug durch Philosophie und Wissenschaft. Mit einem Vorwort von Hans Albert. Würzburg: Königshausen & Neumann.

Kurbacher, Frauke (2017): Interpersonalität zwischen Autonomie und Fragilität. Grundzüge einer Philosophie der Haltung. In: Kurbacher, Frauke/Wünschner, Philipp (Hrsg.): Was ist Haltung? Begriffsbestimmung, Positionen, Anschlüsse. Würzburg: Königshausen und Neumann, S. 145–162.

Lautmann, Rüdiger (1971): Wert und Norm. Begriffsanalysen für die Soziologie. 2. Aufl. Opladen: Westdeutscher Verlag.

Luhmann, Niklas (2000): Vertrauen. Ein Mechanismus der Reduktion sozialer Komplexität. 5. Aufl. Konstanz/München: UVK.

Maring, Matthias (2014): Einleitung und Übersicht. In: Ders. (Hrsg.): Bereichsethiken im interdisziplinären Dialog. Schriftenreihe des Zentrums für Technik- und Wirtschaftsethik am Karlsruher Institut für Technologie. Band 6. Karlsruhe: KIT Scientific Publishing, S. 9–23.

Mayer, John/Caruso, David/Salovey, Peter (2016): The Ability Model of Emotional Intelligence: Principles and Updates. In: Emotion Review, 8(4), S. 290–300.

Mayer, J. D./Salovey, P. (1995): Emotional intelligence and the construction and regulation of feelings. Applied and Preventive Psychology, 4 (3), S. 197–208.

Martin, Judith/Nakayama, Thomas (2010): Experiencing Intercultural Communication: An introduction. McGraw-Hill Higher Education.

Mikami, Koichi/Ema, Arisa/Minari, Jusaku/Yoshizawa, Go (2021): ELSI is Our Next Battlefield. East Asian Science. In: Technology and Society: An International Journal 15, S. 86–96.

Misselhorn, Catrin (2024): Künstliche Intelligenz und Empathie. Vom Leben mit Emotionserkennung, Sexrobotern & Co. Ditzingen: Reclam.

Mittelstraß, Jürgen (1998): Die Häuser des Wissens. Wissenschaftstheoretische Studien. Frankfurt/M.: Suhrkamp.

Mittelstraß, Jürgen (2001): Wissen und Grenzen. Philosophische Studien. Frankfurt/M.: Suhrkamp.

Neundlinger, Klaus/Frankus, Elisabeth/Häufler, Ines/Layer-Wagner, Thomas/Kriglstein, Simone/ Schrank, Beate (2023): „Virtual Skills Lab". Transdisziplinäres Forschen zur Vermittlung sozialer Kompetenzen im digitalen Wandel. Bielefeld: transcript.

Quante, Michael (2015): Virtues and Rational Aspects of Interdisciplinary Research. In: Gethmann, Carl Friedrich et al. (Hrsg.): Interdisciplinary Research and Transdisciplinary Validity Claims. Cham/Heidelberg: Springer, S. 73–97.

Rieger-Ladich, Markus (2017): Grünschnäbel, Biertrinker, Kinogänger. Interdisziplinarität als Quelle wissenschaftlicher Reflexivität. In: Hoff, Gregor Maria/Korber, Nikolaus (Hrsg.): Interdisziplinäre Forschung? Annäherungen an einen strapazierten Begriff. Freiburg/München: Karl Alber, S. 59–77.

Schikowitz, Andrea/Maasen, Sabine (2021): Integrative Forschung. In: Schmohl, Tobias/Philipp, Thorsten (Hrsg.): Handbuch Transdisziplinäre Didaktik. Bielefeld: Transcript, S. 151–165.

Schulz von Thun, Friedemann (2001): Miteinander reden 2. Stile, Werte und Persönlichkeitsentwicklung. Differentielle Psychologie der Kommunikation. Hamburg: Rowohlt.

Stilgoe, Jack/David H. Guston (2017): Responsible Research and Innovation. In: Felt, Ulrike/Fouche, Rayvon/Miller, Clark A./Smith-Doerr, Laurel (Hrsg.): The Handbook of Science and Technology Studies. 4. Aufl. Cambridge, MA: MIT Press, S. 853–880.

Stöckler, Manfred (2017): Ziele, Vielfalt und Einheit der Wissenschaften in Theorie und Praxis. Wissenschaftsphilosophische Klärungsversuche zur Interdisziplinarität. In: Hoff, Gregor Maria/Korber, Nikolaus (Hrsg.): Interdisziplinäre Forschung? Annäherungen an einen strapazierten Begriff. Freiburg/München: Karl Alber, S. 19–58.

Thompson Klein, Julie (2008): Integration in der inter- und transdisziplinären Forschung. In: Bergmann, Matthias/Schramm, Engelbert (Hrsg.): Transdisziplinäre Forschung. Integrative Prozesse verstehen und bewerten. Frankfurt/New York: Campus, S. 93–116.

Vallor, Shannon (2016): Technology and the Virtues. A Philosophical Guide to a Future Worth Wanting. New York: Oxford University Press.

Weber, Jutta (2010): Interdisziplinarität und Interdisziplinierung. Eine Einleitung. In: Dies. (Hrsg.): Interdisziplinierung? Zum Wissenstransfer zwischen den Geistes-, Sozial- und Technowissenschaften. Bielefeld: Transcript, S. 11–24.

Weber-Guskar, Eva (2014): Würde als Haltung. Sektion Ethik/Metaethik auf dem Deutschen Kongress für Philosophie 2014 in Münster. Online: https://www.uni-goettingen.de/de/document/download/6aaa5c0febf163fc1456e2507e40e287.pdf/Wu%CC%88rde%20als%20Haltung_DGPhil14_Leseversion.pdf (letzter Zugriff: 24.10.2024).

Wild, Thomas (2017): Was wissen wir von Haltung? Eine kleine enzyklopädische Suche. In: Kurbacher, Frauke/Wünschner, Philipp (Hrsg.): Was ist Haltung? Begriffsbestimmung, Positionen, Anschlüsse. Würzburg: Königshausen und Neumann, S. 91–108.

Wissenschaftsrat (2020): Wissenschaft im Spannungsfeld von Disziplinarität und Interdisziplinarität. Positionspapier. Köln.

Zweig, Katharina (2023): Die KI war's. Von absurd bis tödlich: Die Tücken der künstlichen Intelligenz. München: Heyne.

JENSEITS VON BEREICHSETHIKEN

Die Navigation epistemischer Regime der Angewandten Ethik im ELSI-SAT-H&C-Projekt

Jan Mehlich

1 EINLEITUNG

Im Instrument ELSI-SAT Health & Care soll ethisches Wissen vermittelt werden, das Technikforschenden und -entwickelnden helfen kann, Implikationen von Gestaltungs- und Implementierungsentscheidungen abzusehen und zu bewerten. Ausgestattet mit diesen Einsichten, so die Überzeugung, können diese wissenschaftlich-technischen Akteure Maschinen, Programme und Services so gestalten, dass sie als ethisch wünschenswert zu bezeichnen sind, wichtige ethische Werte fördern, oder diese zumindest nicht verletzen.[1] Die Quelle dieses Wissens ist die akademische Disziplin der Angewandten Ethik, die oft in Quasi-Unterdisziplinen, sogenannte Bereichsethiken, aufgeteilt wird.[2] So haben sich in den vergangenen Jahrzehnten insbesondere die Medizinethik, Bioethik, Umweltethik, Technikethik, Wissenschaftsethik, Wirtschaftsethik und die Medienethik profiliert, neben den unterschiedlichen inhaltlichen Schwerpunkten teils mit eigenen originären Methoden, Selbstverständnissen und fachlichen Communities. Die thematische Engführung der ursprünglichen ELSI-SAT-Konzeption auf Gesundheits-, Medizin- und Pflegetechnologien legt nahe, dass Erkenntnisse aus der Medizinethik in den Wissenstransfer einfließen. Prozedural folgt die Grundidee des Tools allerdings eher einer Logik der Technikethik, die annimmt, das vorgelagerte ethische Reflexionen zur Minimierung oder Vermeidung ethischer Konflikte beitragen kann. Dies ist für die klassische Medizinethik, die sich in der theoretischen Literatur sowie in der Praxis (z. B. in Ethikkommissionen) eher mit der Lösung aufgetretener Probleme befasst, eher unüblich. Wie beides im Teilprojekt „Medizin-ethische Dimensionen in der Mensch-Technik-Interaktion im Gesundheits- und Pflegebereich" sinnvoll zusammengeführt wurde, ist Gegenstand dieses Beitrags.

---

1 Vgl. zur Rolle von Ethik in der (Technik-)Gestaltung Gonzalez 2015; van den Hoven 2015; van den Hoven 2019; Veluwenkamp 2023.
2 Vgl. Fenner 2022; Knoepffler 2016; Vogt 2016; Honnefelder 2016; Stoecker 2011.

2 ANGEWANDTE ETHIK ALS QUELLE VON ORIENTIERUNGSWISSEN

Wenn in der Technologieentwicklung ethische Dimensionen des Wirkens der anvisierten Artefakte berücksichtigt werden sollen, stellt sich die Frage, welche Art Wissen dazu benötigt wird. Für andere Aspekte des Wirkens-in-der-Welt stehen Strategien und Protokolle bereit, die Forschende, Ingenieure und Designer kennen, weil sie Teil der wissenschaftlich-technischen Ausbildung sind. So werden beispielsweise toxikologische Studien zur Ermittlung der Verträglichkeit von Substanzen im menschlichen Körper oder in der Umwelt durchgeführt, Risikoanalysen zum Verständnis der Gefahren von Funktionsausfällen oder Beschädigungen von Maschinen herangezogen oder Lebenszyklusanalysen zur Offenlegung langfristiger Umwelteinwirkungen von Stoffen über die Produktions- und Anwendungsphase von Technologien hinaus durchgeführt. Wie verhält es sich jedoch mit ethischen Implikationen, wie dem Einfluss eines funktionalen Designs auf das Selbstbestimmungsempfinden eines Techniknutzenden, oder Verteilungsgerechtigkeitsfragen, die aus der Kostenstruktur von technologisch ermöglichten Prozessen erwachsen? Offenbar gilt es, zwei Aspekte im Entwicklungs- und Designprozess zu erfassen:

1. Welche ethischen Aspekte es zu berücksichtigen gibt; und
2. wie eine Designentscheidung diese Aspekte jeweils tangiert, also Werte schützt, fördert, verletzt, gefährdet, oder unberührt lässt.

Es ist einleuchtend, dass nicht jede technologische Entwicklung alle möglichen ethischen Werte direkt betrifft. So haben zum Beispiel einige durch hohen Energie- und Materialumsatz starke Umwelteinwirkungen und damit Nachhaltigkeitsimplikationen, während andere durch implizite Mensch-Technik-Interaktionsprozesse die Freiheit oder die Würde von Nutzenden berühren. Technikentwickelnde brauchen daher eine Orientierung, um in der komplexen Thematik einen Pfad auszumachen, an dessen Ende eine pragmatische und überzeugte Designentscheidung steht. Eine Wissensquelle für eine solche informierte Entscheidung ist die angewandte Ethik. Die seit den 1970er-Jahren erstarkte akademische Disziplin versteht sich zumeist als Brücke zwischen der philosophischen Ethik (bzw. Moralphilosophie), der Sozialforschung und der Diskursforschung. Erstere stellt den theoretischen Unterbau dar, der es erst ermöglicht, fundierte Wertzuschreibungen vorzunehmen und Abwägungen in Dilemma- und Konfliktsituationen zu erarbeiten (die *normative* Ethik). Zweitere dient als Blick auf realweltliche Situationen von ethischer Relevanz und liefert faktische Einsichten zu vertretenen Positionen unter betroffenen Akteuren und Stakeholdern (die *deskriptive* Ethik). Letztere fügt das performative Element des diskursiven Aushandelns von Lösungen und Handlungsstrategien hinzu, ohne das eine ethische Reflexion gegebener Umstände ins Leere laufen würde und somit nicht mehr *angewandt* wäre.

Am Beispiel einer medizinethischen Studie kann dieses Zusammenspiel erläutert werden: Durch die Analyse eines Ist-Zustands (z. B. Befragungen zum Thema Sterbehilfe) wird das Konfliktpotenzial (abweichende Standpunkte und Interessen von Patient*innen, Ärzt*innen und Angehörigen) erkannt und mithilfe ethischer Prinzipien und Werte (Würde, Selbstbestimmung, Wohlbefinden, Gerechtigkeit etc.) beleuchtet. Daraufhin werden die Bedeutung von Fakten (hier beispielsweise medizinisch-pflegerische) und Normen (Wertzuschreibungen) an die Konfliktparteien kommuniziert und eine Lösungsfindung moderiert (beispielsweise in einer Ethikkommission einer Gesundheitseinrichtung). Der Prozess hat also eine Orientierung für die Konfliktparteien hervorgebracht, der konkrete Schritte (in diesem Sinne dann *vorwärts*) folgen können.

So hat die angewandt-ethische Forschung, deren wahre Komplexität hier nicht in Gänze wiedergegeben werden kann, einen Wissensfundus geschaffen, der für normative Entscheidungsprozesse zur Verfügung steht. Wenn also eine Gesundheitstechnologie im Hinblick auf ethische Dimensionen ihres Wirkens auf Nutzende, auf Institutionen oder das System (z. B. die Gesellschaft, das Gesundheitssystem) untersucht werden soll, so liefern medizin- und pflegeethische Befunde einen Hinweis darauf, welche ethischen Aspekte überhaupt im Gesundheits-, Medizin- und Pflegebereich eine Rolle spielen. Dies beantwortet die erste der oben gestellten Fragen. Im zweiten Schritt kann dann festgestellt werden, welche bestimmten Eigenschaften einer gezielt gestalteten Technologie welche ethischen Werte wie betreffen. Hier können Methoden der Innovations- und Technikfolgenforschung, insbesondere der Technikethik, sinnvoll angewandt werden.[1] Auch die Technikethik folgt im akademisch-disziplinären Selbstverständnis der oben genannten Charakterisierung der Angewandten Ethik. Bei genauem Hinsehen tritt jedoch ein Aspekt zutage, der im überwiegenden Teil der kommunizierten medizinethischen Forschung nicht im Vordergrund steht: Orientierung zum Handeln im Versuch, ethische Konflikte durch die „richtigen" Entscheidungen gar nicht erst entstehen zu lassen. Für das vorliegende Projekt eines Informations- und Entscheidungsinstruments für Entwickelnde von Gesundheits-, Medizin- und Pflegetechnologie erscheint es also sinnvoll, die beiden *modi operandi* – (1) das Aufzeigen von ethischen Konfliktpotenzialen und deren möglicher Lösungswege in der Medizin- und Pflegeethik, (2) das Vermeiden von ethisch unerwünschten bzw. das Fördern von ethisch wünschenswerten Zuständen durch gezieltes Design von Dingen und Prozessen mithilfe der Technikethik – zusammenzubringen. Dieser Brückenschlag wird im Folgenden beschrieben. Die Möglichkeit eines *ethics-by-design*, also das Beeinflussen von Wertimplikationen durch gezielte Ausgestaltung von Wirkungsbedingungen, wurde im vorherigen Band dieser Schriftenreihe erläutert[2] und soll hier nicht wiederholt werden.

3 AUSWAHL UND KATEGORISIERUNG DER TOOL-INHALTE

Zunächst wurde das thematische Feld der Medizin- und Pflegeethik über ein *scoping review* kartiert (*mapping*), um eine Übersicht der in der einschlägigen Literatur diskutierten ethischen Konflikte (oder neutraler: Aspekte) im Kontext von Gesund-

---

1   Vgl. zur Übersicht Cotton 2014; Hansson 2017; Grunwald 2021; Funk 2022.
2   Vgl. Mehlich 2023.

heit, Medizin und Pflege zu bekommen.[3] Hier fällt zunächst auf, dass sich ethische Diskussionen auf zwei Ebenen fokussieren, die systemische und die individuell-lokale Dimension. Erstere beschreibt die Domänen Gesellschaft, Gesundheitssystem, Gesundheitspolitik, Gesundheitsökonomie, Arbeitsmarkt und – in weniger Fällen – Umwelteinflüsse. Zweitere befasst sich mit Interaktionen von Akteuren im Gesundheitssystem (Ärzt*innen, Pflegekräfte und anderes Fachpersonal, Patient*innen, Gesundheitsinteressierte (die nicht erkrankt sind)) und deren jeweiligen Erfahrungen im System, beispielsweise das Patient*in-Fachkraft-Verhältnis, Datenschutz, Schutz von persönlicher Integrität, Inklusion und Berücksichtigung besonderer Bedarfe oder Herausforderungen für das medizinisch-pflegerische Berufsethos. Tabelle 1 liefert einen Überblick.

Dimensionen		Beispiele zur Erläuterung
systemisch	Gesundheitspolitik und Regulierung	Gesundheitspolitik hat zum Ziel, das Gesundheitssystem gerecht und fair zu gestalten, Teilhabe zu ermöglichen, und Risiken für alle Stakeholder zu minimieren. Nicht immer gelingt dies.
	Ökonomische Faktoren	Konflikte entstehen, wenn monetäre Interessen von Akteuren im Gesundheitssystem die Interessen von Patient*innen (Gesundheit, Heilung, Schmerzfreiheit etc.) und Fachkräften (Professionalität, Heilen, gute Arbeitsbedingungen etc.) überlagern. Wirtschaftliche Abhängigkeiten können den Kernauftrag von Gesundheitseinrichtungen ebenso gefährden. Kosten können ungerecht verteilt werden, insbesondere wenn eine Vielzahl von Akteuren (Patient*innen, Einrichtungen, Verbände, Versicherungen etc.) involviert ist.
	Medizinische Berufe und Arbeitsmarkt	Fachkräftemangel, Unterbezahlung von Pflegeberufen, Überlastung und ähnliche Faktoren gefährden die Versorgung von Bedürftigen. Desweiteren verändern moderne medizinische und pflegerische Methoden die Berufsbilder und -anforderungen.
	Umwelt	In der modernen technisierten Gesundheitsversorgung werden umweltethische Aspekte wie Nachhaltigkeit, Umweltgerechtigkeit oder Biodiversität relevant.
	Gesellschaft	Gesundheit ist ein gesellschaftliches Thema, das sich durch alle Sphären des Zusammenlebens zieht. Es betrifft u.a. soziale Kohäsion, Solidarität, Medien, Trends, Beruf und Konsum. Gesamtgesellschaftlich ist Menschen die Sicherheit der Gesundheitsversorgung bzw. das Vertrauen in deren institutionelle Aufrechterhaltung für die Lebensqualität sehr wichtig.

---

3 Vgl. Übersichten, stellvertretend für die Ergebnisse des scoping review, die hier nicht alle wiedergegeben werden können: Morley 2020; van Rysewyk 2015; Morrison 2019; Caplan 2017; Lupton 2017.

Dimensionen		Beispiele zur Erläuterung
individuell/lokal	Daten	Moderne Gesundheitsversorgung ist extrem datenintensiv. Was mit diesen Gesundheitsdaten geschieht, wie gut personenbezogene Daten geschützt sind (oder sein sollten) oder ob sie für gemeinnützige Zwecke wie Gesundheitsforschung genutzt werden dürfen, wird diskutiert.
	Patient-Fachkraft-Verhältnis	Das Verhältnis zwischen medizinischer Fachkraft (z. B. Ärztin/Arzt, Pflegekraft) als Experte und Patient*in als Behandelte*r ist asymmetrisch. Ein großer Teil der medizinethischen Literatur dreht sich um Konflikte, die aus dieser Asymmetrie erwachsen.
	Persönliche Integrität	Der Schutz der Integrität einer Person bedeutet, dass sie als körperliche, geistige und emotionale Einheit mit ihren Interessen, Präferenzen, Persönlichkeitsrechten und Schutzbedürfnissen geachtet und nicht verletzt wird. In gesundheitlichen Kontexten, in der Personen möglicherweise besonders verletzlich und schutzbedürftig sind, wird dies besonders relevant.
	Professionelles Handeln	Die berufsethischen Dimensionen professionellen Handelns stellen eine wichtige Orientierung für Fachkräfte im Gesundheits- und Pflegebereich dar. Ausformulierungen wie der historische „Hippokratische Eid" oder das neuere „Genfer Gelöbnis" werden stetig diskutiert und zeitgemäß umgesetzt.
	Individuelle Bedarfe	Einige Gruppen von Menschen bedürfen eines besonderen Schutzes. Hierzu zählen im Gesundheits- und Pflegekontext vor allem Kinder, Patient*innen im Koma, Menschen mit Demenz, Menschen mit kommunikativen, kognitiven oder körperlichen Einschränkungen sowie soziokulturelle (sprachliche) Minderheiten.

Tab. 1: Felder medizin- und pflegeethischer Dimensionen, identifiziert per scoping review aus der einschlägigen Literatur

Mit dem Wissen um diese *hot topics* kann nun untersucht werden, wie technische Neuerungen auf die einzelnen Aspekte einen Einfluss ausüben. Eine ursächliche Verbindung dieser Art würde also die sogenannten *ethischen Implikationen* benennen, voneinander abgrenzen und für die Technikentwicklung konkret und greifbar machen. Die Frage ist, wie die Platzierung eines innovativen technischen Produkts bestehende Systeme (inklusive der in den Systemen etablierten Regeln und Normen), etablierte Akteursbeziehungen oder die Situation von Individuen in Mensch-Technik-Interaktionen zu Veränderungen (aktive Anpassungen, passive Reaktionen, Nebenfolgen) herausfordert. In den zehn Bereichen, die in Tabelle 1 aufgeführt sind, sind demnach folgende Dynamiken einschlägig:

Gesundheitspolitik und Regulierung betreffend: Neue Technologien können es erforderlich machen, dass bestehende Regularien und (seltener) der Regulierungsprozess selbst durch den Gesetzgeber den neuen Bedingungen angepasst werden (Beispiele: Nanomedizin, mehr Patientendaten durch neue Diagnoseverfahren).[4]

---

4 Vgl. Vincent 2015.

Diese Dimension betrifft nicht nur die effiziente Governance-unterstützte Balance zwischen Bedarfen (Patientennutzen und -bedürfnisse) und Schutz (Produkt- und Verfahrenssicherheit, Risikominimierung), sondern auch die Aufrechterhaltung von Gerechtigkeit und Solidarität durch geeignete Rahmenbedingungen für Technikeinsatz im Gesundheits- und Pflegesektor (Stichworte: Nano Divide, Verteilungsgerechtigkeit). Auch ist es eine politische Aufgabe, Verantwortlichkeiten bezüglich medizinischer und pflegerischer Leistungen zu definieren und zu regulieren (Beispiele: Gesundheits-Apps[5] und Telemedizin[6]).

Ökonomische Faktoren betreffend: Es muss geprüft werden, ob durch das Innovationsprodukt wirtschaftliche Abhängigkeiten (zum Beispiel von Lieferketten, bestimmten Rohstoffen und deren Marktpreisen oder von anderen Prozess- und Verteilungstechnologien) entstehen. Die Wirtschaftlichkeit ist hier nicht nur in Bezug auf die das Innovationsprodukt herstellende und verkaufende Firma, sondern vor allem auch auf die das Produkt benutzende Organisation oder Person zu prüfen (Beispiele: Stromverbrauch durch Serviceroboter, Verbrauchsmaterial beim Einsatz eines Screeningverfahrens, Cloud-Computing-Verträge zur Speicherung und Prozessierung von Daten).[7] Das Risiko, dass wirtschaftliche Interessen angesichts der gesundheitlichen Interessen durch den technischen Fortschritt die Oberhand gewinnen – eine Ökonomisierung des Gesundheitssektors also auf Kosten der Gesundheit der Patienten und des Personals geht – ist zu beachten.[8] Auch Zeitfaktoren (Verfügbarkeit und Verteilung von H&C-Gütern) und Rationalisierung, sofern sie von technischen Entwicklungen tangiert werden, sind im Spektrum dieser Kategorie zu untersuchen. Des Weiteren müssen gesetzliche und private Kranken- und Pflegeversicherungen als wirtschaftliche Akteure gegebenenfalls auf neu verfügbare Behandlungsoptionen, aber auch Serviceleistungen, reagieren.[9]

Medizinische Berufe und Arbeitsmarkt betreffend: Technologieentwicklung hat zumindest indirekte Auswirkungen auf Berufsbilder und den Arbeitsmarkt. Hierzu gehören die Veränderungen des Bedarfs an Arbeitskraft (negativ: Jobverlust, Arbeitsplatzabbau durch technologische Substitution; positiv: neue Jobs in ungewohnten Feldern, wie z. B. (interne) Informatiker im Krankenhaus), aber auch Veränderungen der Kompetenzanforderungen an Personal und Fachkräfte. Kommt der technologiebedingte Eingriff in bestehende Prozesse und Gegebenheiten zu plötzlich oder zu schnell, führt dies zu Konflikten innerhalb des Systems. Diese Transformation kann durch geeignete Design- und Gestaltungsstrategien in der Technikentwicklung reibungsloser und sozialverträglicher gelingen.

Umwelt betreffend: Umwelteinflüsse von Technologien stehen insbesondere im Fokus von Risikoanalysen. So erfolgen im Rahmen einer Technikentwicklung immer auch eine sogenannte Umwelteinflussanalyse (*environmental risk assessment*) und eine Lebenszyklusanalyse (*life cycle assessment*), wenn die entwickelte Technologie durch Stoff- oder Energieumsatz Spuren in der Umwelt hinterlässt. Im Hin-

---

5   Vgl. Albrecht 2016.
6   Vgl. Fleming 2009.
7   Vgl. Würfel 2020.
8   Vgl. Marckmann 2021.
9   Vgl. Bräutigam 2017; Sætra 2021.

blick auf ELSI sind in dieser Kategorie jedoch nicht nur die klassischen Ergebnisse einer Lebenszyklusanalyse (inklusive Toxikologie, Umweltbilanz, Stoffströme etc.) gefragt, sondern auch umweltethische Aspekte wie Nachhaltigkeit, Umweltgerechtigkeit, Biodiversität oder die Reversibilität von Einflüssen. Diese sind in klassischen Risikobewertungen oft nicht fassbar, weil sie nicht oder nur schwer numerisch oder analytisch abgebildet werden können. Ferner wird eine wissenschaftliche Herangehensweise durch definitorische Hürden (beispielsweise die begriffliche Klarheit und Komplexität des Konzepts Nachhaltigkeit) erschwert.[10]

Gesellschaft betreffend: In diese Kategorie gehören in ihrer Art sehr unterschiedliche Aspekte mit gesellschaftlicher Relevanz, etwa: die Achtung von Diversität und die Vermeidung von Diskriminierungen (beispielsweise durch Identifikation von inhärenten Biases im Design digitaler Technologien), die Reflexion möglicher technologiegetriebener Trends (z. B. Gesundheitstracking mit Wearables oder das Errechnen von Erkrankungswahrscheinlichkeiten aus einer Erbgutanalyse, aber auch: eine Erosion des Solidarprinzips in der gesetzlichen Krankenversicherung), die sozialen Rahmenbedingungen für die Verwirklichung individueller Lebensentwürfe auch von Mitgliedern marginalisierter Gruppen oder die Demokratiefähigkeit einer Gemeinschaft. Des Weiteren kann der technische Fortschritt – gerade auch im Gesundheits- und Pflegebereich – Menschenbilder und Selbstentwürfe verändern. Diese im Innovationsvorhaben möglicherweise berührten Sozialfaktoren gilt es zu bedenken. Hier spielen auch sozialpsychologische Aspekte – wie z. B. die Akzeptanz von Technik und Vertrauen in deren Interaktion – eine Rolle.[11]

Umgang mit Gesundheitsdaten: Viele aktuelle Trends der H&C-Technikentwicklung zielen auf die Verarbeitung von immer mehr Daten zu aussagekräftiger Information und nutzbarem Wissen ab. Der Schutz dieser sensiblen Daten und Informationen, Zugriffs- und Nutzungsrechte, Speicherung und Kommunikationskanäle sowie Informations- und Wissensmanagement sind eng mit dem Design der datenproduzierenden und -verarbeitenden Technik verbunden.[12]

Patient-Fachkraft[13]-Verhältnis betreffend: Mit dem Einfluss von H&C-Technologie kann sich die Asymmetrie im Verhältnis zwischen Patient*innen und medizinischem oder pflegerischem Fachpersonal in beide Richtungen verändern: Einerseits kann sie sich ausweiten, wenn voraussetzungsreiches Gesundheitswissen nur von Fachkräften verstanden und adäquat kommuniziert werden kann; andererseits kann sie sich dadurch verringern, dass Patient*innen im Internet Zugang zu Gesundheitsinformationen haben (solange die Qualität dieser Informationen nicht problematisch ist), mehr Kontrolle über die eigenen Gesundheitsdaten haben oder sich selbst untersuchen und die Daten algorithmisch auswerten lassen können. Zeit, Ort und Art des persönlichen Zusammentreffens und des menschlichen Austauschs verlassen klassische Rahmenbedingungen (persönliches Gespräch in der Arztpraxis oder im Krankenhaus, in der Pflegeeinrichtung, zu Hause) und konstituieren sich neu (d. h. hin zum Digitalen oder Virtuellen und zu „kontaktlosem" Service). Hier

---

10 Vgl. Pierce 2004.
11 Vgl. Cornejo Müller 2020; van Dijk 2020; Piallat 2021.
12 Vgl. Scholz 2021; Lee 2017; Mittelstadt 2016; Béranger 2016; O'Doherty 2016.
13 Arzt/Ärztin, Pfleger*in, Servicepersonal.

sind die Potenziale der untersuchten Technologie zu bedenken, die Bedingungen für das Patient-Fachkraft-Verhältnis, die Selbstbestimmung der Patient*innen und den Umfang an Verantwortung des Fachpersonals zu verändern.[14]

Die persönliche Integrität betreffend: Der Schutz der Integrität einer Person bedeutet hier, dass sie als körperliche, geistige und emotionale Einheit mit ihren Interessen, Präferenzen, Persönlichkeitsrechten und Schutzbedarfen geachtet und nicht verletzt wird. Dies folgt aus der Achtung der Würde und der persönlichen Freiheit und geht einher mit der Wahrung von Selbstbestimmung und Privatheit sowie dem Schutz vor Schmerz und Leid (Sicherheit). Gefahren für die persönliche Integrität sind demnach jegliche (zu Unrecht) auferlegten Zwangsmittel, die mangelnde Berücksichtigung von Interessen und Bedürfnissen, das Inkaufnehmen von vermeidbaren oder unvertretbaren Sicherheitsrisiken, ein Eingreifen in die Privatsphäre durch algorithmische Ermittlung von Persönlichkeitsmerkmalen ohne Einwilligung der betroffenen Person sowie eine (bewusste) Überbeanspruchung von Entscheidungskompetenzen. Beispiele für H&C-Technologien, die in die persönliche Integrität eingreifen können, sind digitale Anwendungen, die aus vorhandenen Patientendaten (unbemerkt) Persönlichkeitsprofile (beispielsweise zu sexuellen Präferenzen, Suizidalität oder politischen Einstellungen) erstellen (können) und hieraus sogar bestimmte Entscheidungen oder Beurteilungen ableiten. Diese Kategorie betrifft außerdem die allgemeine Kompetenz, Gesundheitsinformationen finden, verstehen, bewerten und ggfs. auch anwenden zu können (Gesundheitskompetenz). Bestimmte Technologien können diese Kompetenz signifikant fördern, sie aber eventuell auch mindern. Eine gute Gesundheitskompetenz ist auf gute Kommunikation angewiesen, die sich auf die betreffende Person mit ihren Fähigkeiten und Kompetenzen einstellt. Es gilt zu klären, ob und inwiefern eine H&C-Technologie die betreffende Person in ihrer Gesundheitskompetenz unterstützt und fördert oder aber z.B. mit zu viel oder schlecht aufbereiteter Information überfordert.[15] In diese Kategorie gehören auch die Kompetenz, mit Gesundheits-, Medizin- und Pflegetechnologie unter Erhalt der eigenen körperlichen, geistigen und emotionalen Integrität zu interagieren (Beispiel: Interaktion mit Servicerobotern im Krankenhaus),[16] sowie der Aspekt der Transparenz: Sog. „Blackbox-Technologien" stellen eine größere Gefahr für die Integrität der Anwendenden dar als solche, in denen die ablaufenden Prozesse, Ziele und Resultate nachvollziehbar sind. Die Selbstbestimmung und Integrität wird vor allem durch die Art und Weise und das Ausmaß berührt, in welchem die Technologie kontrollier- und/oder konfigurierbar ist, beispielsweise durch die Möglichkeit zu intervenieren oder die Anwendung abzubrechen; oder auch die Transparenz, für wen welche Informationen generiert und bereitgestellt werden.

Professionelles Handeln betreffend: Die berufsethischen Dimensionen professionellen Handelns stellen eine wichtige Orientierung für Fachkräfte im Gesundheits- und Pflegebereich dar. Manchmal können es neue Technologien, Verfahren oder Praktiken erforderlich machen, die Leitlinien guter professioneller Praxis an-

---

14 Vgl. Botrugno 2021; Kim 2021; Ford 2016.
15 Vgl. Hansson 2018; Burr 2018; Petrakaki 2018.
16 Vgl. Sparrow 2016; Lin 2012.

zupassen oder eine verstärkte Überprüfung ihrer Einhaltung (bzw. Einhaltbarkeit) vorzunehmen. Dies ist vor allem dann der Fall, wenn der technologische Fortschritt neue Handlungsfelder, die dem H&C-Bereich zugeordnet werden, erschließt (z. B. Schönheitschirurgie, Teile der Prothetik oder die Verbesserung von körperlicher oder kognitiver Leistungsfähigkeit) oder wenn technologische Lösungen mit dem Berufsethos nicht zu vereinbaren sind (z. B., wenn durch das maschinelle Ersetzen menschlicher Arbeit die gebotene menschliche Zuwendung wegfallen würde). Die berufsethisch geforderte professionelle Expertise bleibt demnach nicht beim Erwerb technischer Kompetenzen im Umgang mit neuen technologischen Hilfsmitteln stehen, sondern umfasst auch das Reflektieren und Bewerten von Entscheidungen und Handlungen im medizinischen und pflegerischen Kontext, deren Wahl mit herkömmlichen Methoden und Praktiken noch nicht zur Diskussion stand.[17]

Individuelle Bedarfe betreffend: Einige Gruppen von Menschen (z. B. Kinder, Komatöse, Demente, in der Kommunikation Eingeschränkte) bedürfen eines besonderen Schutzes sowohl in der Anwendung einer H&C-Technologie als auch bereits in der Konzeptionierung und im Design der Technologie. Dies betrifft die Erforschung und das Assessment von Einflussfaktoren, bei denen diese Gruppen oft übersehen und ignoriert werden, aber auch die Berücksichtigung der besonderen Bedürfnisse und Anforderungen dieser Gruppen an die Interaktion mit Technik, die als solche einer signifikanten Dynamik unterliegen. Das im systemischen Bereich angesprochene Spannungsfeld zwischen Individualisierung und Standardisierung manifestiert zudem in dieser Kategorie eine individuell-lokale Ausprägung.[18]

Mit dieser klareren Übersicht möglicher Implikationen kann nun geprüft werden, welche Technologieeigenschaften es üblicherweise sind, die Konflikte oder Herausforderungen in den entsprechenden Kategorien auslösen. Dieses Wissen ist der deskriptive Teil der Technikethik als Teil einer normativen Technikfolgenbewertung. Hier spielen Aspekte wie Neuartigkeit, Datenverarbeitung, Informationsfluss und -zugang, Prozesstransparenz, Nutzungskompetenz-Anforderungen, Material- und Ressourcenverbrauch, Einzel-/Massenproduktion oder Anschaffungs- und Nutzungskosten eine Rolle. Diese sollten bei Vorliegen eines mehr oder weniger klar umrissenen Anwendungsszenarios der anvisierten Technologie von den Entwickler*innen auch ohne ELSI-Vorwissen angegeben werden können. Demnach ist die Erfassung solcher Eigenschaften das wesentliche Kernelement des im ELSI-SAT-Health & Care-Tool implementierten Assessments, das im ELSI-Profil resultiert. Zum Wissenstransfer sind diesem die Informations- und Reflexionsübersichten der zehn ELSI-Kategorien, die sogenannten *ELSI-Karten*, zugeordnet. Nachdem die Beantwortung des Kernfragebogens im projektspezifischen ELSI-Profil resultiert, können die Toolnutzenden entscheiden, mit welchen der offensichtlich für sie relevanten Kategorien sie sich näher beschäftigen wollen. Aus dem Profil gelangen sie per Klick auf eine der Kategorien zu der entsprechenden ELSI-Karte. Diese enthält Kurz- und Langbeschreibungen der Kategorie, Problemszenarien, Fallbeispiele und Übersichten von für die Kategorie relevanten ethischen Werten

---

17 Vgl. Chiffi 2021; Jimenez 2020.
18 Vgl. Celi 2022; Challen 2019.

und Rechtsthemen. Alle wichtigen ethischen und rechtlichen Stichwörter werden in einem Glossar genauer erklärt. Kernelement der ELSI-Karten sind die Fallbeispiele, die so strukturiert sind, dass die Relevanz für die Technikentwicklung stets verständlich gemacht wird. Mit dem Ziel, dass Technologieentwickler*innen erkennen, mit welchen Methoden sie die in den Kategorien ausdezidierten Implikationen adressieren können, wird anhand der Fallbeispiele erläutert, wie einerseits bestimmte Designentscheidungen und Forschungsrichtungen zu den angesprochenen Konflikten oder Problem führen und welche Methoden die Entwickler*innen andererseits anwenden können (bzw. in realen Fallbeispielen, welche tatsächlich angewandt wurden), um Entwicklungsrichtungen zu beeinflussen und dabei Werte zu schützen bzw. Rechte und Gesetze zu achten. Ohne dass dabei konkrete Empfehlungen und Ratschläge ausgesprochen werden (was das Tool auch gar nicht leisten darf), werden Konzepte der integrierten und partizipativen Forschung und Entwicklung wie value-sensitive design,[19] design thinking,[20] open innovation,[21] ethical vision assessment[22] oder co-design[23] vorgestellt oder wird auf Möglichkeiten der interdisziplinären Kooperation mit Expert*innen und möglichen zusätzlichen Forschungspartnern hingewiesen.[24]

4 FAZIT UND AUSBLICK

Gelingt durch den beschriebenen Dreischritt – Mapping der ethischen Dimensionen von Gesundheit, Medizin und Pflege; Einflusspotenziale auf diese Dimensionen; Technikeigenschaften als Auslöser dieser Einflüsse – der erwünschte Transfer von angewandt-ethischem Wissen in die Technikentwicklung, so darf konstatiert werden, dass medizin- und pflegeethische Kompetenz durch die Verknüpfung mit technikethischen Strategien prospektiv handlungsleitend umgesetzt werden konnte. Dies darf als Hinweis darauf verstanden werden, dass eine programmatische Unterteilung der Angewandten Ethik in Bereichsethiken weder notwendig noch zielführend ist. Die epistemischen Regime, die sie abdecken, sind kompatibel und führen zu anwendbaren Lösungsstrategien. Übergreifende Konzepte wie ethics-by-design[25] oder ethisch gut fundierte Orientierungsmaßstäbe wie das der Lebensethik[26] erscheinen also sinnvoller als der Versuch, das Feld mit Bereichsethikdefinitionen zur Profilierung zu segmentieren.

---

19 Vgl. Friedman 2019.
20 Vgl. Kerguenne 2022.
21 Vgl. Fritzsche 2020.
22 Vgl. Grin 2000.
23 Vgl. Dilnot 2016.
24 Vgl. Vajna 2020; van de Poel 2018.
25 Vgl. Ibiricu 2020; Nurock 2021.
26 Siehe hierzu https://www.lifeethics.uni-bonn.de.

BIBLIOGRAFIE

Albrecht, Urs-Vito (Hrsg.) (2016): Chancen und Risiken von Gesundheits-Apps (CHARISMHA). Bericht. Hannover: Medizinische Hochschule Hannover.

Béranger, Jérôme (2016): Big Data and Ethics. The Medical Datasphere. Oxford: Elsevier.

Botrugno, Carlo (2021) Information technologies in healthcare: Enhancing or dehumanising doctor–patient interaction? In: Health. SAGE Publications Ltd, 25 (4), S. 475–493.

Bräutigam, Christoph/Enste, Peter/Evans, Michaela/Hilbert, Josef/Merkel, Sebastian/Öz, Fikret (2017): Digitalisierung im Krankenhaus: Mehr Technik – bessere Arbeit? Düsseldorf: Hans-Böckler-Stiftung.

Burr, Christopher/Cristianini, Nello/Ladyman, James (2018): An Analysis of the Interaction Between Intelligent Software Agents and Human Users. In: Minds and Machines, Nr. 28(4), S. 735–774.

Caplan, Arthur L./Parent, Brendan (Hrsg.) (2017): The Ethical Challenges of Emerging Medical Technologies. Abingdon: Routledge.

Celi, Leo Anthony/Cellini, Jacqueline/Charpignon, Marie-Laure/Fraser, Hamish S. (2022): Sources of bias in artificial intelligence that perpetuate healthcare disparities – A global review. In: PLOS Digital Health, Nr. 1(3), S. e0000022.

Challen, Robert/Denny, Joshua/Pitt, Martin u. a. (2019): Artificial intelligence, bias and clinical safety. In: BMJ Quality & Safety, Nr. 28(3), S. 231–237.

Chiffi, Daniele (2021): Clinical Reasoning: Knowledge, Uncertainty, and Values in Health Care. Cham: Springer.

Cornejo Müller, Alejandro/Wachtler, Benjamin/Lampert, Thomas u. a. (2020): Digital Divide – Soziale Unterschiede in der Nutzung digitaler Gesundheitsangebote. In: Bundesgesundheitsblatt – Gesundheitsforschung – Gesundheitsschutz, 63(2), S. 185–191.

Cotton, Matthew (2014): Ethics and Technology Assessment: A participatory approach. Berlin: Springer.

Dilnot, Clive/Boztepe, Suzan (Hrsg.) (2016): John Heskett's Design and the Creation of Value. London: Bloomsbury.

Fenner, Dagmar (2022): Einführung in die Angewandte Ethik. 2. Aufl. Tübingen: Narr Francke Attempto Verlag (UTB).

Fleming, David A./Edison, Karen E./Pak, Hon (2009): Telehealth Ethics. In: Telemedicine and e-Health, Nr. 15(8), S. 797–803.

Ford, Roger/Price, W. (2016): Privacy and Accountability in Black-Box Medicine. In: Michigan Telecommunications & Technology Law Review, Nr. 23(1), S. 1–43.

Friedman, Batya/Hendry, David G. (2019): Value Sensitive Design: Shaping Technology with Moral Imagination. Cambridge: MIT Press.

Fritzsche, Albrecht/Jonas, Julia M./Roth, Angela/Möslein Kathrin M. (Hrsg.) (2020): Innovating in the Open Lab. The new potential for interactive value creation across organizational boundaries. Oldenbourg: De Gruyter.

Funk, Michael (2022): Angewandte Ethik und Technikbewertung. Ein methodischer Grundriss. Grundlagen der Technikethik, Band 2. Wiesbaden: Springer.

Gonzalez, Wenceslao J. (Hrsg.) (2015): New Perspectives on Technology, Values, and Ethics. Theoretical and Practical. Heidelberg: Springer.

Grin, John/Grunwald, Armin (Hrsg.) (2000): Vision Assessment: Shaping Technology in 21st Century Society. Heidelberg: Springer.

Grunwald, Armin/Hillerbrand, Rafaela (Hrsg.) (2021): Handbuch Technikethik. 2. Aufl. Berlin: Springer.

Hansson, Sven Ove (Hrsg.) (2017): The Ethics of Technology. Methods and Approaches. London: Rowman & Littlefield.

Hansson, Sven Ove (2018): The Ethics of Making Patients Responsible. In: Cambridge Quarterly of Healthcare Ethics, Nr. 27(1), S. 87–92.

Honnefelder, Ludger (2016): Zur Frage nach übergreifenden Gliederungssystemen im modernen Ethikdiskurs: „Applied Ethics" – „Angewandte Ethik" – „Bereichsethiken" – „Verantwortung". In: Korff, W./Vogt, M. (Hrsg.): Gliederungssysteme angewandter Ethik. Ein Handbuch. Freiburg: Herder, S. 642–667.

Ibiricu, Bernice/van der Made, Marja Leena (2020): Ethics by design: a code of ethics for the digital age. In: Records Management Journal, Nr. 30(3), S. 395–414.

Jimenez, Geronimo/Spinazze, Pier/Matchar, David u. a. (2020): Digital health competencies for primary healthcare professionals: A scoping review. In: International Journal of Medical Informatics, Nr. 143, S. 104260.

Kerguenne, Annie/Schaefer, Hedi/Taherivand, Abraham (2022): Design Thinking. Die agile Innovations-Strategie. 2. Aufl. Freiburg: Haufe.

Kim, Tae Wan/Routledge, Bryan R. (2022): Why a Right to an Explanation of Algorithmic Decision-Making Should Exist: A Trust-Based Approach. In: Business Ethics Quarterly, Nr. 32(1), S. 75–102.

Knoepffler, Nikolaus/Kunzmann, Peter/Pies, Ingo/Siegetsleitner, Anne (Hrsg.) (2016): Einführung in die Angewandte Ethik. Baden Baden: Verlag Karl Alber.

Lee, Lisa M. (2017): Ethics and subsequent use of electronic health record data. In: Journal of Biomedical Informatics, Nr. 71, S. 143–146.

Lin, Patrick/Abney, Keith/Bekey, George A. (Hrsg.) (2012): Robot ethics: the ethical and social implications of robotics. Cambridge: MIT Press.

Lupton, Deborah (2017): Digital Health: Critical and Cross-Disciplinary Perspectives. Abingdon: Routledge.

Marckmann, Georg (2021): Ökonomisierung im Gesundheitswesen als organisationsethische Herausforderung. In: Ethik in der Medizin, Nr. 33, S. 189–201.

Mehlich, Jan (2023): ELSI-SAT Health & Care: Ein Ethics-By-Design-Tool für Integrierte Forschung und Technikentwicklung im Frühstadium. In: Grimm, P./Pechlaner, H./Zöllner, O. (Hrsg.): Medien – Ethik – Digitalisierung. Aktuelle Herausforderungen. Schriftenreihe Medienethik, Band 20. Stuttgart: Franz Steiner Verlag. S. 59–76.

Mittelstadt, Brent Daniel/Floridi, Luciano (2016): The Ethics of Big Data: Current and Foreseeable Issues in Biomedical Contexts. In: Science and Engineering Ethics, Nr. 22(2), S. 303–341.

Morley, Jessica/Machado, Caio C. V./Burr, Christopher/Cowls, Josh/Joshi, Indra/Taddeo, Mariarosaria/Floridi, Luciano (2020): The ethics of AI in health care: A mapping review. In: Social Science & Medicine, Nr. 260, S. 113172.

Morrison, Eileen E./Furlong, Beth (2019): Health Care Ethics. Critical Issues for the 21st Century. 4th Edition. Burlington: Jones & Bartlett.

Nurock, Vanessa/Chatila, Raja/Parizeau, Marie-Hélène (2021): What Does "Ethical by Design" Mean? In: Braunschweig, Bertrand/Ghallab, Malik (Hrsg.): Reflections on Artificial Intelligence for Humanity. Cham: Springer, S. 171–190.

O'Doherty, Kieran C./Christofides, Emily/Yen, Jeffery u. a. (2016): If you build it, they will come: unintended future uses of organised health data collections. In: BMC Medical Ethics, Nr. 17(1), S. 54.

Petrakaki, Dimitra/Hilberg, Eva/Waring, Justin (2018): Between empowerment and self-discipline: Governing patients' conduct through technological self-care. In: Social Science & Medicine, Nr. 213, S. 146–153.

Piallat, Chris (Hrsg.) (2021): Der Wert der Digitalisierung: Gemeinwohl in der digitalen Welt. Bielefeld: transcript (Digitale Gesellschaft).

Pierce, Jessica/Jameton, Andrew (2004): The Ethics of Environmentally Responsible Health Care. New York: Oxford University Press.

Sætra, Henrik Skaug/Fosch-Villaronga, Eduard (2021): Healthcare Digitalisation and the Changing Nature of Work and Society. In: Healthcare, Nr. 9(8), S. 1007.

Scholz, Roland W./Beckedahl, Markus/Noller, Stephan u. a. (Hrsg.) (2021): DiDaT Weißbuch. Verantwortungsvoller Umgang mit digitalen Daten – Orientierungen eines transdisziplinären Prozesses. Baden-Baden: Nomos.

Sparrow, Robert (2016): Robots in aged care: a dystopian future? In: AI & SOCIETY, Nr. 31(4), S. 445–454.
Stoecker, Ralf/Neuhäuser, Christian/Raters, Marie-Luise (Hrsg.) (2011): Handbuch Angewandte Ethik. Stuttgart: J.B. Metzler.
Vajna, Sandor (2020): Integrated Design Engineering. Interdisciplinary and Holistic Product Development. Cham: Springer.
van de Poel, Ibo/Asveld, Lotte/Mehos, Donna C. (Hrsg.) (2018): New Perspectives on Technology in Society. Experimentation beyond the Laboratory. Abingdon: Routledge.
van den Hoven, Jeroen/Miller, Seumas/Pogge, Thomas (Hrsg.) (2017): Designing in Ethics. Cambridge: Cambridge University Press.
van den Hoven, Jeroen/Vermaas, Pieter E./van de Poel, Ibo (Hrsg.) (2015): Handbook of Ethics, Values, and Technological Design. Sources, Theory, Values and Application Domains. Dordrecht: Springer.
van Dijk, Jan (2020): The Digital Divide. Cambridge: Polity.
van Rysewyk, Simon Peter/Pontier, Matthijs (Hrsg.) (2015): Machine Medical Ethics. Cham: Springer.
Veluwenkamp, Herman/van den Hoven, Jeroen (2023): Design for values and conceptual engineering. In: Ethics and Information Technology, Nr. 25 (2), S.1–12.
Vincent, Christopher James/Niezen, Gerrit/O'Kane, Aisling Ann/Stawarz, Katarzyna (2015): Can Standards and Regulations Keep Up With Health Technology? In: JMIR Mhealth Uhealth, Nr. 3(2), S. e64.
Vogt, Markus (2016): Bereichsethische Gliederung im Zeichen des Pluralismus. In: Korff, W./Vogt, M. (Hrsg.): Gliederungssysteme angewandter Ethik. Ein Handbuch. Freiburg: Herder, S. 613–641.
Würfel, Alexander M./Holl, Felix (2020): Ökonomische Aspekte von mHealth-Anwendungen. In: Pfannstiel, Mario A./Holl, Felix/Swoboda, Walter J. (Hrsg.): mHealth-Anwendungen für chronisch Kranke. Wiesbaden: Springer Gabler, S. 27–44.

BMBF-PROJEKT ELSI-SAT HEALTH & CARE

Ethische Fundierung und Hintergründe zur Konzeption
des Moduls Wertereflexion

Susanne Kuhnert

ELSI-SAT Health & Care ist eine Weiterentwicklung der Anwendung ELSI-SAT. ELSI-SAT ist ein Softwaretool zur Orientierung für Forschungsprojekte im Hinblick auf ethische, rechtliche und soziale Implikationen. Das Bundesministerium für Bildung und Forschung (BMBF) ist der Fördergeber des Projektes ELSI-SAT sowie für das Folgeprojekt ELSI SAT Health & Care. Die neue Anwendung sollte nicht nur eine Verbesserung der Software mit einem Fokus auf Nutzerfreundlichkeit und Anwendbarkeit darstellen, sondern auch explizit für den Bereich Forschung im Gesundheitswesen, Medizin und Pflege ausgerichtet sein. Dieser Artikel beschränkt sich im Wesentlichen auf die Vorstellung eines Übungsteils der Anwendung ELSI-SAT Health & Care: das Modul „Wertereflexion". Die Übung steht im Zusammenhang mit einem werteorientierten Design. Es soll gezeigt werden, welche ethischen Theorien und Methoden den Rahmen für die inhaltliche Gestaltung boten. Weiterhin wird die Genese der Übung kurz dargestellt, dabei wird auch auf eine Stakeholder-Befragung eingegangen, die in diesem Rahmen durchgeführt wurde.

1 DIE ENTWICKLUNG VON ELSI-SAT HEALTH & CARE

Die Software ELSI-SAT wurde als Screening- und Assessment-Tool entworfen und soll Forschenden dabei helfen, eine Einschätzung hinsichtlich der rechtlichen, ethischen und sozialen Implikationen ihres Forschungsprojektes vornehmen zu können. ELSI-SAT Health & Care sollte hier anschließen und gleichzeitig verbessert werden. Das Herzstück von ELSI-SAT Health & Care ist deshalb, wie bei ELSI-SAT, ein Fragebogen, der den Nutzenden erneut eine Möglichkeit bietet, sich einen selbstständigen Überblick über mögliche Implikationen zu verschaffen, und der über die Frage- und Antwortmöglichkeiten in den Dialog mit den Nutzenden tritt. Bei dem Folgeprojekt ELSI-SAT Health & Care wurde darauf geachtet, dass zur Bearbeitung des Fragebogens kein ethisches oder rechtliches Vorwissen vorhanden sein muss. Die Fragen beziehen sich deshalb auf die technischen Aspekte oder die allgemeine Konzeption und Ausrichtung der Forschungsprojekte. Erst durch die Auswertung und ein sogenanntes ELSI-Profil, in dem wahrscheinliche ethische, rechtliche und gesellschaftlich relevante Kategorien angezeigt werden, können sich die Nutzenden selbstständig näher mit den für sie relevanten Themenfeldern befassen. Hierzu dienen die sogenannten ELSI-Karten als Informationsquelle. Die ELSI-Karten liefern einen sachlichen und wissenschaftlich fundierten Überblick hinsichtlich der Themengebiete und zeigen anhand von narrativ ausgerichteten Fallbeispielen mögliche praktische Auswirkungen. Weiterhin dient in ELSI-SAT Health & Care ein ausführliches Glossar zur Informationsübermittlung.

Die Evaluation von ELSI-SAT hatte ergeben, dass Nutzende offen für ein Tool sind, das ihnen sinnvolle Anregungen für einen ethischen und rechtlichen Reflexionsprozess bieten kann. ELSI-SAT Health & Care legt aus diesem Grund nicht mehr den Fokus darauf, ein Screening- und Assessment-Tool zu sein, sondern möchte ein Reflexions- und Inspirationstool sein, das gleichzeitig ethisches und rechtliches Wissen vermittelt. ELSI-SAT Health & Care besteht aus diesem Grund nicht nur aus einem Fragebogen und dessen Auswertung. Die Anwendung besteht aus vier Modulen, die unabhängig voneinander funktionieren und genutzt werden können. Nutzende sollen dadurch mehr Freiräume haben, um sich selbstständig mit ethischen und rechtlichen Themen zu befassen. Weiterhin wurden sowohl eine Nutzung von einzelnen Personen als auch die Nutzung in der Gruppe respektive im Forschungsverbund als mögliche Optionen berücksichtigt. Die Anwendung in der Gruppe beziehungsweise im Konsortium soll die interdisziplinäre Zusammenarbeit unterstützen. Zwei Module der Übung dienen deshalb im Besonderen nicht der theoretischen Wissensvermittlung, sondern sollen vornehmlich eine Reflexionsanregung darstellen. Dies trifft auf die erste Übung „*Wertereflexion*" zu und bezieht sich ebenfalls auf das letzte Modul, das eine Reflexion des eigenen Forschungsantrags anregen soll. In diesem Aufsatz wird ausschließlich auf die Übung „Wertereflexion" eingegangen. Der primäre Zweck der Übung liegt nicht in der Informationsvermittlung, sondern ist darauf ausgelegt, ein kontextsensibles Denken zu fördern und ethische Wertvorstellungen in den Kontexten des jeweiligen Forschungsprojektes als Einzelperson oder in der Gruppe zu überdenken.

2 INTEGRIERTE FORSCHUNG UND DER BEDARF FÜR ELSI-SAT HEALTH & CARE

Der Begriff *ELSI* (als Akronym für *Ethical, Legal and Social Implications*) wurde Ende der 1980er-Jahre im Zuge der Genomforschung in den internationalen Wissenschaftsdiskurs eingeführt.[1] Es gibt viele Beispiele, die zeigen, dass das Problembewusstsein für eine Technikgestaltung, die sich näher am Menschen orientiert, nicht neu ist. Zwei weitere Beispiele aus den 1980er-Jahren können dies verdeutlichen. Der Designer Victor Papanek veröffentlichte in dieser Zeit mit „Design for the Real World" einen Appell, der alle Designer zum Umdenken auffordert und das Thema der Nachhaltigkeit in den Mittelpunkt stellt. Papanek fordert:

---

1 Vgl. Bellon/Nähr-Wagener 2020, S. 46.

> Design must become an innovative, highly creative, cross disciplinary tool responsive to the true needs of men. It must become research oriented, and we must stop defiling the earth itself with poorly designed objects and structures.[2]

Im deutschsprachigen Raum verweist Ropohl in derselben Zeitspanne auf „Die unvollkommene Technik" und analysiert das Problem:

> Diese Unvollständigkeit rührt daher, daß man die Systemqualität der Mensch-Maschine-Verknüpfung zu wenig beachtet hat. Weder hat man die Anpassung der technischen Gebilde an menschliche Bedürfnisse und Fähigkeiten weit genug getrieben, noch hat man gründlich genug darüber nachgedacht, daß sich ja auch der Mensch in gewissen Umfang anpassen muß, wenn er eine anthropotechnische Handlungseinheit eingeht.[3]

Das Problembewusstsein ist demnach alles andere als neu. Technische Lösungen müssen an den nachhaltigen Bedürfnissen und Fähigkeiten der Menschen ausgerichtet sein. Gleichzeitig besteht gegenwärtig ein zunehmender Bedarf, Technologien zu entwickeln, die wirklich nachhaltig sind sowie soziale und ethische Werte tatsächlich berücksichtigen. Aus einer ethischen, rechtlichen und sozialen Perspektive kann nicht jede Bedürfnisbefriedigung als wünschenswert gelten. Eine der größten Herausforderungen ist deshalb, eine erfolgreiche Interdisziplinarität in Gestaltungs- und Forschungsprozessen zu erreichen. Bellon und Nähr-Wagener definieren den Ansatz und den Schwerpunkt der gegenwärtigen Integrierten Forschung:

> Der Ansatz der Integrierten Forschung versucht in Bezug auf Mensch-Technik-Interaktionen, auch in Abgrenzung zu aktuellen Tendenzen innerhalb interdisziplinärer Technikentwicklung, zum einen den Partikularitätscharakter von ELSI-(Begleit-)Forschung unter Beibehaltung der Eigenständigkeit der jeweiligen ELSI-Perspektiven zu ergänzen und dabei insbesondere die Entwickler*innenperspektive, aber darüber hinaus auch weitere Akteure zu ‚integrieren'.[4]

Die Software ELSI-SAT Health & Care wurde zu dem Zweck entworfen, Forschungsprojekte dabei zu unterstützen, eine selbstständige Einschätzung auf mögliche ELS-Aspekte vorzunehmen. Es werden keine Handlungsempfehlungen ausgesprochen, und die Software ersetzt keine ethische, rechtliche oder sozialwissenschaftliche Begleitforschung – im Gegenteil: Das Ziel ist, dass der konkrete Bedarf im Hinblick auf ELS-Aspekte besser eingeschätzt werden kann, um zu einer umfassenderen und erfolgreichen Planung der Forschungsvorhaben beizutragen, denn finanzielle und zeitliche Ressourcen sowie mögliche Partnerinstitutionen müssen rechtzeitig in das Forschungsvorhaben integriert werden. Die Software soll darüber hinaus auch einen einfachen und kostenfreien Zugang für jede interessierte Person ermöglichen, die sich zum ersten Mal mit dem Thema ELSI im Kontext des Gesundheitswesens beschäftigen möchte.

Für eine möglichst große Vielseitigkeit des Software-Tools dienten als Referenzen für die Gestaltung von ELSI-SAT Health & Care unterschiedliche Methoden, die sich mit integrierter Forschung oder der Ethik in Gestaltungsprozessen im weitesten Sinn befassen. Für die Übung der Wertereflexion wurde vor allem die Value-Sensitive-Design-Methode als Inspirationsquelle genutzt. Im Wesentlichen

---

2   Papanek 2019, S. X.
3   Ropohl 1985, S. 141.
4   Bellon/Nähr-Wagener 2020, S. 49.

geht es in der Übung „Wertereflexion" darum, ein Wertebewusstsein zu erzeugen sowie die Aufmerksamkeit auf mögliche Spannungsverhältnisse zu lenken, in denen Werte zueinander stehen können, aber auch auf die ambivalenten Bedeutungen eines einzelnen Wertes, je nachdem in welchem Kontext dieser Wert zum Tragen kommt. Die Übung wurde als Einstieg in das Software-Tool konzipiert und als Einstieg in das Thema ELSI. Sie kann aus diesem Grund keine vertiefte ethische Wertereflexion ermöglichen, sondern soll als Anregung und Übung verstanden werden.

3 ETHIK, WERTE UND DIE BEDEUTUNG DER EMPIRIE

Der besondere Reiz, sich mit menschlichen Werten zu befassen, besteht darin, dass Werte einen fundamentalen Einfluss besitzen und jeder Mensch bestimmte Wertvorstellungen hat.

> Werte sind in unserem Leben omnipräsent, und ihre Anzahl ist nicht bestimmbar. In welchem Kontext wir uns auch immer befinden, werden wir stets mit zahlreichen Wertphänomenen konfrontiert sein. Wir betreten beispielsweise eine Wohnung, empfinden sie als schön oder geschmackvoll, als ordentlich und modern oder als chaotisch und dreckig. Sofort stehen Werte im Raum: Schönheit, Harmonie, Modernität oder negative Werte wie Chaos, Unreinheit, Kitsch.[5]

Laut Spiekermann werden Werte intuitiv wahrgenommen und sind eng mit Emotionen verbunden, aber nicht mit Emotionen gleichzusetzen.[6] Diese Wertvorstellungen prägen nicht nur das eigene Leben, sondern werden bewusst oder unbewusst auch übertragen, wenn Personen Konzepte für ein gutes Leben entwerfen. Werte sind eng mit Wunschvorstellungen verbunden.

> Werte sind Vorstellungen, Ideen bzw. Ideale. Sie bezeichnen, welche Handlungen und Einstellungen wünschenswert sind, damit das Zusammenleben in der Gesellschaft gelingt. Werte können im Wesentlichen drei Funktionen erfüllen: Sie steuern unsere Handlungen, beeinflussen unsere Wahrnehmung und Wirklichkeitskonstruktion und sie stellen Motive für unser Handeln dar.[7]

Die Befriedigung der eigenen Wünsche und Bedürfnisse ist ein naheliegender Ausgangspunkt für viele Innovationen und Produktideen. Werte können einen sehr subjektiven Charakter haben, obwohl sie unter abstrakten Begriffen wie Gerechtigkeit, Mut oder Liebe zusammengefasst werden. Jeder Mensch, der einen Begriff wie Gerechtigkeit kennt, hat eine Idee von diesem Begriff und eine bestimmte Vorstellung. Eventuell denkt er oder sie an den Grafen von Monte Christo, der nach Vergeltung sucht und sich seine eigene Gerechtigkeit schaffen möchte, oder eine Person denkt an Recht und Gesetz und die Gewaltenteilung, und wiederum eine andere Person hat ein Bild der sozialen Ungerechtigkeiten vor Augen.

---

5 Spiekermann 2019, S. 37.
6 Vgl. ebd., S. 38–41.
7 Grimm/Keber/Zöllner 2019, S. 20.

> Allein auf sich gestellt bleiben Werte allerdings abstrakt; in einer Geschichte hingegen können sie erfahrbar gemacht werden: ihre Bedeutung wird anhand eines Beispiels konkretisiert und die Werte sind auf diese Weise kontextuell eingebunden.[8]

Jedes Bild wird andere Gefühle auslösen und die Perspektive beeinflussen. Es ist deshalb nicht selbstverständlich, dass Menschen wirklich geteilte oder gemeinsame Wertvorstellungen haben. Selbst wenn zwei Personen denken, dass ihnen der Wert der Gerechtigkeit sehr wichtig ist, so können sie dennoch vollkommen verschiedene Aspekte damit meinen. Dem einen, der an den Grafen von Monte Christo denkt, wird vielleicht vor allem die Gerechtigkeit im Privaten etwas bedeuten und ob sich sein direktes Umfeld und seine Mitmenschen ihm gegenüber loyal und ehrlich verhalten. Eine andere Person wünscht sich das vielleicht auch, hat aber einen vollkommen anderen Gedanken in Bezug darauf, wie Gerechtigkeit gelebt werden soll. Sie denkt vielleicht an politische und soziale Strukturen und an einen gesellschaftlichen Wandel, um die Altersarmut zu bekämpfen. Die beiden Personen müssen zuerst in ein Gespräch über den Wert der Gerechtigkeit verstrickt sein, bis ihnen die Unterschiede in ihren Sichtweisen bewusst werden. Es braucht anschließend ein sehr viel tieferes Gespräch, um von diesen Unterschieden wieder auf die Gemeinsamkeiten zu gelangen und eine gemeinsame Perspektive zu gewinnen, falls diese Personen sich beispielsweise dazu entschließen sollten, als Team etwas für den Wert der Gerechtigkeit zu unternehmen, etwa eine Technologie zu entwickeln, die den Gerechtigkeitssinn fördern soll.

Selbst wenn ein Wert in einem ethischen Kontext steht, so ist dennoch ein wichtiger Punkt zu beachten.

> Wertschätzungen sind empirisch beobachtbare Verhaltensmuster und können als solche untersucht werden. Die Aussagen, die sich daraus ergeben, sind Aussagen *über* Wertschätzungen, sind aber nicht von sich aus Wert-Aussagen in irgendeinem Sinne, der sie von anderen Tatsachen-Aussagen unterschiede.[9]

Eine Vorstellung von einem ethischen Wert zu haben, ist das eine. Eine ethisch normative Argumentation ist etwas anderes. Die Beschäftigung mit Wertvorstellungen von bestimmten Personen sollte also nicht darauf abzielen, aus diesen Wertvorstellungen normative Aussagen ableiten zu wollen. Die Kommunikation über Werte dient in erster Linie einem besseren Verständnis und einer gemeinsamen Kommunikationsgrundlage.

Insbesondere im Rahmen einer werteorientierten Technikgestaltung sind deshalb empirische Methoden sinnvoll. Erstens werden durch die Interaktion die abstrakten Begriffe mit konkretem Leben gefüllt. Zweitens können durch die tatsächliche Erfahrung Mängel sichtbar werden, selbst wenn die Gestaltung eines Wertes und eine wertvolle Technologie zu entwickeln der ursprüngliche Gedanke war. Ein schönes Beispiel für das Potenzial der empirischen Erfahrung liefern Kelley und Kelley. Sie verdeutlichen an der Geschichte eines Mitentwicklers der Magnetresonanztomographie (MRT), welche Bedeutung ein menschzentriertes Design haben

---

8   Grimm/Keber/Zöllner 2019, S. 21.
9   Dewey 2004, S. 345 (Hervorhebung im Original).

kann und wie wichtig die tatsächliche Begegnung mit den Menschen ist oder besser: den Patientinnen und Patienten und deren Erfahrungen.

Bei der Entwicklung der MRT-Technologie stand der Wert einer besseren medizinischen Behandlung und der Wert der Gesundheit im Mittelpunkt. Im Beispiel von Kelley und Kelley wird ein neues MRT-Gerät in einem Krankenhaus getestet, bei dem explizit das Design im Vordergrund stand und mit dem die Entwickler sich um einen Design-Award bewarben. Im Kontakt mit dem medizinischen Personal wollte der Entwickler erfahren, wie seine neue Entwicklung aufgenommen wurde, und hoffte auf eine positive Rückmeldung. Stattdessen berührt ihn die Begegnung mit einem Kind, das Angst erleidet durch die Behandlung, dermaßen, dass er zu einem Umdenken angestoßen wird. Erst durch die Begegnung mit einem Kind, das die Technologie und deren Nutzen nicht verstehen kann, wird ihm bewusst, dass es noch wesentlich andere Faktoren gibt, die für eine gute Technologie zu berücksichtigen sind.

Im Folgenden suchen der Entwickler und sein Team nach Lösungen, um die Technologie weniger beängstigend zu gestalten. Sie kommen zu einer einfachen Lösung, die jedoch eine fundamental andere Erfahrung provozieren konnte. Sie nutzen die kindliche Fantasie, um die Begegnung mit der Technologie zu einem Abenteuer umzugestalten, in dem die Kinder Held:innen sein können. Sie bauen neue Prototypen, bei denen die äußerliche, visuelle Gestaltung ein Piratenschiff oder ein Raumschiff darstellt. Die bedrohlichen Klopfgeräusche, die von der Technologie kommen, werden in die Erzählung integriert und sind Teil der Erfahrung in einem Raumschiff zu liegen. Das schönste Ergebnis für den Entwickler war, als ein kleines Mädchen nach der Behandlung in seinem „Piratenschiff" seine Mutter fragt, ob sie morgen wieder kommen könnten. Die beängstigende Erfahrung konnte erfolgreich transformiert werden. Ohne die Begegnung mit einem Kind in einem realen Anwendungsszenario wäre dem Entwickler vielleicht nie bewusst gewesen, welche Erfahrungen für eine vulnerable Gruppe damit verbunden sein können.[10]

4 DIE VALUE-SENSITIVE-DESIGN-METHODE

Der Versuch, Werte bewusst in ein Projekt, eine Idee oder die Gestaltung einer Technologie einfließen lassen zu können, kann durch die Value-Sensitive-Design-Methode umgesetzt werden. Im Grundsatz ist die Methode triadisch aufgebaut. Der Prozess ist dabei iterativ und umfasst konzeptionelle, empirische und technische Recherchen.[11] Die Methode konzentriert sich auf ethische Werte und lässt dabei einen sehr großen Spielraum mit der Definition von menschlichen Werten als „what is important to people in their lives, with a focus on ethics and morality"[12]. Friedman und Hendry benennen zwar auch eine Liste von wichtigen ethischen Werten,[13] die häufig eine Rolle im Design spielen sollten, aber letztlich sind bei ihnen dieje-

---

10 Vgl. Kelley/Kelley 2015, S. 13–18.
11 Vgl. Friedman et al. 2002, S. 1–3.
12 Friedman/Hendry 2019, S. 4.
13 Diese Werte sind: „human welfare, ownership und property, privacy, freedom from bias, trust,

nigen Instanzen die entscheiden Quellen, die von der Entwicklung betroffen sind.[14] Friedman und Hendry zielen dabei nicht nur auf die Nutzer:innen oder Anwender:innen ab und benutzen deshalb den Begriff Stakeholder. Dieser Begriff umfasst bei ihnen nicht nur Einzelpersonen oder Gruppen, sondern auch Gemeinschaften, Gesellschaften, Organisationen, Institutionen, vergangene, gegenwärtige und zukünftige Generationen, nicht-menschliche Lebewesen bis hin zur Umwelt und Natur, wobei auch auf (historische) Gebäude oder Plätze Bezug genommen werden kann.[15] Um diesen Stauts der Betroffenheit ermitteln zu können, braucht es empirische Untersuchungen. Dabei sollen die Stakeholder in ihren jeweiligen Rollen betrachtet werden. „A ‚role' pertrains to a stakeholder's duties, contextual identity, or particular circumstances."[16]

Für Friedman und Hendry ist ein wesentlicher Punkt, dass Werte in einem Spannungsverhältnis zueinanderstehen können und sich daraus die Herausforderung ergibt: „Thus, one challenge for value sensitive design is how to frame a design process to engage constructively in this interconnectedness of human values and experience."[17] Ein Entwicklungsprozess sollte deshalb nicht nur aus einer technischen, sondern auch aus einer sozialen Perspektive betrachtet werden und beide Sichtweisen zusammenführen anstatt sie nebeneinander laufen zu lassen. Die Value-Sensitive-Design-Methode liefert 17 konkrete Methoden, um ein werteorientiertes Design zu ermöglichen.

Zwei dieser Methoden dienten wiederum als Inspirationsquelle für die Gestaltung der Übung „Wertereflexion" im Software-Tool ELSI-SAT Health & Care: die Methoden „Value sketch" und „Value-oriented semi-structured interview". Das Skizzieren von Werten und eine visuelle Anordnung zu erstellen soll dabei helfen, das Nonverbale zum Ausdruck zu bringen. Hierdurch wird eine weitere Ebene des Verstehens angeregt. Ziel ist auch, ein tieferes Verständnis für die Technologie selbst zu entwickeln: „With value sketches, the emphasis is on understandings, views, and values about a technology."[18] Stakeholder-Befragungen sollen im Rahmen der Value Sensitive Design Methode durchgeführt werden, um ein tieferes Verständnis über die Perspektiven und Sichtweisen der jeweiligen Stakeholder zu erlangen.

> Interview questions can be honed to elicit information about values and value tensions in relation to technology. [...] The semi-structured nature of the interview provides an opportunity to pursue topics in depth as well as engage new considerations the stakeholder introduces into the conversation.[19]

---

autonomy, informed consent, accountability, courtesy, identity, calmness, environmental sustainability". Friedman/Hendry 2019, S. 28.
14 „Whose values are to be taken into account? Value sensitive design answers this question: those who are or will be significantly implicated by the technology." Ebd., S. 35.
15 Vgl. ebd., S. 37.
16 Ebd., S. 37.
17 Ebd., S. 44.
18 Ebd., S. 70.
19 Ebd., S. 71.

5 DIE ÜBUNG „WERTEREFLEXION"

Es gibt zwei Grundannahmen, die in die Konzeption der Übung „Wertereflexion" eingeflossen sind: (1) Eine gute Gestaltung sollte die tatsächlichen Lebensumstände und vorhandenen Handlungsmuster und Ressourcen von Menschen und Umwelt einbeziehen. Menschliche Bedürfnisse sollten durch eine ganzheitliche Vorstellung vom Menschen berücksichtigt werden. (2) Es gibt universale ethische Werte wie Gerechtigkeit, Freiheit und die Würde des Menschen, aber spezifische Kontexte haben einen Einfluss auf Wertvorstellungen. Werte sollten vor allem in Gestaltungsfragen in Kontexten betrachtet werden und ein werteorientiertes Design muss einen Wert sinnvoll in eine technische Handlung übersetzen können.

Die Übung „Wertereflexion" wurde nicht dafür entwickelt, um Vorgaben zu machen, was unter einem bestimmten Wert verstanden werden soll, noch sollen allgemeingültige Aussagen getroffen werden. Es werden insbesondere keine ethischen Argumente oder normativen Aussagen getroffen. Das Ziel besteht darin, ein kontextsensibles Design und kontextsensibles Nachdenken zu fördern. Hierfür ist der erste Schritt, sich über die eigenen Wertvorstellungen bewusst zu werden und aus den intuitiv-gefühlten und meist unbewussten Wertvorstellungen herauszutreten. Ziel ist, die Nutzer:innen zum Nachdenken über die beispielhaften Werte anzuregen, in dem keine klaren Definitionen gegeben werden, sondern mögliche Bedeutungszuschreibungen in verschiedenen Kontexten aufgeführt werden.

Die erste Idee zu einer Übung mit Werten, die als Einstieg in das Tool ELSI-SAT Health & Care dienen sollte, folgte der Überlegung, die persönlichen Wertvorstellungen der Nutzer:innen in den Fokus zu rücken. Die Übung sollte eine Möglichkeit bieten, damit Nutzende sich ihrer eigenen Wertvorstellungen bewusst werden können. Es wurde ein erstes Konzept entworfen und evaluiert. Dieses Konzept wurde jedoch durch die Proband:innen abgelehnt, weil persönliche Wertvorstellungen, Erfahrungen und Überzeugungen in einem Forschungsverbund mit fremden Personen nicht sofort preisgegeben werden wollten.

Die Übung musste also verändert werden, um weniger Intimität vorauszusetzen. Dafür musste eine gewisse Anzahl an ethischen Werten zur Auswahl vorgegeben und durch beschreibende Texte ergänzt werden. In diesem Schritt bestand die Schwierigkeit in der Auswahl der Werte, also in der Frage, welche Werte durch die Übung vorgegeben werden sollten. Aufgrund welcher Grundlage sollten die Werte selektiert werden? Wie viele Werte sollen präsentiert werden? Welche Art von Wertedefinitionen sollen gegeben und welche Quellen sollen dafür herangezogen werden?

Der neue Schwerpunkt der Übung lag auf Werten im Zusammenhang mit den jeweiligen Forschungsprojekten und den zu entwickelnden Ideen dieser Projekte. Nutzer:innen sollen dazu angeregt werden, sich mit den Werten der jeweiligen Entwicklung stärker auseinanderzusetzen. Um die Frage nach der Auswahl der Werte zu beantworten, kam an diesem Punkt zum ersten Mal die Idee einer kleinen Studie beziehungsweise einer Stakeholder-Befragung im Sinne der Value-Sensitive-Design-Methode ins Spiel. Weiterhin wurde überlegt, die Übung im Sinne eines Value Sketch graphisch so zu gestalten, dass mehr Freiräume gegeben sind und die sichtbare Anordnung der Werte durch die Nutzer:innen vorgenommen werden kann.

Es wurde versucht, ein spielerisches Element einzufügen, das auf einer visuellen Ebene erlaubt, die Werte zu verschieben und anzuordnen. Die Frage: „Welche Werte stehen im Zentrum unserer Forschung beziehungsweise unsers Forschungsprojektes?" sollte dadurch einen sichtbaren Ausdruck erhalten. Die Werte können in der Übung beliebig verschoben und angeordnet werden und so näher ins Zentrum oder in die Peripherie rücken, um die eigenen Gedanken hinsichtlich dessen, was wichtig und zentral ist oder unwichtig und an den Rand gehört über das Tool ausdrücken zu können (vgl. Abb. 1).

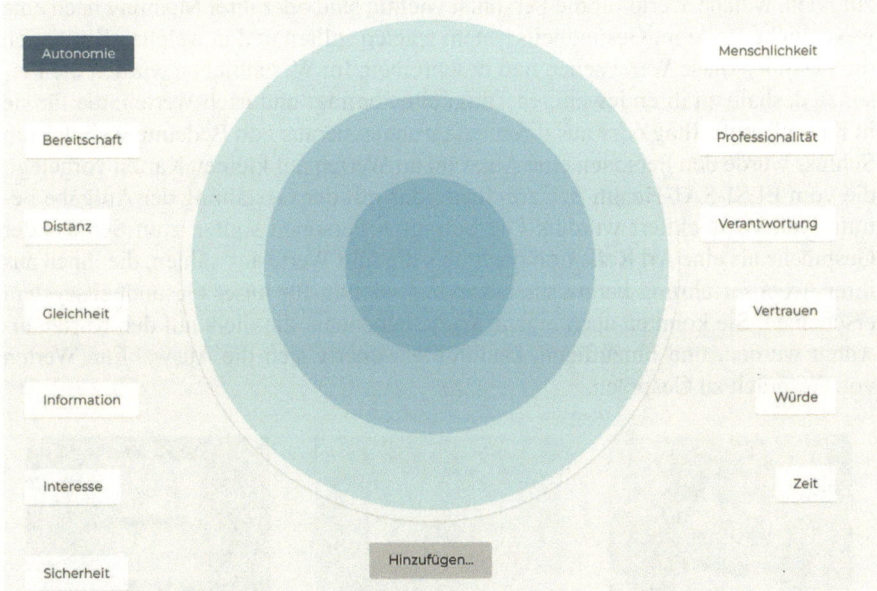

Abb. 1: Die Übung Wertereflexion mit den frei positionierbaren Werten um einen Mittelpunkt

Die Stakeholder-Befragung wurde durchgeführt, um eine begründete Auswahl der Werte sowie deren Beschreibung vornehmen zu können. Es wurde mit der Übung Wertereflexion bewusst darauf verzichtet, eine Auswahl von Werten aus der Fachliteratur zu übernehmen und einfach wiederzugeben. Die wissenschaftliche Fachliteratur dient für die ELSI-Karten und den ELSI-Fragebogen bereits als Grundlage und wird durch das Tool in diesen Bereichen weitervermittelt. Die Fachliteratur spiegelt im Sinne eines Value Sensitive Designs jedoch nur einen Teil des Bildes wieder und die meisten Ethiker:innen sind von der Forschung und den daraus resultierenden Innovationen nur selten betroffen, außer als Patient:innen. Um eine andere Gruppe von betroffenen Personen zu repräsentieren, wurde deshalb eine Stakeholder-Befragung geplant mit Personen, die im medizinischen Bereich arbeiten.

Die Stakeholder-Befragung wurde vom Institut für Digitale Ethik übernommen. Es wurden im Zeitraum von Dezember 2022 bis März 2023 elf Personen befragt, die im Gesundheits- und Pflegewesen tätig sind. Es wurde versucht, eine möglichst große Bandbreite an Tätigkeiten im Gesundheitswesen abzudecken. Die befragten Personen sind entweder im Angestelltenverhältnis, auf selbstständiger Basis oder als ehrenamtliche Personen in den Bereichen Rettungsdienste, Pflegedienste, psychologischer Dienst, medizinische Grundversorgung, therapeutische Rehabilitation, Arbeitsschutz sowie Hospiz und Sterbebegleitung tätig.

Es wurde eine qualitative Befragung mit einem semi-strukturierten Fragebogen durchgeführt und dabei versucht, Elemente einer narrativen Befragung einzubringen, damit die Personen ihre eigenen Geschichten, Erlebnisse und Erfahrungen zum Thema Werte im Gesundheitswesen frei erzählen konnten. Ziel war es, herauszufinden, welche Werte für die Personen wichtig sind oder ihrer Meinung nach eine wesentliche Rolle im Gesundheitssystem spielen sollten und in welchen Kontexten die Personen diese Werte sehen und beschreiben. Im Wesentlichen wurden die Personen deshalb zu ihren jeweiligen Tätigkeiten befragt und nach Werten, die für sie in ihrem Berufsalltag oder aus ihren Erfahrungen heraus von Bedeutung sind. Zum Schluss wurde den Personen eine Auswahl an Werten auf kleinen Karten vorgelegt, die vom ELSI-SAT-Health & Care-Team, das mit der Gestaltung der Aufgabe betraut war, vorselektiert wurden. Die befragten Personen sollten zum Schluss der Gespräche als eine Art Reflexion nochmals die fünf Werte auswählen, die ihnen aus ihrer Arbeitserfahrung heraus als besonders wichtig für unser Gesundheitssystem erscheinen. Sie konnten auch eigene Werte benennen, die nicht auf den Karten erwähnt wurden, und hinzufügen. Dadurch erweiterte sich die Auswahl an Werten von Gespräch zu Gespräch.

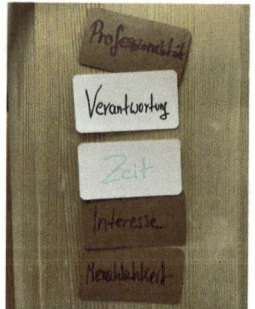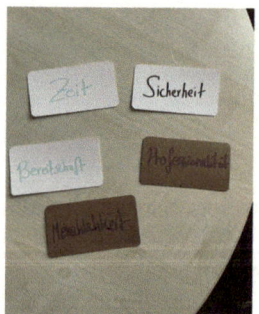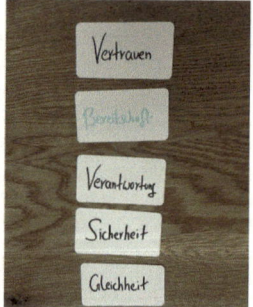

Abb. 2: Auswahl von Werten in der Stakeholder-Befragung durch drei befragte Personen

Die Gespräche wurden nicht für den Zweck einer wissenschaftlichen Studie durchgeführt. Mit den Ergebnissen der Befragung sollen keine Aussagen getroffen werden, die eine bestimmte Beweiskraft haben. Die Auswertung erfolgte auch nicht nach einer bestimmten wissenschaftlichen Methode, sondern wurde durchgeführt, um zu erkennen, welche Werte genannt werden und welche interessanten Beispiele für die beschreibenden Texte übernommen werden können. Die Befragung wurde durchgeführt, um die Gestaltung des Software-Tools ELSI-SAT Health & Care zu verbessern und um eine jener Methoden selbst anzuwenden, die vom Tool ‚beworben' werden. ELSI-SAT Health & Care ist selbst eine Technologie und deshalb war es für das Entwickler:innen-Team wichtig, die Methoden des Value Sensitive Designs auch für ELSI-SAT Health & Care anzuwenden, aus der Überzeugung heraus, dann ein besseres Tool und eine ehrlichere Erfahrung für die Anwender:innen zu kreieren.

Eine der größten Schwierigkeiten in der Gestaltung der Übung „Wertereflexion" lag in der Vorgabe, die Übungsanleitungen und alle Texte möglichst kurz und präzise zu gestalten, weil kein Raum für lange Texte und Erklärungen gegeben war. Ebenso wenig Platz war für eine lange Liste an Werten vorhanden. Die Idee der graphischen Anordnung rund um eine Zielscheibe und frei wählbare Werte sollte umsetzbar bleiben. Aus diesem Grund wurde eine beschränkte Liste von nur 13 Werten erstellt. Diese Auswahl basierte auf der oben beschriebenen Stakeholder-Befragung und deren Auswertung. Es wurde sowohl darauf geachtet, welche Werte durch die befragten Personen auf den Karten bewusst und am häufigsten ausgewählt wurden, aber auch welche Werte in den Gesprächen mehrfach genannt und beschrieben wurden, ohne dass die Befragten am Schluss diese Werte explizit wieder ausgewählt haben.

Das Ziel der Übung, die Nutzer:innen zum Nachdenken zu motivieren, wurde durch mehrfache Evaluationen positiv bestätigt, und die Übung „Wertereflexion" erhielt ein insgesamt gutes Feedback. Ein Kritikpunkt während der Evaluationen war jedoch, dass Texte teilweise als suggestiv wahrgenommen wurden und zum Beispiel implizit eine Ablehnung oder Voreingenommenheit gegenüber Technologien vermitteln könnten. Die Texte wurden daraufhin überarbeitet. Gleichzeitig wird hier ein Konflikt deutlich, wenn durch Werte bestimmte Meinungen beschrieben werden. Die Schwierigkeit bestand darin, im Tool allein durch den Übungsaufbau und die Gestaltung zu vermitteln, dass eine gewisse Reibung mit den Texten sogar erwünscht ist, um das Nachdenken anzuregen. Gleichzeitig durften keine langen Erklärungen und Texte für eine Übungsanleitung geschrieben werden. Es war ein schwieriger Balanceakt, die Texte so zu gestalten, dass sie einerseits kurz und leicht verständlich sind, andererseits die Kontextgebundenheit und damit Deutungsvielfalt von Werten zum Ausdruck bringen und schlussendlich die Nutzer:innen von ELSI-SAT Health & Care zum selbstständigen Denken und Hinterfragen anregen. Im Folgenden sind zum besseren Verständnis zwei Texte zu den Werten „Distanz" (vgl. Tab 1) und „Zeit" (vgl. Tab. 2) aufgeführt.

Distanz	*Räumliche Distanz* Wenn die nächste Klinik im ländlichen Raum 50 Kilometer entfernt ist oder es keine Allgemein- und Fachärzte mehr gibt, die die Versorgung sichern, wird Distanz zum Problem. Nach einem schweren Unfall bleibt oft nicht viel Zeit, um Leben zu retten und räumliche Distanzen müssen für eine Behandlung mitunter schnell überbrückt werden, weshalb es besonders effiziente Transportmittel wie einen Rettungshubschrauber braucht.
	Kostenfaktor Distanzen schnell und leicht zu überwinden ist ein großer Kostenfaktor. Räumliche Abstände zu überwinden kann auch in der eigenen Wohnung zum kostenintensiven Problem werden. So wird eine nicht barrierefreie Wohnung von einem Moment auf den anderen zu einer Art Gefängnis für eine Person, die durch eine Lähmung nach einem schweren Schlaganfall unter einer stark eingeschränkten Mobilität leidet. Dabei kann selbst eine kurze Strecke, wie das Treppenhaus zum dritten Stock ohne Lift, zu einer scheinbar unüberwindbaren Grenze zur Teilhabe an der Außenwelt werden.
	Emotionale Nähe Ein Schlaganfall oder schwere Verletzungen nach einem Unfall können die Mobilität von einem Tag auf den anderen stark einschränken. Emotionale Nähe ist dann ein Bedürfnis und eine Stütze. Wie wirkt sich dies auf zwischenmenschliche Beziehungen aus, wenn die Krankheit eines Angehörigen auch die Bewegungsfreiheit und das Leben der pflegenden Person beeinflusst? Wer hilft den Betreuungspersonen, wenn die geringe Distanz zu Krankheit und Leiden zur Belastung wird?
	Positive Distanz Es gibt andere Kontexte, in denen eine Distanz erstrebenswert ist, gerade in der medizinischen Versorgung und Pflege. Für das Wohlbefinden und im Hinblick auf eine professionelle Arbeit sollte eine angemessene Distanz auch aufrechterhalten werden können. Die Distanz ermöglicht eine klare Sicht und hilft bei einer unvoreingenommenen Diagnose.
	Distanz bei der Behandlung Während der Behandlung kann es ebenfalls hilfreich oder notwendig sein, eine gewisse Distanz auf professioneller Ebene zu bewahren. Sie dient dem Selbstschutz des medizinischen Personals, aber auch dem Schutz der Patienten oder Kunden, damit die Privatsphäre, Autonomie und Würde der Personen erhalten werden können.
	Zwischen Distanz und Nähe Das Verlangen nach Distanz und Autonomie über das eigene Leben kann in bestimmten Situationen zu einem starken Wert und einer Sehnsucht bei allen Beteiligten werden, genauso wie der Wunsch nach zwischenmenschlicher Nähe. Der Mensch braucht beides. Der zwischenmenschliche Wert ist im Gegensatz zum räumlichen Wert unbezahlbar.

Tab. 1: Wert „Distanz"

Zeit	Zeit ist einer der wichtigsten Faktoren im Gesundheitssystem. Allerdings nimmt die Zeit in unterschiedlichen Zusammenhängen verschiedene Rollen ein.
	Behandlung In der Behandlung und im Patient-Fachkraft-Verhältnis sollte ausreichend Zeit vorhanden sein, um eine gute Behandlung zu garantieren und um Räume für Empathie, Verständnis und zwischenmenschliche Kommunikation zu schaffen. Hier ist eine Entschleunigung wünschenswert.
	Notfallmedizin In der Notfallmedizin und Lebensrettung ist schnelles Handeln der entscheidende Faktor, der Leben retten kann. Hier ist die Beschleunigung von vielen Prozessen wiederum sehr begrüßenswert.
	Freiwillige Lebenszeit Menschen, die im Gesundheitswesen arbeiten, stellen ihre Lebenszeit für andere zur Verfügung. Viele davon auf ehrenamtlicher Basis. Vor allem die Versorgung im ländlichen Raum und der pflegerische Bereich sind darauf angewiesen. Ob bei der Feuerwehr, der Bergwacht, der DLRG, in einem Hospiz oder in der Pflege von Angehörigen – überall arbeiten Menschen unentgeltlich. Dennoch muss auch ihre Zeit und ihre Bereitschaft eine Wertschätzung erfahren.
	Wertschätzung Die Kosten für die Arbeitszeit von Arbeitnehmern im Gesundheitssystem ist ein entscheidender ökonomischer Faktor. Eine wesentliche Frage ist, welchen Wert diese Arbeitskraft erfahren soll und muss, damit auch in Zukunft Menschen diese Berufe ausüben möchten und das System Bestand haben kann.

Tab. 2: Wert „Zeit"

6 KRITISCHE ASPEKTE IN DER ARBEIT MIT ETHISCHEN WERTEN

Die Beschäftigung mit Werten kann zu Grundsatzfragen und schwer beantwortbaren, philosophischen Fragen führen. Die Frage nach Gerechtigkeit in der Gesellschaft kann nicht von einer Einzelperson oder einem einzelnen Forschungsprojekt beantwortet werden. Eine Diskussion über elementare Werte wie Gerechtigkeit könnte deshalb leicht zu einer Überforderung führen, wenn sie nicht lösbar erscheint. Es bleibt die Frage, ob eine Diskussion und Beschäftigung mit diesen Werten eine sinnvolle Tätigkeit an sich ist, die nicht beiseite geschoben werden sollte, nur weil die Aufgabe als nicht lösbar erscheint. Es ist eine offene Frage, wie tief eine ethischen Projektbegleitung gestaltet werden kann oder soll. Hier wird es viele unterschiedliche Meinungen und Argumente geben. Der Faktor Zeit wird immer eine Rolle spielen und als Grund angeführt werden, weshalb es nicht sinnvoll sein kann, alles in einem Projekt zu besprechen. Aber was ist sinnvoll und was nicht, wenn Technik dazu dienen soll, eine gerechtere Gesellschaft zu schaffen? Wann sollen gesellschaftliche und politische Werte diskutiert werden? Wie weit soll eine ethische Projektbegleitung reichen? Welche Werte haben eine Bedeutung und welche nicht? Letztlich werden die Konsortien darüber selbst entscheiden und eine Auswahl treffen müssen.

Es gibt deshalb auch kritische Stimmen hinsichtlich des tatsächlichen Nutzens der Value-Sensitive-Design-Methode vor allem im Zusammenhang mit empirischen Ergebnissen und den Stakeholder-Befragungen, um Wertvorstellungen zu ermitteln. Parsons sieht das Problem darin, dass Befragungsergebnisse eben nie eindeutig sind und deshalb auch keine eindeutigen Handlungsfolgen ableitbar sind. Die zentrale Frage, die die größten Probleme aufwirft, lautet dabei schlicht: Wie soll mit den Ergebnissen in Bezug auf Wertvorstellungen umgegangen werden? Eine weitere Gefahr sieht Parsons unter Bezugnahme auf Manders-Huit darin, dass die Ergebnisse deskriptiv und nicht normativ sind, und dies könne leicht zu einem naturalistischen Fehlschluss verleiten, also dass ein Sein mit dem Sollen verwechselt wird. Eine empirische Tatsache allein muss nicht ethisch wünschenswert sein, und deshalb können empirische Ergebnisse keine ethisch-normativen Vorgaben liefern. Letztlich müssen Wertvorstellungen in eine ethische Theorie eingebunden und gerechtfertigt sein und dies könne nur von einer ethischen Begleitung geleistet werden.[20]

Diese Kritik ist gerechtfertigt. Die Beschäftigung mit Werten führt nicht automatisch zu einer guten, erfolgreichen oder wünschenswerten Technologie. Gleichzeitig bleibt die Tatsache bestehen, dass ethische Theorien und Wertvorstellungen für sich genommen abstrakt sind. Eine Konkretisierung durch kontextuelles Denken und empirische Ergebnisse wird niemals eindeutige und einfache Lösungen bieten, aber gleichzeitig ist es wünschenswert, dass auf die tatsächlichen Bedürfnisse und Vorstellungen von Menschen eingegangen wird und diese in den konkreten Zusammenhängen ermittelt werden. Die Value-Sensitive-Design-Methode und ein werteorientiertes Design mögen keine perfekten Lösungen sein. Aber es besteht eine große Chance, dass sie eine Bereicherung darstellen können im Hinblick darauf, dass Forschende und Entwickler:innen stärker sensibilisiert werden, mehr Wissen über tatsächliche Zusammenhänge und Bedürfnisse entwickeln können und Technologien so näher am Menschen und an deren Bedürfnissen gestaltet werden.

Die Übung der Wertereflexion ist aus diesem Grund auch so ausgerichtet, dass keine eindeutigen Wertedefinitionen gegeben werden. Ethik ist eine Form der Argumentation. Allein die Tatsache, dass es unterschiedliche ethische Theorien und Begründungsmuster gibt und diese ebenfalls nicht zu eindeutigen Lösungen führen müssen, verweist auf ein Grundproblem der Ethik. Mithilfe einer utilitaristischen Argumentation kann zu vollkommen anderen Schlüssen gelangt werden als mit einer deontologischen Ethik. Und eine bestimmte Wertvorstellung an sich begründet noch lange keine normativen Aussagen.

Die Frage, was unter so zentralen Werten wie der Würde des Menschen und der Privatheit zu verstehen ist, ist beispielsweise für Floridi nicht abschließend geklärt und abhängig von unterschiedlichen anthropologischen Theorien.[21] Nussbaum mahnt ebenfalls vor allzu vertrauten Begriffen in komplexen Debatten:

> Man könnte diesen Gedanken in einen vertrauten und hehren Begriff fassen, der in vielen Verfassungen und internationalen Dokumenten eine Rolle spielt: der Gedanken der gleichen Menschenwürde. Dies ist genau der richtige Gedanke, denn er verweist darauf, daß jeder Mensch einen intrinsischen Wert hat und gleichen Respekt verdient – aber man sollte sich hüten, mit

---

20 Vgl. Parsons 2016, S. 148–149.
21 Vgl. Floridi 2016.

diesem Begriff so umzugehen, als würde er sich von selbst verstehen. Mittlerweile läßt sich an Debatten im Bereich Bioethik ablesen, daß der Begriff der Würde alles andere als selbstverständlich ist und daß er häufig verwendet wird, um Diskussionen zum Abschluß zu bringen, anstatt zu weiterem Nachforschen anzuregen. Der Begriff der Menschenwürde sollte dahingehend verstanden werden, daß er zu einer Reihe von Konzeptionen und Prinzipien gehört, die zusammenhängen und sich als ein Ganzes begründen lassen. Würde ist eng mit Respekt verbunden, gewinnt ihre volle inhaltliche Klarheit jedoch nur aus dem gesamten System, dessen Teil sie ist.[22]

Damit soll nicht für einen ethischen Relativismus argumentiert werden. Im Gegenteil, denn ein ethischer Relativismus würde zu keinem vernünftigen Konsens führen, der für eine gelungene Technikgestaltung sinnvoll wäre. Nussbaum ist ebenfalls eine Vertreterin für einen ethischen Universalismus. Werte wie Gerechtigkeit oder die Würde des Menschen sind jedoch nicht selbstverständlich und müssen in unterschiedlichen Kontexten betrachtet werden, um überhaupt in ihrer Bedeutung verstanden werden zu können. Eine integrierte Ethik sollte deshalb vor allem auch das beständige Nachdenken und die interdisziplinären Diskussionen fördern. Empirische Ergebnisse können diesen Diskurs in jedem Fall bereichern und konkretisieren.

7 FAZIT

Ein Software-Tool wie ELSI-SAT Health & Care kann niemals empirische Erfahrungen und Studien ersetzen und erhebt selbstverständlich nicht diesen Anspruch. Das Software-Tool erhebt auch nicht den Anspruch, eine fundierte rechtliche, ethische oder sozialwissenschaftliche Begleitforschung zu ersetzen. Im Gegenteil: Die Nutzung von ELSI-SAT Health & Care soll dazu anregen sich mit den ELS-Aspekten ab der Phase der ersten Planungsskizze intensiver zu befassen und so zu einer rechtzeitigen Bedarfseinschätzung zu verhelfen, damit die ELS-Aspekte und eine integrierte Forschung mehr Aufmerksamkeit erfahren können. Die Übung Wertereflexion im Softwaretool ELSI-SAT Health & Care versucht einen kleinen Beitrag zu leisten, um Forschungsprojekte zu einem kontextsensiblen Nachdenken über Wertvorstellungen anzuregen, durch kurze Texte, die auf Gesprächen und der Begegnung mit Menschen, die in Bereichen des Gesundheitswesens tätig sind, beruhen. Das Hauptziel der Übung ist, eine gewisse Freude für das Nachdenken und das Interesse zu wecken, um verschiedene Perspektiven wahrzunehmen und dadurch zu einem klareren Bild über das eigene Forschungsvorhaben zu gelangen. Die Übung erhebt dabei keinerlei Anspruch auf Vollständigkeit und kann niemals die echte Begegnung mit Menschen ersetzen. Die Übung ist sehr kompakt gestaltet und verkürzt deshalb auch wesentliche Tatsachen. Die Übung ist, wie das gesamte Tool, als Einstieg in das Thema ELSI konzipiert und nicht auf einem tiefen, fortgeschrittenen Niveau von ethischen Wertediskussionen. Die Übung ist der Versuch, auf das Spannungsverhältnis von Werten aufmerksam zu machen, denn genau dieses Spannungsverhältnis kann möglicherweise zu einem echten Interesse an den weiterreichenden Implikationen einer Entwicklung führen.

---

22 Nussbaum 2021, S. 185–186.

BIBLIOGRAFIE

Bellon, Jaqueline/Nähr-Wagener, Sebastian (2020): Interdisziplinarität, ELSI und Integrierte Forschung – aus Einem Vieles und aus Vielem Eines? In: Gransche, Bruno/Manzeschke, Arne (Hrsg.): Das geteilte Ganze. Horizonte Integrierter Forschung für künftige Mensch-Technik-Verhältnisse. Wiesbaden: Springer, S. 37–52.

Dewey, John (2004): Erfahrung, Erkenntnis und Wert. Frankfurt am Main: Suhrkamp.

Floridi, Luciano (2016): On Human Dignity as a Foundation for the Right to Privacy. In: Philosophy & Technology, Nr. 29, S. 307–312.

Friedman, Batya/Hendry, David G. (2019): Value Sensitive Design. Shaping Technology with Moral Imagination. Cambridge, Massachusetts/London, England: The MIT Press.

Friedman, Batya/Kahn, Peter H. Jr./Borning, Alan (2002): Value Sensitive Design: Theory and Methods. In: UW CSE Technical Report 02-12-01, S. 1–8.

Grimm, Petra/Keber, Tobias O./Zöllner, Oliver (2019): Digitale Ethik: Positionsbestimmung und Perspektiven. In: Dies. (Hrsg.): Digitale Ethik. Leben in vernetzten Welten. Ditzingen: Reclam, S. 9–26.

Kelley, Tom/Kelley, David (2015): Creative Confidence. Unleashing the Creative Potential within us all. London: William Collins.

Nussbaum, Martha C. (2021): Politische Emotionen. Warum Liebe für Gerechtigkeit wichtig ist. Berlin: Suhrkamp.

Papanek, Victor (2019): Design for the Real World. London: Thames & Hudson.

Parsons, Glenn (2016): The Philosophy of Design. Cambridge und Malden: Polity Press.

Spiekermann, Sarah (2019): Digitale Ethik. Ein Wertesystem für das 21. Jahrhundert. München: Droemer.

DAS NEUE TOOL ELSI-SAT HEALTH & CARE

Projektteams mit ELSI inspirieren

Sarah Bacher, Patrizia Schiffrer, Michael Burmester

1 BESTEHENDE ETHIK-TOOLS

Die Beachtung ethischer, rechtlicher und sozialer Aspekte (ELSI) wird in Forschungsprojekten seit langem gefordert. Speziell im Bereich Mensch-Technik-Interaktion sind diese Themen von großer Bedeutung, da Technologien unsere Lebenswelt formen und im direkten Zusammenhang mit Handlungsoptionen stehen. Der Value Sensitive Design-Ansatz plädiert daher dafür, ethische Grundsätze bei der Entwicklung von Technologien bereits ab einem frühen Stadium zu berücksichtigen.[1]

ELSI umfasst eine Vielzahl von Aspekten, die je sich nach Themengebiet unterscheiden können. Dazu gehören beispielsweise die Handhabung von Personendaten, das Verhältnis von Kontrolle zwischen Mensch und Technik oder der Umgang mit schutzbedürftigen Gruppen.[2] Auch wenn diese Themen als wichtig erachtet werden, fällt Forschenden die Beschäftigung damit häufig schwer, da sie sehr umfangreich und komplex erscheinen. Das zeigte eine Studie mit Nutzenden im Rahmen des Projektes ELSI-SAT Health & Care, auf die in dem vorliegenden Beitrag näher eingegangen wird.

Um mehr Klarheit und Übersicht zu ethischen Themen zu schaffen, existieren verschiedene Ansätze. Neben klassischen Auflistungen oder Fragebögen[3] bestehen auch einige interaktiv nutzbare Softwareanwendungen. Ein Beispiel hierfür ist die Anwendung „The Box". Sie soll dabei helfen, ethische Implikationen bei Technologien mit künstlicher Intelligenz zu durchdenken und messbar zu machen. „The Box" rückt die drei ethischen Prinzipien Autonomie, Schaden-Nutzen-Verhältnis und Gerechtigkeit als Kernprinzipien in den Fokus und untergliedert sie in weitere instrumentelle Prinzipien. Mithilfe von Schiebereglern können Nutzende selbst einschätzen, wie sehr die Prinzipien aktuell in ihrer Technologie berücksichtigt werden. In einem ergänzenden Handbuch finden sie Fragen, die sie sich im Hinblick auf ihre Technologie zu den einzelnen Prinzipien stellen können. Im Optimalfall haben die Nutzenden am Ende eine Einschätzung zu allen ethischen Prinzipien getroffen und damit eine Übersicht über die ethischen Stärken und Schwächen ihrer

---

1 Vgl. Stubbe 2018, S. 1–3; Friedman/Hendry 2019, S. 15–20.
2 Vgl. Stubbe 2018, S. 1–3.
3 Vgl. beispielsweise Mantelero 2018; UK Statistics Authority 2022; Vejnović et al. o. J.

Technologie. Auf dieser Basis können im Anschluss Strategien und Lösungen geplant werden. „The Box" bietet einen Anstoß zur Reflexion, jedoch keine Lösungsansätze oder ausführlichen Informationen zu den ethischen Prinzipien. Eine tiefere Beschäftigung mit den Themen wird daher im Tool selbst nicht gefördert.[1]

Inspiriert von „The Box" ist das „Ethical Software Assessment Tool (ESAT)". Im Gegensatz zu „The Box" bezieht es sich nicht ausschließlich auf künstliche Intelligenz, sondern soll bei der Einschätzung ethischer Aspekte bei Technologien im Allgemeinen unterstützen. „ESAT" besteht aus einem Fragebogen, der sich an den fünf Werten Autonomie, Nutzen-Schaden-Verhältnis, Gesundheit, Partizipation und effiziente Nutzung von Ressourcen orientiert. Das Bearbeiten des Fragebogens soll die Beurteilung erleichtern, wie gut diese Werte bereits in der Software berücksichtigt wurden. Im Anschluss kann der Fragebogen mit den eingetragenen Antworten per E-Mail übermittelt werden, allerdings wird keine tiefergehende Analyse der Antworten im Fragebogen angeboten. Auch Erklärungen zu den Werten und Inhalten des Fragebogens sind sehr kurz gehalten, und es werden keine Empfehlungen zum weiteren Vorgehen gegeben. Daher sind Nutzende auch bei „ESAT" auf Vorwissen oder weitere eigenständige Recherche angewiesen, um die Themen tiefergehend beurteilen und reflektieren zu können.[2]

Auch das an der Hochschule der Medien Stuttgart entwickelte ELSI-Screening- und Assessment-Tool (ELSI-SAT) enthält als zentrales Element einen Fragebogen, mit dem Mensch-Technik-Interaktionen im Hinblick auf ethische, rechtliche und soziale Aspekte (ELSI) geprüft werden können. Nach Bearbeiten des Fragebogens erfolgt eine automatische Auswertung, die eine Einschätzung in Bezug auf ELSI gibt und auf mögliche Risiken hinweist. „ELSI-SAT" wurde in erster Linie als Prüfinstrument entwickelt. Dies deutet bereits der Name „Screening- und Assessment-Tool" an und verweist auf einen klaren Fokus auf Überprüfung und Bewertung. Eine eigene Reflexion von ELSI wird in der Anwendung nicht explizit unterstützt. Ebenso enthält das „ELSI-SAT" keine umfassenden Erklärungen, um ELSI im Detail zu verständlich zu machen.[3]

2 ELSI-SAT HEALTH & CARE

Im Verlauf des Projektes „ELSI-SAT" wurde deutlich, dass bei einigen Anwendungsbereichen eine tiefere Beschäftigung sinnvoll ist, um ELSI-Themen besser einschätzen zu können. Hierzu zählt auch der Bereich Gesundheit und Pflege, der unter anderem durch den Ausbruch der Corona-Pandemie der Jahre 2020 bis 2022 in der Forschung sowie in der Politik an Bedeutung gewonnen hat. Zudem zeigte sich bei einer Nutzendenstudie im Rahmen des ELSI-SAT-Projektes, dass eine Optimierung der Software in den Bereichen „Gebrauchstauglichkeit" (Usability)[4] und

---

1 Vgl. Canca 2020, S. 20; Usta/Canca 2020; https://aiethicslab.com/the-box/.
2 Vgl. Levina 2023, S. 1; Ethical Software Assessment Tool (ESAT): https://t1p.de/esat_v1.
3 Vgl. Hochschule der Medien (Institut für digitale Ethik)/Bundesministerium für Bildung und Forschung 2021: https://app.elsi-sat.de/.
4 Vgl. DIN EN ISO 9241-11 2018, S. 9.

„Benutzererlebnis" (User Experience)[5] notwendig ist. Ziel des Nachfolgeprojekts „ELSI-SAT Health & Care" war es daher, das bestehende Tool auf den Bereich Gesundheit und Pflege auszurichten sowie einem menschzentrierten Gestaltungsprozess zu folgen, um eine gute Usability und positive User Experience zu gewährleisten.

Mit Usability (Gebrauchstauglichkeit) ist gemeint, dass Nutzende mit einem angemessenen Arbeitsaufwand genau zu dem Ergebnis kommen, das sie beabsichtigen. Sie können also „festgelegte Ziele effektiv, effizient und zufriedenstellend [...] erreichen"[6]. Die Interaktion mit dem Produkt ist bei einer optimalen Usability frei von Beeinträchtigungen. Gute Usability erzeugt aber noch kein positives Nutzungserlebnis.[7] Daher sollte auch die User Experience („Benutzererlebnis") bei der Entwicklung von Produkten berücksichtigt werden. In der europäischen Norm für menschzentrierte Produktentwicklung wird User Experience als alle „Wahrnehmungen und Reaktionen"[8] des Nutzenden beschrieben, die sowohl während der Nutzung als auch im Vor- und Nachhinein bei der Person auftreten. Nach dem Verständnis des ISO-Standards spiegelt User Experience die subjektive Seite der Usability eines Produktes, Systems oder einer Dienstleistung wider. Zudem umfasst das Erleben alle Berührungspunkte der Nutzenden mit dem Unternehmen (Online-Shops, Hotline, Online Informationen, Benutzungsanleitungen etc.). Den Kern der User Experience machen allerdings begleitende Gefühle bei der Nutzung aus, die negativ und positiv sein können.[9] Diese Gefühle prägen den Charakter der User Experience. Negative UX wird durch negative Gefühle und positive UX durch positive Gefühle ausgelöst. Studien zeigen, dass negative Gefühle vor allem durch Nutzungsprobleme ausgelöst werden.[10] Positive User Experience dagegen entsteht durch die Erfüllung psychologischer Bedürfnisse nach z.B. Autonomie, Verbundenheit, Kompetenz, Sicherheit, Stimulation etc.[11]

3 DER MENSCHZENTRIERTE GESTALTUNGSPROZESS

Als Grundlage für die Verbesserung der Usability und User Experience diente der menschzentrierte Gestaltungsprozess (vgl. Abb. 1).[12] Es handelt sich dabei um eine iterative Gestaltungsvorgehensweise, mit der Produkte bereits ab der ersten Konzeptionsphase schrittweise verbessert werden können. Ziel ist es, bereits von Anfang an potenzielle Nutzende und Stakeholder in den Gestaltungsprozess einzubeziehen, um das Produkt auf ihre Erfordernisse und Bedürfnisse auszurichten. Der Prozess besteht aus insgesamt sechs Phasen. Vier der Phasen werden iterativ durch-

---

5   Vgl. ebd., S. 12.
6   Ebd., S. 9.
7   Vgl. Hassenzahl et al. 2010, S. 2; Tuch et al. 2016, S. 1–32.
8   DIN EN ISO 9241-11 2018, S. 12.
9   Vgl. Hassenzahl 2008, S. 2.
10 Vgl. Tuch et al. 2016, S. 1–32.
11 Vgl. Hassenzahl 2008, S. 2, Hassenzahl et al. 2010, S. 353–362.
12 Vgl. DIN EN ISO 9241-210 2020, S. 19–30.

laufen, während zwei weitere beim Ein- und Ausstieg aus der Iteration relevant sind.

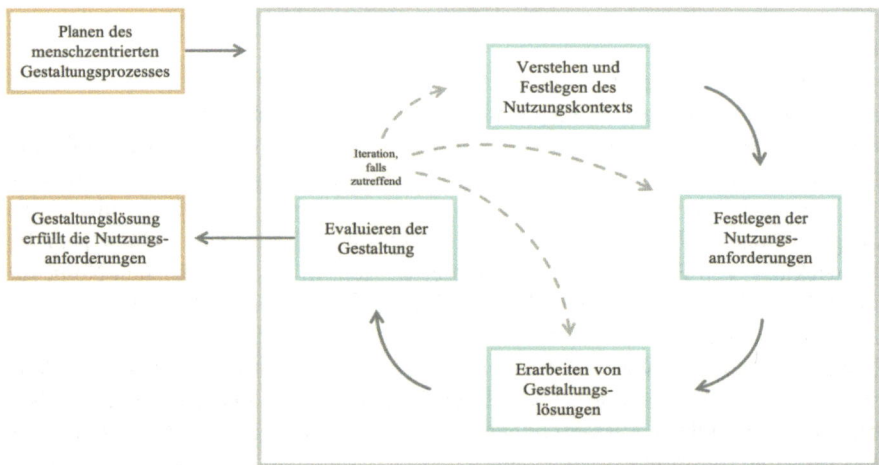

Abb. 1: Menschzentrierter Gestaltungsprozess angelehnt an DIN EN ISO 9241-210

In der Einstiegsphase erfolgt die Planung des menschzentrierten Gestaltungsprozesses mit allen Aktivitäten. Je nach Ausgangslage kann der Prozess dann in einer beliebigen der vier iterativen Phasen begonnen werden. In der Phase „Verstehen und Festlegen des Nutzungskontexts" wird in Erfahrung gebracht, wer die Nutzenden sind und welche anderen Personen möglicherweise ein Interesse oder Einfluss auf das Produkt haben (Stakeholder). Im Anschluss gilt es zu ermitteln, welche Ziele und Aufgaben die Nutzenden haben sowie in welchen technischen, physikalischen, sozialen, kulturellen und organisationsbezogenen Umgebungen und mit welchen Ressourcen die Nutzung stattfinden wird. In der anschließenden Phase werden die Nutzungsanforderungen definiert. Es wird also festgelegt, was die Nutzenden benötigen und was das zu gestaltende Produkt leisten muss. Dabei können beispielsweise folgende Fragen helfen: Was muss erfüllt werden, damit Menschen das Produkt einfach nutzen und positiv erleben können? Was brauchen die Nutzenden? Welche Möglichkeiten muss das Produkt anbieten? Auf Basis dieses Verständnisses werden im Anschluss erste Gestaltungslösungen entworfen. Diese werden möglichst schnell und einfach (z. B. als Papierprototypen) umgesetzt, um Anpassungen unkompliziert vornehmen zu können. Im nächsten Schritt erfolgt eine Evaluation dieser Lösungen mit potenziellen Nutzenden. Dabei wird beispielsweise mit Nutzungsstudien geprüft, ob die Nutzungsanforderungen sowie Kriterien von Usability und User Experience erfüllt werden. An dieser Stelle ist die erste Iteration abgeschlossen und die Ergebnisse der Evaluation dienen dazu, das Verständnis des Nutzungskontextes zu korrigieren oder zu erweitern, die Erfordernisse und Nutzungsanforderungen zu präzisieren sowie die Gestaltung zu optimieren. Sobald die Nutzungsanforderungen erfüllt sind, erfolgt in der letzten Phase der Ausstieg aus den Iterationen. Zu diesem Zeitpunkt sollte ein fundiertes Konzept vorhanden sein, mit dem die Nutzenden zufrieden sind und das zielbringend umgesetzt werden kann.[13]

4 MENSCHZENTRIERTE GESTALTUNG BEI ELSI-SAT HEALTH & CARE

Im Rahmen des menschzentrierten Gestaltungsprozesses wurden sechs Studien mit potenziellen Nutzenden des Tools ELSI-SAT Health & Care (H&C) durchgeführt. Dabei handelte es sich um Forschende aus dem Bereich Gesundheit und Pflege. Die Rückmeldungen der Nutzenden dienten jeweils als Grundlage für die erneute Weiterentwicklung und Optimierung von ELSI-SAT H&C. Anfangs wurde mit einem sehr simplen Prototyp getestet, der dann Schritt für Schritt bis hin zur Web-Anwendung weiterentwickelt wurde. Details zu den durchgeführten Studien können Tabelle 1 entnommen werden.

Studie	**Testgegenstand**	**eingesetzte Methoden**	**Leitfragen bzw. Evaluationsziele**	**n**
Nutzungs-kontext-analyse & Evaluation	ELSI-SAT (Vorgänger-Tool)	- freie Exploration und Nutzung des Tools - teilstrukturierte Interviews[14]	- Wer sind die Nutzenden und in welchem Kontext bewegen sie sich? - Wie stark werden ELS-Aspekte aktuell im Arbeitsalltag der Nutzenden beachtet? - Wie wird das Vorgängertool „ELSI-SAT" bewertet?	6
Iteration 1	Digitaler Prototyp ELSI-SAT H&C		- Wie bewerten Nutzende die neue Konzeptidee? - Wie gehen sie mit dem neuen Tool um? - Welche Verbesserungspotenziale gibt es? - An welchen Stellen kann das Tool zukünftig sinnvoll eingesetzt werden?	7
Iteration 2				11
Iteration 3				10
Verständlichkeitsstudie		- Plus-Minus-Methode[15] - Fragen zu inhaltlichem Verständnis und Gesamteindruck	- Wie bewerten Nutzende die Texte im Tool? - Welche Textstellen werden positiv, welche negativ wahrgenommen? Warum? - Wie verständlich werden die Texte wahrgenommen? - Wie können die Texte verbessert werden?	7

---

13 Vgl. DIN EN ISO 9241-210 2020, S. 1–30.
14 Vgl. Scholl 2018; Lamnek/Krell 2016; Misoch 2015.
15 Vgl. ebd.

Studie	Testgegenstand	eingesetzte Methoden	Leitfragen bzw. Evaluationsziele	n
Summative Evaluation	Webanwendung ELSI-SAT H&C	- freie Exploration und Nutzung des Tools - Standardisierte Fragebögen: - AttrakDiff[16] - VisAWI-S[17] - QUESI[18] - Web-CLIC[19]	- Wie wird die Qualität des Tools abschließend bewertet? - Erhebung von wahrgenommener Usability und User Experience, visueller Ästhetik, Verständlichkeit, Gefallen, Informationsgehalt und Glaubwürdigkeit	15

Tab. 1: Studien zur menschzentrierten Gestaltung bei ELSI-SAT Health & Care

5 NUTZUNGSKONTEXTANALYSE UND EVALUATION

Da die Nutzungskontextanalyse die Konzeption des neuen Tools maßgeblich beeinflusst hat, steht sie im Fokus dieses Beitrags. Sie wurde mit einer Evaluation des Vorgängertools ELSI-SAT verbunden und als Methodenkombination durchgeführt.

Ein zentrales Ziel der Studie war es, die ELSI-SAT H&C-Nutzenden und ihren Kontext genau zu verstehen. Dies beinhaltet beispielsweise das Nachvollziehen ihres Arbeitsalltags und ihrer Arbeitsweise, speziell im Hinblick auf ELSI. Zudem sollte in Erfahrung gebracht werden, wie das bestehende Tool ELSI-SAT genutzt und wahrgenommen wird und wo ein solches Tool sinnvoll zum Einsatz kommen kann.

5.1 Methodik

Hierfür wurden teilstrukturierte Interviews durchgeführt, die mit einem weiteren Verfahren kombiniert wurden. Kennzeichnend für diese Art von Interviews ist ein Leitfaden, der im Vorfeld vorbereitet wird und aus möglichen Fragen für das Gespräch besteht. Er dient als Orientierung für die moderierende Person. Es werden keine Antwortmöglichkeiten definiert, sodass die Befragten frei antworten können.[20]

Die Interviews begannen mit einer kurzen Vorstellung des Projektes und einem Kennenlernen der teilnehmenden Person. Hierbei wurden auch die Themen Projektanträge und ELSI im Allgemeinen angesprochen, um mehr über die Einstellung der Teilnehmenden zu erfahren. Anschließend bekamen die Teilnehmenden die Möglichkeit, alle Bereiche des Vorgänger-Tools ELSI-SAT anzusehen und auszuprobieren. Dabei galt die Anweisung, alle aufkommenden Gedanken, Probleme,

---

16 Vgl. de Jong 1998.
17 Vgl. Hassenzahl et al. 2003.
18 Vgl. Moshagen/Thielsch 2013.
19 Vgl. Hurtienne/Naumann 2010.
20 Vgl. Scholl 2018, S. 68–71.

Fragen oder Ideen auszusprechen. Diese Methode wird als Lautes Denken bezeichnet.[21] In einem abschließenden Resümee wurden positive und negative Eindrücke von den Teilnehmenden zusammengefasst und damit konkretisiert, wie sie dem Vorgänger-Tool ELSI-SAT gegenüber eingestellt sind. Zudem wurde in Erfahrung gebracht, ob und wenn ja, an welchen Stellen eine Nutzung im Arbeitsalltag für sie infrage käme.

Die Auswertung der Nutzungskontextanalyse erfolgte mit einer angepassten Inhaltsanalyse nach Mayring.[22] Hierbei wurden zunächst die Interviews auf Basis der Aufzeichnungen verschriftlicht. Im nächsten Schritt erfolgte eine Kodierung inhaltlich ähnlicher Aussagen, um sie dann bestimmten Kategorien (Kodegruppen) zuordnen zu können. Diese bildeten die Grundlage für die Herausarbeitung zentraler Erkenntnisse und Handlungsempfehlungen. Das Vorgehen ist induktiv und betrachtet die erhobenen Daten als Basis für die weitere Forschung.

5.2 Ergebnisse

5.2.1 Einstellung und Umgang in Bezug auf ELSI

Der Begriff ELSI war den meisten der teilnehmenden Personen bekannt. Ein zentraler Berührpunkt mit ELSI ereignet sich in der Antragstellung von Forschungsprojekten, bei der eine gewisse Beschäftigung mit diesen Themen gefordert wird. Ein Absatz zum Thema ELSI ist in Projektanträgen Pflicht, wenn auch auf begrenztem Platz, wie eine Person schildert:

> Die ELSI-Absätze in unseren Anträgen sind nicht sehr lang, weil wir auch den Platz nicht haben. Das ist dann vielleicht eine viertel Seite – maximal vielleicht eine halbe Seite, wenn's hoch kommt. (TNP6 = teilnehmende Person 6)

Auch bei Projekten, Fortbildungen und Workshops oder der Zusammenarbeit mit Experten kamen die Forschenden bereits mit ELSI in Kontakt. Eigene Expertise ist in dem Bereich jedoch wenig vorhanden, da alle interviewten Personen einen anderen, beispielsweise technisch geprägten Hintergrund besitzen. Daher fällt es den Personen auch schwer, die genaue Bedeutung von ELSI zu erklären.

Nichtsdestotrotz wird ELSI im Allgemeinen als ein sehr wichtiges Thema erachtet, besonders im Kontext Gesundheit und Pflege. Eine Person argumentiert, dass der Umgang mit Menschen ein wesentlicher Aspekt in diesen Bereichen sei. Für eine optimale Betreuung dieser Menschen sei es notwendig, sich über ethische Fragen Gedanken zu machen.

> Ich bin der Meinung, dass das sehr, sehr wichtig ist. Denn gerade, wenn man mit Menschen arbeitet, und das ist im medizinischen Bereich ja unabdingbar, muss man eben solche Aspekte auch beachten. Weil sie eben das Zwischenmenschliche auch gestalten und gerade ethische Fragen ein sehr großes Thema sind, damit man ja auch auf den Menschen optimal eingehen kann. (TNP3)

---

21 Vgl. van Someren et al. 1994, S. 1–2.
22 Vgl. Mayring 1994, S. 162.

Eine weitere Person begründet die Wichtigkeit des Themas mit ihrer eigenen Betroffenheit im privaten Umfeld.

> Es ist mir selbstverständlich ein persönliches Anliegen. Allein auch schon deswegen, weil ich natürlich im privaten Umfeld da auch davon betroffen bin. [...] [Ich habe] alte Eltern, die halt auch immer pflegebedürftiger werden. [...] Da kommt auch irgendwann der Zeitpunkt, wo man überlegen muss, gibt man sie auch in fremde Betreuung? Das sind Themen, die mich natürlich beschäftigen. (TNP6)

Trotz der Wichtigkeit, die ELSI im Allgemeinen zugeschrieben wird, spielen die Themen in Projektanträgen meist nur eine sehr geringe Rolle und werden eher als Vorschrift auf einer Checkliste betrachtet. „Damit will ich nicht sagen, dass die Sachen unwichtig sind, aber ich will damit sagen, dass das, wenn man so eine Skizze schreibt, ein Checkpunkt ist, den man abarbeitet." (TNP2)

Das liegt unter anderem an dem vorherrschenden Zeitdruck in Antragsphasen und der begrenzten Seitenanzahl in Skizzen und Anträgen. So schildert beispielsweise eine Person: „Ich glaube, wir hatten bisher keinen Antrag, wo wir das konkret thematisiert haben [...], weil eben auch die Seitenzahl extrem begrenzt ist." (TNP3) Darüber hinaus wird eine umfassende Auseinandersetzung von den Projektträgern nicht gefordert.

Auch die Tatsache, dass ELSI als sehr breit und komplex gesehen wird, erschwert die Beschäftigung damit und kann dazu führen, dass die Anforderungen der Fördergeber unklar sind. So beschreibt beispielsweise eine Person:

> Hier wird so ein riesen Blumenstrauß von Möglichkeiten, was unter ELSI zu verstehen ist, aufgemacht. Aber ich verstehe gar nicht so richtig, was genau der Fördergeber vielleicht überhaupt von mir will. (TNP2)

Daher wird Hilfestellung gerne angenommen und die Idee von ELSI-SAT positiv aufgefasst.

Zusammenfassend lässt sich sagen, dass die Teilnehmenden eine ambivalente Haltung gegenüber ELSI einnehmen. ELSI im Allgemeinen wird als sehr wichtig angesehen und positiv wahrgenommen. In Anträgen wird es hingegen eher negativ und als notwendige Formalität betrachtet, die daher auch in der Umsetzung wenig Beachtung findet.

5.2.2 Wünsche und Potenziale im Umgang mit ELSI

Diese Erkenntnis wirft die Frage auf, wie ELSI-SAT optimiert werden kann, damit die Auseinandersetzung mit diesen Themen auch in der Forschung positiver wahrgenommen wird. Neben vielen Rückmeldungen und Ideen zu Elementen im Tool gab die Studie auch Aufschluss darüber, wie Forschende im Gesundheits- und Pflegekontext sich die ideale Herangehensweise an Themen aus dem ELSI-Bereich vorstellen. Diese Erkenntnisse beeinflussten maßgeblich die Konzeption des neuen Tools ELSI-SAT H&C.

Einige Teilnehmende erwähnen, dass sie ELSI-SAT nicht ausschließlich in der Antragsphase, sondern auch an unterschiedlichen Stellen im Projektverlauf nutzen würden. Im Rahmen des Antrags wird ELSI oftmals nur oberflächlich beleuchtet.

Neben den bereits erwähnten Gründen liegt das auch an fehlendem Wissen über das genaue Projektergebnis, das sich oftmals erst im Verlauf des Projektes herausbildet. Daher sollte die Beschäftigung mit ELSI auch im weiteren Projektverlauf als kontinuierlicher Prozess umgesetzt werden.

> Also man müsste sich im Projektantrag auf jeden Fall schon Gedanken dazu machen, allerdings weiß man während der Projektantragsphase noch gar nicht genau, was am Ende für ein Produkt rauskommt. […] Deswegen würde ich fast sagen: Das ist so ein ongoing process, wo man halt im Rahmen des Projektes, wenn's dann läuft, sich immer wieder kontinuierlich, iterativ auch mit diesem ELSI-Thema beschäftigen muss. (TNP6)

Eine andere Person würde ELSI-SAT vor allem nach der Antragsphase nutzen, da diese Detailebene im Projektantrag noch nicht benötigt wird.

> Wir gehen da ja auch nur sehr breit im Antrag rein. […] Also wenn wir jetzt im Projekt sind – super sinnvoll, diese Übersicht zu haben. Während ich den Antrag schreibe, ist es vielleicht schon ein bisschen zu spitz. (TNP1)

Des Weiteren besteht der Wunsch, die ELSI-Themen nicht alleine, sondern im Team zu bearbeiten. Gemeinsam mit Kollegen, Experten oder dem Konsortium könnte ELSI-SAT bearbeitet und über die Themen diskutiert werden. So beschreibt beispielsweise eine Person, dass sie den Fragebogen gemeinsam mit weiteren Personen aus dem Konsortium ausfüllen und sich zu den Fragen austauschen würde.

> […] sich nicht alleine dransetzen, sondern es mit zwei bis drei Leuten aus dem Konsortium dann direkt bearbeiten. Dass man dann wirklich den Bildschirm teilt und sagt: ‚Hey, wir haben jetzt hier die Frage, ob wir eine schutzbedürftige Gruppe als Zielgruppe haben. Was sagt ihr dazu?' (TNP3)

Darauf basierend könnten Schlussfolgerungen gezogen und Anpassungen vorgenommen werden, wie beispielsweise die Einbindung weiterer Experten. Die Möglichkeit zur Weiterleitung oder Speicherung der Daten im Team wurde als weiterer Wunsch geäußert, da eine gemeinsame Bearbeitung nicht unbedingt zeitgleich stattfindet und es Zeit braucht, sich zu den Themen Gedanken zu machen.

> Das sind ja auch Fragestellungen, über die man sich Gedanken machen muss, und man sitzt da nicht parallel und guckt sich drei Stunden lang das an. Mir war es eher wichtig, dass ich etwas anlegen kann und […] dass man einen gemeinsamen Zugang hat zu den Daten. Dass das irgendwie abgespeichert ist. (TNP4)

Die Teilnehmenden erhoffen sich durch die Nutzung von ELSI-SAT einen einfachen Einstieg in ELSI. So beschreibt beispielsweise eine Person: „Den Einstieg in das ELSI-Thema zu erleichtern, das wäre quasi so mein Wunsch an dieses Tool." (TNP1) Aus der Aussage einer weiteren Person wird deutlich, dass ebenso der Wunsch nach einem ersten, groben Überblick zu ELSI besteht, damit Probleme im Projekt erkannt und Maßnahmen eingeleitet werden können.

> Ich glaube, das ist echt gut, das für sich selber einfach mal zu sortieren und halt auch, ja… nicht zu sehr ins Detail zu gehen. Wirklich festzustellen, okay, Datenschutz ist jetzt eine ganz, ganz große Macke, und dann zu gucken, dass man da nochmal drauf eingeht. (TNP4)

Zudem wären Beschreibungen, Erklärungen und Beispiele eine Hilfe für die Teilnehmenden, um die Thematik besser zu verstehen. Eine Person äußert beispielsweise den Wunsch nach Beschreibungen zu den Kategorien im Fragebogen von ELSI-SAT. Auf diese Weise könnten die Hintergründe und Perspektiven der Fragen besser nachvollzogen werden.

> Thema Schadensvermeidung: Da hätte ich mich jetzt gefragt: Warum wird Schaden vermieden? Ich hätte mir eher gewünscht, dass da einzelne Kategorieblöcke entstehen, wo man nochmal kurz auf die Kategorie eingeht. Das man sagen kann: Stimmt, ah okay. Aus dieser Perspektive soll das betrachtet werden. (TNP4)

Ergänzend zum Fragebogen von ELSI-SAT besteht der Wunsch nach Hinweisen auf wissenschaftliche Literatur, Methoden oder Kontakte.

> Und dann jetzt als Anregung vielleicht fände ich es auch sehr schön, wenn ich neben den Fragen, die ich habe, dann vielleicht auch noch ein bisschen Querverweise finden zu Methodiken, vielleicht zu Veröffentlichungen, die hinter Methodiken stecken, und dementsprechend dann vielleicht auch eine Möglichkeit habe, jemanden zu kontaktieren, der dann direkt mit mir in Kontakt treten könnte. (TNP1)

Des Weiteren besteht der Wunsch nach konkreten Handlungsoptionen, Lösungsvorschlägen oder Empfehlungen. Eine Person äußert beispielsweise den Wunsch, zu verstehen, warum sie bei der Auswertung des Fragebogens eine bestimmte Punktzahl bekommen hat und was getan bzw. mit welchen Themen sich befasst werden kann, um diesen Aspekt zu optimieren.

> Schön wäre ja auch gewesen, wenn ich dann nicht nur weiß, warum ich die Punktezahl bekommen habe – sondern was ich tun kann, damit ich vielleicht in einem Bereich eine höhere Punktezahl bekomme. […] Dann wäre es sehr hilfreich zu wissen, über welche Fragestellung ich nochmal ein bisschen genauer nachdenken sollte. (TNP5)

Dadurch wird deutlich, dass die teilnehmenden Personen sich gerne eigenständig mit ELSI auseinandersetzen und die Themen in ihren Projekten reflektieren möchten. Einige Forschende würden beispielsweise den Fragebogen für Anregungen und Impulse nutzen, um die eigenen Gedankenprozesse anzustoßen und über ELSI im eigenen Projekt nachzudenken.

> Ich würde mich jetzt einfach durch alles durchhangeln und quasi diese Fragen dann nutzen, um meinen eigenen Gedankenprozess halt einfach mal voranzutreiben – was, glaube ich, eine sehr gute Gedankenstütze ist. Dass man einfach mal … ja nachbohrt in dem Projekt: Was sind das jetzt für ELS-Aspekte und wen tangiert das alles? (TNP1)

Eine andere Person beschreibt den Fragebogen ebenfalls als Impulsgeber und würde ihn für Anregungen zum nächsten Projektantrag nutzen.

> Und auch so würde ich mir mal die Fragen durchklicken, um jetzt schon für den nächsten Antrag nochmal zu gucken, was es da für Impulse gibt. Weil ich glaube, dass das einfach sehr hilfreich sein kann. Jetzt schon – also allein mit den Fragestellungen. (TNP4)

Der Begriff „Gedankenstütze" wird von einer weiteren Person bei der Schilderung des ersten Eindrucks verwendet, um ELSI-SAT zu beschreiben: „Eine Art von Gedankenstütze, wo ich immer wieder drauf schaue." (TNP2) Auch der Wunsch nach einer Notizfunktion im Tool bekräftigt, dass die Nutzenden sich selbst mit den Themen beschäftigen möchten. Zudem sind Notizen eine hilfreiche Grundlage für die Zusammenarbeit im Team. Eine Person würde die Notizen beispielsweise verwenden, um Unklarheiten und weitere Gedanken festzuhalten und mit Teammitgliedern als Diskussionsgrundlage zu teilen.

> Wenn ich jetzt zum Beispiel ein Wort nicht verstanden habe, vielleicht könnte ich sagen: Hier nochmal nachgucken. […] Oder mir vielleicht Gedanken [aufschreiben]. […] Vielleicht sind so Notizen ganz gut; und auch für die kollaborative Arbeit. Dass jemand reinkommt und sagt: Ich gehe nochmal durch. (TNP4)

6 HIN ZU TIEFERER INFORMATION UND REFLEXION

Zusammenfassend lassen sich einige zentrale Erkenntnisse festhalten, die das Fundament für das neue Tool ELSI-SAT H&C bilden. Forschende aus dem Bereich Gesundheit und Pflege wünschen sich Anregung und Inspiration zu ELSI-Themen und möchten sich selbst auch über den jeweiligen Antrag hinaus damit beschäftigen. Bereits jetzt gehen einige Personen die Themen auf diese Weise an, indem sie beispielsweise den Fragebogen von ELSI-SAT als Impulsgeber nutzen. Ein Tool wie ELSI-SAT, das im Wesentlichen der Überprüfung und Bewertung dient, wird also ihren Anforderungen nicht gerecht. Ebenso fehlen in allen der zu Beginn beschriebenen Tools tiefergehende Informationen, die eine fundierte Reflexion im Hinblick auf ELSI ermöglichen. Wie die Studie gezeigt hat, ist bei den meisten Nutzenden kein detailliertes Wissen zu ELSI vorhanden. Daher wird die Beschäftigung mit solchen Themen ungemein erleichtert, wenn das Tool selbst Zugang zu dieser Art von Informationen bietet.

7 ÜBERBLICK ZU ELSI-SAT HEALTH & CARE

Das neue Tool ELSI-SAT H&C (vgl. Abb. 2) legt den Fokus auf Lernen, Inspiration und Reflexion zu ELSI im Gesundheits- und Pflegekontext. Es gliedert sich in vier zentrale Bereiche, in denen Nutzende auf unterschiedliche Weise an die Themen herangeführt werden (vgl. Abb 3).

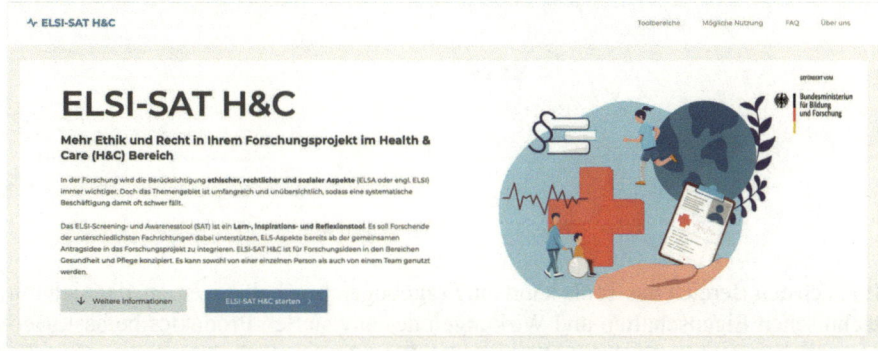

Abb. 2: Startseite von ELSI-SAT Health & Care

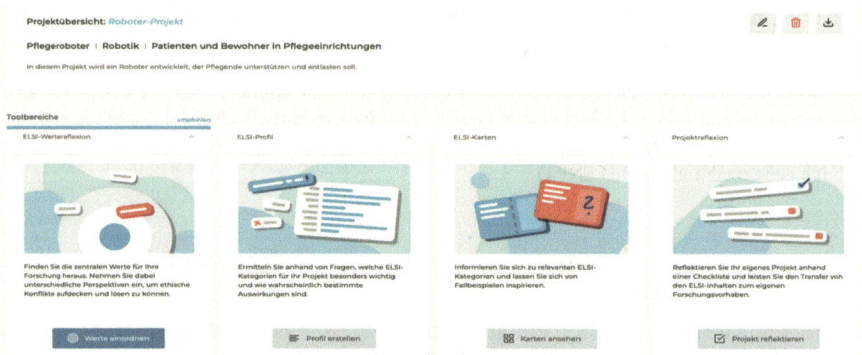

Abb. 3: Projektübersicht

Die *ELSI-Wertereflexion* soll dabei helfen, die wichtigsten ethischen Werte für das Ergebnis des Forschungsprojektes, wie beispielsweise eine Technologie, festzulegen und zu reflektieren. Ziel ist es, die Nutzenden dazu anzuregen, sich die Werte aus unterschiedlichen Kontexten und aus dem Blickwinkel verschiedener Stakeholder anzuschauen und anschließend im Team zu diskutieren. Auf diese Weise können Konflikte bei Werten oder Interessen frühzeitig erkannt und entsprechende Maßnahmen eingeleitet werden.

Hierfür wurde das Bild einer Zielscheibe gewählt, in der die ethischen Werte nach Wichtigkeit angeordnet werden können (vgl. Abb. 4). Je wichtiger ein Wert ist, desto mehr kann er im Mittelpunkt der Zielscheibe platziert werden.

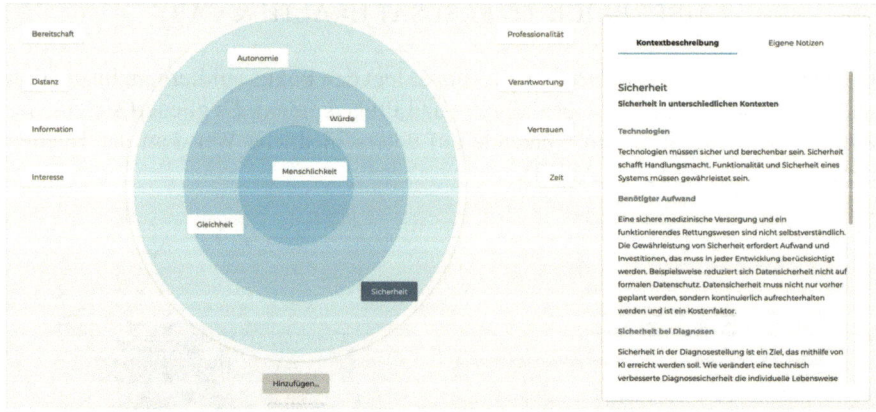

Abb. 4: ELSI-Wertereflexion

Im nächsten Bereich des Tools kann ein Fragebogen bearbeitet werden, der sich mit technischen Eigenschaften und Wirkungen des anvisierten Produktes befasst. Beispielsweise werden die Auswirkungen des Produktes auf die Nutzenden oder der Umgang mit erhobenen Daten thematisiert. Auf Basis der Antworten wird die Relevanz einzelner ELSI-Kategorien für das Projekt ermittelt. Dies wird im *ELSI-Profil* als Übersicht dargestellt.

Die Relevanz der jeweiligen ELSI-Kategorien wird in einem waagrechten Balken dargestellt, dem sogenannten Relevanzindikator (vgl. Abb. 5). Je voller der Balken, desto mehr wahrscheinliche oder mögliche Implikationen wurden basierend auf den Antwortem im Fragebogen gefunden. Innerhalb des Balkens steht jedes der blauen Segmente für eine Frage. Dunkelblaue Segmente zeigen wahrscheinliche, hellblaue Segmentte mögliche Implikationen an, die sich aus den jeweiligen Fragen ergeben. In Abbildung 5 ist zu sehen, dass die Kategorien „Daten" und „individuelle Bedarfe" eine hohe Relevanz haben, da viele wahrscheinliche (dunkelblau) oder mögliche (hellblau) Implikationen gefunden wurden. Hingegen sind die Kategorien „Umwelt" und „ökonomische Faktoren" für das jeweilige Projekt aktuell weniger relevant.

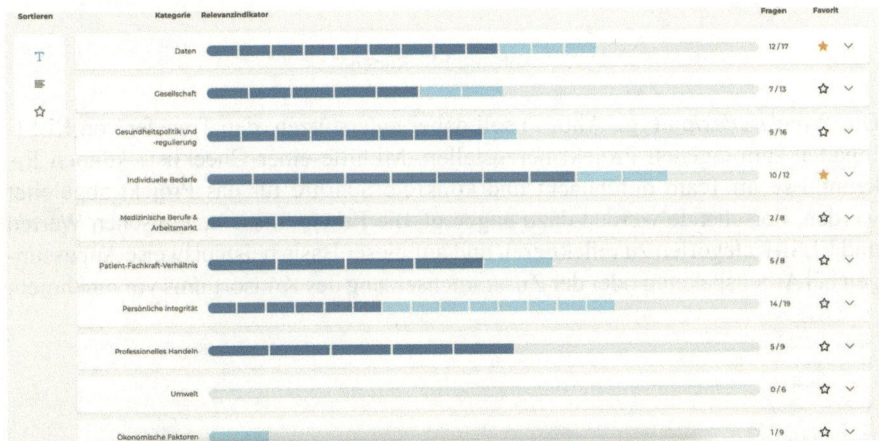

Abb. 5: ELSI-Profil

Die *ELSI-Karten* (vgl. Abb. 6) enthalten Informationen zu den zehn ELSI-Kategorien „Daten", „Gesellschaft", „Gesundheitspolitik und -regulierung", „individuelle Bedarfe", „medizinische Berufe & Arbeitsmarkt", „Patient-Fachkraft-Verhältnis", „persönliche Integrität", „professionelles Handeln", „Umwelt" und „ökonomische Faktoren". Mithilfe von Erklärungen und Fallbeispielen können Forschende sich im Detail mit den Themen beschäftigen und erhalten so einen Überblick und Einstieg zu ELS-Implikationen. Die ermittelte Relevanz aus dem ELSI-Profil kann als Orientierung dienen und das Setzen von Schwerpunkten erleichtern.

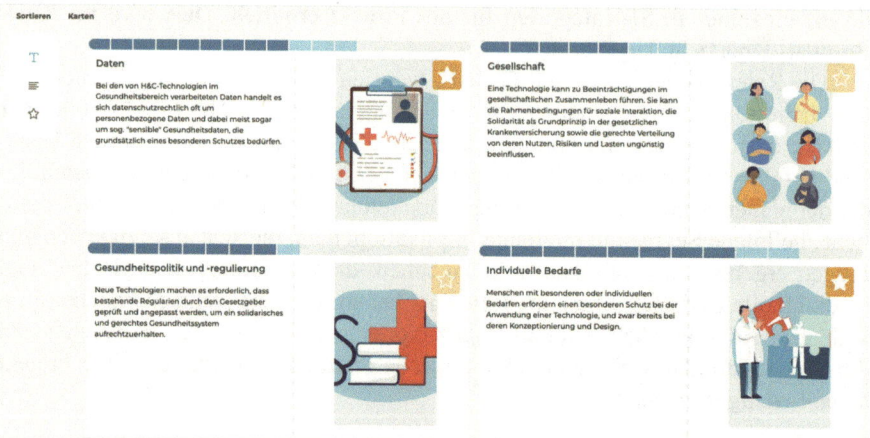

Abb. 6: ELSI-Karten

Die *Projektreflexion* (vgl. Abb. 7) soll dabei unterstützen, den Transfer von ELSI-Inhalten zum eigenen Projekt herzustellen. Mithilfe einer Checkliste können Erkenntnisse im Team durchdacht und konkrete Schritte für das Projekt abgeleitet werden. Forschende werden dazu angeregt, die Erkenntnisse zu ethischen Werten und ELSI-Kategorien zu reflektieren und auf dieser Basis beispielsweise Anpassungen bei Arbeitspaketen oder der Zusammensetzung des Konsortiums vorzunehmen.

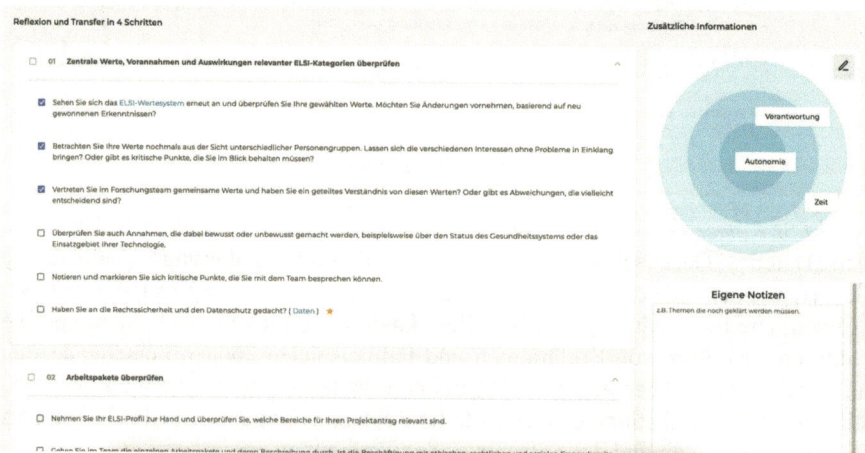

Abb. 7: Projektreflexion

Zusätzlich sind ein Glossar sowie der Bereich „Über das Tool" vorhanden. Das Glossar beinhaltet kurze Erklärungen zu im Tool benutzen Begriffen aus dem ELSI-Kontext. Auf der Seite „Über das Tool" werden Hintergründe zu den Inhalten, zur Funktionsweise von ELSI-SAT H&C und zur Vorgehensweise im Projekt erläutert.

8 DISKUSSION

Ein wesentlicher Aspekt beim Entwurf des neuen Tools ELSI-SAT H&C war, dass es konsequent menschzentriert gestaltet werden sollte, um eine gute Usability und eine positive User Experience zu erreichen. Mit insgesamt sechs Nutzendenstudien wurde dies sehr konsequent betrieben. Gerade die Nutzungskontextanalyse gekoppelt mit einer Reflexion des Vorgängertools ELSI-SAT zeigte sehr deutlich, dass bei den Forschenden weniger eine Prüfung und ein Urteil über die Einbringung ethischer Aspekte in Forschungsarbeiten im Vordergrund stand, sondern das Kennenlernen und damit einhergehend die Inspiration durch ethische Reflexionen. Dies beschränkt sich nicht auf die Stellung eines Forschungsantrags, sondern wird als ein fortlaufender Inspirations- und Reflexionsprozess über die gesamte Projektlaufzeit gewünscht.

Bei der Konzeption von ELSI-SAT H&C wurde sehr stark darauf geachtet, dass die Forschenden möglichst weitgehend und systematisch bei Inspiration, Exploration und Reflexion unterstützt werden. Dabei sind auch Überlegungen eingeflossen, die dem positiven Erleben der Nutzung dienen. Positives Erleben bei der Nutzung von Technologie stellt sich durch die Erfüllung psychologischer Bedürfnisse ein.[23] Für die Gestaltung von Technologien in Arbeitskontexten wurden 17 Kategorien positiver Nutzungserlebnisse, die spezifisch für Arbeitskontexte sind, identifiziert und beschrieben.[24] Diese wurden aus rund 400 Interviews zu positiven Erlebnissen in Arbeitskontexten abgeleitet. Es konnte zudem gezeigt werden, dass diese Erlebniskategorien zur Erfüllung psychologischer Bedürfnisse, wie z. B. Autonomie oder Wirksamkeit,[25] führen. Einige dieser Erlebniskategorien[26] sind in die Konzeption von ELSI-SAT H&C eingeflossen:

- Die Nutzungskontextanalyse hat gezeigt, dass sich Forschende im Bereich Gesundheit und Pflege selbstständig mit ELSI beschäftigen und es tiefer verstehen möchten. Sie wünschen sich Anregung sowie Inspiration und würden ethische Themen und Konsequenzen für die Forschungsprojekte gern im Projektteam diskutieren. Die Erlebniskategorie „Neues Kennenlernen" wird im Bereich der Wertereflexion umgesetzt, denn hier können die Nutzenden Werte kennenlernen, explorieren und ermitteln, ob sie für das angestrebte Forschungsergebnis interessant sind (vgl. Abb. 3). Dazu gehören auch die in ELSI-SAT H&C verfügbaren ELSI-Karten, die Informationen zu den ELSI-Kategorien vertiefen (vgl. Abb. 5).
- Das ELSI-Profil (vgl. Abb. 4) bietet einen Überblick, wie relevant die verschiedenen ELSI-Kategorien für das jeweilige Projekt sind. Damit lässt

---

23 Vgl. Hassenzahl 2008, S. 2; Hassenzahl et al. 2010, S. 353–362.
24 Vgl. Zeiner et al. 2018, S. 140–175; Zeiner et al. 2016, S. 3013–3020.
25 Vgl. Desmet/Fokkinga 2020, S. 16–22; Haspel et al. 2022, S. 1–22.
26 Die Erlebniskategorien für Arbeitskontexte können als Erlebniskarten in Gestaltungsprozesse integriert werden und sind unter diesem Link abrufbar: https://www.digitalzentrum-fokus-mensch.de/kos/WNetz?art=File.download&id=1928&name=08_01_2020_Methodenkompendium_Erlebniskarten.pdf.

sich für die weiteren Arbeiten ein Überblick verschaffen. Die Gestaltung wurde von der Erlebniskategorie „Überblick haben" beeinflusst.
- Mit der Erlebniskategorie „Etwas austüfteln" können die Nutzenden die kennengelernten Werte auf das eigene Projekt beziehen und deren Wichtigkeit auf Basis einer Zielscheibe zur Wertereflexion (vgl. Abb. 3) anordnen und unterschiedliche Prioritäten ausprobieren. Die Möglichkeit, Notizen zu Erkenntnissen und Ideen für das eigene Projekt anzulegen, fördert eine aktive Auseinandersetzung mit den Bezügen zu ethischen Aspekten und dem eigenen Forschungsprojekt.

In der Nutzungskontextanalyse wurde deutlich, dass die Forschenden sich sehr für ethische Fragestellungen in Bezug auf ihr Projekt interessieren und mehr darüber wissen wollen. Jenseits des Zeitdrucks, der oft bei Antragsverfahren herrscht, schwingt eine Freude an dieser Auseinandersetzung mit. Genau dies soll durch die Gestaltung von ELSI-SAT H&C gefördert werden.

ELSI-SAT H&C kann mit Beginn der Antragsphase dabei unterstützen, ELS-Aspekte in Forschungsprojekte konstruktiv einzubringen. Das Tool wird zukünftig allen Interessierten frei zur Verfügung stehen.

BIBLIOGRAFIE

Canca, Cansu (2020): Operationalizing AI Ethics Principles: A better ethics analysis guide for developers. In: Communications of The ACM, Association for Computing Machinery, Bd. 63, Nr. 12, S. 18–21. Online: https://doi.org/10.1145/3430368.

Desmet/Fokkinga (2020): Beyond Maslow's Pyramid: Introducing a Typology of Thirteen Fundamental Needs for Human-Centered Design In: Multimodal Technologies and Interaction, Bd. 4, Nr. 3. Online: https://doi.org/10.3390/mti4030038.

DIN EN ISO 9241-11 (2018): Ergonomie der Mensch-System-Interaktion – Teil 11: Gebrauchstauglichkeit: Begriffe und Konzepte (ISO 9241-11:2018). Beuth Verlag.

DIN EN ISO 9241-210 (2020): Ergonomie der Mensch-System-Interaktion. Teil 210, Menschzentrierte Gestaltung interaktiver Systeme (ISO 9241-210:2019). Beuth Verlag.

Ethical Software Assessment Tool (ESAT) (o.J.). Online: https://t1p.de/esat_v1 (letzter Zugriff: 28.10.2024).

Friedman, Batya/David G. Hendry (2019): Value sensitive design. Shaping technology with moral imagination. Cambridge/London: The MIT Press.

Haspel, Christina/Laib, Magdalena/Early, Leslie-Ann/Burmester, Michael (2022): Relation between experience categories and psychological needs In: Multimodal Technologies and Interaction, Bd. 6, Nr. 80. Online: https://doi.org/10.3390/mti6090080.

Hassenzahl, Marc/Diefenbach, Sarah/Göritz, Anja (2010): Needs, Affect, and Interactive Products – Facets of User Experience In: Interacting with Computers 22 (5), S. 353–362. Online: https://doi.org/10.1016/j.intcom.2010.04.002.

Hassenzahl, Marc (2008): User experience (UX). In: Proceedings of the 20th International Conference of the Association Francophone d'Interaction Homme-Machine on – IHM 08, S. 11–15. Online: https://doi.org/10.1145/1512714.1512717.

Hassenzahl, Marc/Burmester, Michael/Koller, Franz (2003): AttrakDiff: Ein Fragebogen zur Messung wahrgenommener hedonischer und pragmatischer Qualität. In: Berichte des German Chapter of the ACM, 01.01.2003, S. 187–196. Online: https://doi.org/10.1007/978-3-322-80058-9_19.

Hochschule der Medien (Institut für Digitale Ethik)/Bundesministerium für Bildung und Forschung (2021): ELSI-SAT: Mehr Ethik und Recht in Ihrem Forschungsprojekt. Online: https://app.elsi-sat.de/ (letzter Zugriff: 28.10.2024).

Hurtienne, Jörn/Naumann, Anja (2010): QUESI – A questionnaire for measuring the subjective consequences of intuitive use. In: Interdisciplinary College, S. 539.

De Jong, Menno (1998): Reader feedback in text design: Validity of the plus-minus method for the pretesting of public information brochures. Editions Rodopi B.V.

Lamnek/Krell (2016): Qualitative Sozialforschung. 6. Aufl. Beltz.

Levina, Olga (2023): Operationalizing Ethics for Information Systems Design – A Tool for Ethical Software Assessment. In: Emergent Research Forum (ERF) Paper, S. 1–4. Online: https://www.researchgate.net/publication/370766004_Operationalizing_Ethics_for_Information_Systems_Design-A_Tool_for_Ethical_Software (letzter Zugriff: 28.10.2024).

Mantelero, Alessandro (2018): AI and Big Data: a blueprint for a human rights, social and ethical impact assessment. In: Computer Law & Security Review, Bd. 34, Nr. 4, S. 754–772. Online: https://doi.org/10.1016/j.clsr.2018.05.017.

Mayring, Philipp (1994): Qualitative Inhaltsanalyse. In: Boehm/Mengel/Muhr (Hrsg.): Texte verstehen: Konzepte, Methoden, Werkzeuge. Konstanz: UVK, S. 159–175. Online: https://nbn-resolving.org/urn:nbn:de:0168-ssoar-14565 (letzter Zugriff: 28.10.2024).

Misoch (2015): Qualitative Interviews. Walter de Gruyter GmbH.

Moshagen, Morten/Thielsch, Meinald T. (2013): A short version of the visual aesthetics of websites inventory. In: Behaviour & Information Technology, Bd. 32, Nr. 12, S. 1305–1311. Online: https://doi.org/10.1080/0144929x.2012.694910.

Scholl (2018): Die Befragung. 4. Aufl. UVK Verlagsgesellschaft mbH.

Scupin, Raymond (1997): The KJ Method: a technique for analyzing data derived from Japanese ethnology. In: Human Organization, Bd. 56, Nr. 2, S. 233–237. Online: https://doi.org/10.17730/humo.56.2.x335923511444655.

Van Someren, Maarten W./Barnard, Yvonne F./Sandberg, Jacobijn A.C. (1994): The Think Aloud Method: a practical guide to modelling cognitive processes. London: Academic Press.

Stubbe, Julian (2018): Innovationsimpuls „Integrierte Forschung". Diskussionspapier des BMBF-Forschungsprogramms „Technik zum Menschen bringen". Online: https://www.interaktive-technologien.de/dateien/service/veranstaltungen/diskussionspapier-integrierte-forschung-2018-05-25.pdf (letzter Zugriff: 28.10.2024).

Thielsch, Meinald T./Hirschfeld, Gerrit (2018): Facets of website content. In: Human-Computer Interaction, Bd. 34, Nr. 4, S. 279–327. Online: https://doi.org/10.1080/07370024.2017.1421954.

Tuch, Alexandre N./van Schaik, Paul/Hornbæk, Kasper (2016): Leisure and Work, Good and Bad: The Role of Activity Domain and Valence in Modeling User Experience. In: ACM Transactions on Computer-Human Interaction (TOCHI) 23 (6), S. 1–32. Online: https://doi.org/10.1145/2994147.

UK Statistics Authority (2022): Ethics Self-Assessment Tool. In: UK Statistics Authority. Online: https://uksa.statisticsauthority.gov.uk/the-authority-board/committees/national-statisticians-advisory-committees-and-panels/national-statisticians-data-ethics-advisory-committee/ethics-self-assessment-tool/ (abgerufen am 15.11.2023).

Usta, K. Yasemin/Canca, Cansu (2020): Tool: The Box. In: AI Ethics Lab. Online: https://aiethicslab.com/the-box/ (letzter Zugriff: 28.10.2024).

Vejnović, Dubravka/Klüver, Lars/Wright, David/Brey, Philip (o. J.): Section 5: Ethical Impact Assessment. In: SATORI Project. Online: https://satoriproject.eu/framework/section-5-ethical-impact-assessment/ (letzter Zugriff: 28.10.2024).

Zeiner, Katharina M./Burmester, Michael/Haasler, Kristin/Henschel, Julian/Laib, Magdalena/Schippert, Katharina (2018): Designing for positive user experience in work contexts: experience categories and their applications. In: Human technology, Bd. 14, Nr. 2, S. 140–175. Online: https://doi.org/10.17011/ht/urn.201808103815.

Zeiner, Katharina M./Laib, Magdalena/Schippert, Katharina/Burmester, Michael (2016): Identifying Experience Categories to Design for Positive Experiences with Technology at Work. In: Proceedings of the 2016 CHI Conference, Extended Abstracts on Human Factors in Computing Systems, S. 3013–3020. Online: https://doi.org/10.1145/2851581.2892548.

KONZEPTION UND UMSETZUNG EINES DIGITAL-TOOLS AUS RECHTLICHER SICHT

Jörn Hoffmann, Tobias List

1 DAS FORSCHUNGSPROJEKT ELSI-SAT HEALTH & CARE AUS RECHTLICHER PERSPEKTIVE

Das Gesundheitswesen ist längst von der Digitalisierung betroffen: digitale Patientenakten, KI-gestützte Bilderkennung sowie Telemedizin gehören mittlerweile zum medizinischen Alltag. Damit einhergehend liegt bei einer Innovationsentwicklung die Berücksichtigung ethischer, rechtlicher und sozialer Implikationen (ELSI) bereits in einer frühen Entwicklnugsphase nahe. Dies stellt Forschende vor neuartige praktische Herausforderungen, da mögliche Implikationen aus unterschiedlichen Gründen nicht immer antizipiert, rechtzeitig erkannt oder bestenfalls wirksam minimiert werden können.

Die Sensibilisierung von Forschenden zu im Bereich Gesundheit und Pflege relevanten ethischen, rechtlichen und sozialen Implikationen war vorrangiges Ziel des Forschungsprojektes ELSI-SAT Health & Care (ELSI-SAT H&C)[1]. Die hier entwickelte Anwendung baut auf das bereits zuvor an der HdM erstellte Software-Tool „ELSI-SAT" auf, das als Prüf- und Assessment-Tool für Forschungsprojekte im Kontext der Mensch-Technik-Interaktion ethische, rechtliche und soziale Implikationen identifiziert.[2]

Bei dieser fachspezifischen (Weiter-)Entwicklung stand im Fokus, dass die hier forschenden Innovatoren oft weder Ethiker, Philosophen noch Juristen sind, zugleich aber im jeweiligen Innovationsprojekt Verantwortung für die praktisch-ethische Reflexion und Bewertung ihres Projekts tragen, auch in Hinblick auf mögliche rechtliche Risiken. Mit ELSI-SAT Health & Care sollte der Schwerpunkt von einer Software mit prüfendem und bewertendem Charakter – wie dies bei der ersten Konzeptionierung im Vorgängerprojekt ELSI-SAT der Fall war – hin zu einer Lern- und (Selbst-)Reflexions-Software verschoben werden. Diese soll Entwickler unterstützen, sensibilisieren und auf mögliche Risiken hinweisen, ohne dabei beratende, di-

---

1 Die Software ELSI-SAT Health & Care wurde im Zeitraum 2021–2023 an der Hochschule der Medien projektleitend initiiert und umgesetzt. Sie ist browserbasiert nutzbar und verfügbar unter www.elsi-sat-health-and-care.de. ELSI-SAT stand dabei ursprünglich für ELSI-Screening und Assessment-Tool. Aufgrund der neuen, nun weniger ergebnisorientierten Toolausrichtung der Erweiterung zu ELSI-SAT Health & Care wurde dieses Akronym in einer modifizierten Ausformulierung zu einem ELSI-Sensibilisierungs- und Awareness-Tool.

2 Zur Software ELSI-SAT siehe: www.elsi-sat.de.

daktische oder gar „paternalistische" Hinweise zur Risikominderung oder -vermeidung im konkreten Anwendungsfall zu geben. Vielmehr sollen hier eher methodische Vorschläge zur inhaltlichen Auseinandersetzung mit der Thematik unterbreitet werden.

Die Software ist modular aufgebaut und lässt sich inhaltlich in vier Kategorien unterteilen:
- Wertereflexion,
- Erstellung: ELSI-Profil,
- Bearbeitung: ELSI-Karten,
- Projektreflexion.

Für die spezifische Betrachtung rechtlicher Implikationen sind hier insbesondere die beiden folgenden Module vorrangig und prägend: die Erstellung des *ELSI-Profils* sowie die Darstellung der *ELSI-Karten*. Zumindest indirekt lassen sich dort jeweils potenziell aufgedeckte Implikationen in der abschließenden Projektreflexion weiter behandeln und vertiefen. Die vorgelagerte Wertereflexion des Tools befasst sich dagegen mit ethisch relevanten Kontexten an der Schnittstelle von Digitalisierung bzw. digitalen Innovationen und dem thematischen Zuschnitt auf Gesundheit und Pflege, weniger jedoch mit deren rechtlichen Rahmenbedingungen.[1]

Im Konzeptionsprozess zur Software wurden zunächst mithilfe einer Literaturanalyse die für ELSI relevanten Themenfelder identifiziert, die im Anwendungskontext regelmäßig hohe Relevanz besitzen. Dabei wurde noch keine Unterscheidung in „ethische", „rechtliche" und „soziale" Aspekte vorgenommen, sondern zunächst nur eine primäre und übergeordnete Einteilung in systemische (soziale) bzw. persönliche (individuelle) Implikationen durchgeführt. Dabei können jedoch nicht durchgängig trennscharfe Linie zwischen diesen Kategorien gezogen werden, vielmehr treten hier partiell übergreifende thematische Relevanzen sowie inhärente Überschneidungen auf.[2]

Insofern lassen sich insbesondere die Themenfelder „Daten" (d. h. Datenschutz), „Persönliche Integrität" und „Gesundheitspolitik und Regulierung" als Kategorien verstehen, welche originär und regelmäßig zahlreiche rechtliche, insbesondere auch datenrechtliche Fragen evozieren. Zudem werden bereichsspezifische rechtliche Normen und Vorgaben in weiteren Kategorien (z.B. Arbeitsrecht: „Medizinische Berufe und Arbeitsmarkt", Umweltrecht: „Umwelt", Wirtschaftsrecht: „Ökonomische Faktoren") aufgeführt, die eine übergeordnete Relevanz für neuartige Gesundheitstechnologien und damit für das jeweils betroffene Innovationsprojekt aufweisen können.

Die sog. *ELSI-Karten* sind zur vertiefenden Befassung und Lektüre geeignet und als inhaltliche (Eigen-)Sensibilisierung der Profil-Ergebnisse gedacht. Dabei werden relevante Problemfelder, die zuvor im ELSI-Profil als einschlägig extrahiert

---

[1] Zur detaillierten Ausführung der Wertereflexion und der ethischen Konzeption sowie zum Usability-Konzept des Software-Aufbaus sei auf die weiteren Beiträge im vorliegenden Band verwiesen (insb. Kuhnert und Bacher, Schiffrer, Burmester).

[2] Die sich daraus ergebene Übersicht sowie eine detaillierte Ausführung zum durchgeführten Scoping Review findet sich in diesem Band im Beitrag von Mehlich.

wurden, gezielt betrachtet und dadurch eine intensive thematische Auseinandersetzung ermöglicht.

Die *ELSI-Karten* befassen sich neben inhaltlichen Beschreibungen zum Implikationsfeld mit möglichst aktuellen und einschlägigen Fallbeispielen und Problemszenarien, die in derartigen Forschungs- und Innovationskontexten auftreten können. Damit sollen Anwenderinnen und Anwender angeleitet und bestenfalls angeregt werden, die erlernten Inhalte auf das eigene Technologieprojekt zu transferieren.

2 EINGRENZUNG RECHTLICHER IMPLIKATIONEN

Eine besondere Herausforderung bei der Konzeptionierung des Tools stellte der hohe Abstraktions- und Antizipationsgrad dar, der dabei notwendig war, eine (ggfs. noch zu entwickelnde) Technologie oder den (potenziellen) Einsatz- und Anwendungsbereichs einer derartigen (fiktiven) Applikation in ethischer, sozialer und rechtlicher Hinsicht (ELSI) zu bewerten oder einzuschätzen.

Insbesondere die Beurteilung dessen, was sich bei deren Entwicklung bzw. Anwendung an gesetzlich oder rechtlich einschlägigen Problemfeldern ergeben könnte, erforderte eine eigene prognostische und daher fast schon die Technologie selbst entwickelnde Tätigkeit. Der Jurist ist in seinem methodischen Vorgehen von Hause aus gewohnt (und insofern auch determiniert, um nicht zu sagen: programmiert) einen im Nachhinein (*ex post*) dargestellten, als Bewertungsgrundlage dienenden und bestenfalls auch verifizierbaren Sachverhalt zu ermitteln; um ihn dann anhand der einschlägigen Normen und Vorschriften und zur Verfügung stehender methodischer Grundlagen (z. B. Auslegung) beurteilen und entscheiden zu können. Diese Bewertung sollte also auf der Basis des ermittelten Sachverhalts bzw. des vorliegenden Datenmaterials (Aktenlage, Beweise) geschehen.

Sofern man diese Methode als „induktiv" bezeichnen könnte,[3] müsste dagegen im Fall der rechtlichen Analyse und Bewertung der Technologie durch das Forschungstool ELSI-SAT H&C – wie übrigens regelmäßig in derartigen Forschungsprojekten – von einem eher deduktiven Vorgehen die Rede sein. Man stellt sich also einen allgemeinen Sachverhalt (hier: neuartige oder innovative Technologie) vor, um dann anschließend die möglichen Besonderheiten und rechtlichen Probleme desselben abzuwägen. Merkmal neuer Technologien ist jedoch, dass es sie bisher – jedenfalls in dieser Form – noch nicht gibt und sie daher erst zu entwickeln sind. Insofern mussten sich die im Tool dargestellten Inhalte, insbesondere die zum Zwecke des Problemaufrisses angeführten Fallbeispiele (vgl. ELSI-Karten) an bereits bekannten, als potenziell problematisch eingestuften Technologien bzw. Sachverhalten orientieren.

Erst die Ermittlung der zu erfassenden einschlägigen Rechtsgebiete ermöglichte eine sinnvolle und notwendige Eingrenzung der rechtlichen Thematik. Hier-

---

3 Näher zum Problem der induktiven Methode vgl. z. B. Popper 1935.

bei wurden insbesondere folgende beiden praktischen bzw. teleologischen (d. h. zielgerichteten) Erwägungen angestellt:

Zum Themenbereich der Gesundheits- und Pflegeprävention sowie der Krankheitsbehandlung und -therapie gehört auch der wirtschaftlich bedeutende Bereich des Medikamenten- und Pharmawesens. Mit den dabei divergierenden Marktmacht- und Vertriebsinteressen geht eine entsprechend komplexe Rechts- und Gesetzeslage einher, besonders in Hinblick auf Patentierung, Zulassung, Zertifizierung, Produktion sowie den (globalen) Vertrieb von Pharmaprodukten (Arznei- und Heilmittel, Impfstoffe). Diesbezüglich konnte und wollte das Projekt ELSI-SAT H&C nicht wertend Stellung beziehen, geschweige denn Antworten liefern oder gar beratend wirken. Ähnliches gilt für die im öffentlichen Diskurs als ethisch und rechtlich besonders heikel angesehenen und umstrittenen Themenfelder der Organspende oder Sterbehilfe, sofern man letztere überhaupt der Kategorie „Gesundheit und Pflege" zuordnen mag. Davon abgesehen sind auch hier neuartige digitale Technologien auf diesen Feldern, etwa zur Verbesserung der Effektivität tradierter Verfahren, schwerlich vorstellbar.

Es gibt zahlreiche Themenfelder, die im Zusammenhang mit „Gesundheit und Pflege" eine ethische, rechtliche oder soziale Rolle spielen könnten. Es muss jedoch im Einzelfall überlegt und geprüft werden, ob dort auch eine entsprechende (Digital-)Technologie denkbar wäre, die in ihrer Anwendung auch ethische, rechtliche oder soziale Frage- und Problemstellungen aufwerfen könnte. So wären etwa in Hinblick auf eine fortschreitende Digitalisierung die Einbeziehung übergeordneter Problematiken wie Ökologie und Nachhaltigkeit (Energieeffizienz, Emissionen, Ressourcen etc.) durchaus naheliegend. Diese Themen wären allerdings in Bezug auf rechtliche Fragestellungen kaum darstellbar oder hätten den vom Projekt vorgegebenen Rahmen verlassen. Einzelne Themenbereiche wurden dort in anderem Kontext, nämlich im Zusammenhang mit einer wirtschaftsethisch bezogenen Wertereflexion, aufgegriffen.

3 GESUNDHEITSDATEN UND PERSÖNLICHE INTEGRITÄT

3.1 Datenschutz

Nachdem zuvor gezeigt werden sollte, welchen pragmatischen oder natürlichen Begrenzungen die rechtliche Arbeit im Projekt ELSI-SAT H&C unterlag, soll nun auf die notwendige Fokussierung auf einschlägige Rechtsgebiete und Themenbereiche eingegangen werden. Dabei spielt insbesondere das Datenschutzrecht als Ausprägung des ethisch-rechtlichen Leitgedankens der „Persönlichen Integrität" eine wesentliche Rolle.

Diese Materie erweist sich als regelrechtes „Minenfeld" in Hinblick auf moderne Digitaltechnologien. Deren Einsatzgebiete sind durch rasant fortschreitende technische Möglichkeiten, insbesondere in Hinblick auf die Speicher- und Verarbeitungskapazitäten in relativ kurzer Zeit immens gestiegen. Damit einher geht naturgemäß die Frage nach einem ausreichenden und effektiven Datenschutz bzw.

Datenschutzrecht. Datengetriebene Technologien und Anwendungen verarbeiten insbesondere im Gesundheitsbereich, wo es wesentlich um Behandlung und Therapie menschlicher Individuen geht, unzählige Mengen personenbezogener Daten.[4] Demgemäß besteht ein grundlegendes Bedürfnis nach vorrangiger Thematisierung, Analyse und Einordnung.

So sollen Gesundheitsinformations- und Körperfunktions-Tools (z. B. als sog. Wearables[5]) das alltägliche Leben, akute Befindlichkeiten oder auch die allgemeine Gesundheit von Nutzenden überwachen und kontrollieren. Gleichzeitig beschleunigt eine fast exponentielle Entwicklung der Kapazität und Geschwindigkeit von Speichermedien bzw. Prozessoren[6] die damit einhergehenden Möglichkeiten für die Entwicklung und den Einsatz digitaler Technologien bei Anamnese, Diagnose und Therapie (Tumorerkennung, Telemedizin, Ferntherapie etc.). Das Datenschutzrecht unternimmt dabei den Versuch, diese signifikanten Mengen an Datenströmen und die dabei verarbeiteten personenbezogenen Daten und Informationen einzuhegen, jedenfalls für Betroffene überschaubar(er), kontrollierbar(er) und sicher(er) zu machen.

Der Zusammenhang zwischen Technologie- und Datenrecht wurde erstmals zu Beginn der 1970er-Jahre sachlich thematisiert und wissenschaftlich untersucht. Obwohl das erst seit Jahrtausendbeginn umtreibende Phänomen der Digitalisierung, also datentechnischer Vernetzung, noch weitgehend unbeachtet war, wurden damals bereits entscheidende Zusammenhänge und Verknüpfungen erkannt und dargestellt; insbesondere in Hinblick auf rechtliche, gesellschaftliche und psychologische Kohärenzen.[7]

Die Feststellung, dass es „keine belanglosen personenbezogenen Daten" gäbe, oder die Verpflichtung zur Frage nach dem „Verwendungszusammenhang", aber auch die Notwendigkeit einer Kenntnis des Betroffenen sowie die generelle Problematisierung einer Datenweitergabe oder -verarbeitung wurden dann zu Beginn der 1980er-Jahre vom Bundesverfassungsgericht (BVerfG) anlässlich seines Urteils zur damals heftig diskutierten und umstrittenen Volkszählung konstituiert.[8] Dieses Urteil war wegweisend für die weiteren Entwicklungen im Bereich des Datenschutzrechts und Richtschnur für eine Vielzahl nationaler und europäischer Gesetzgebungsaktivitäten auf diesem Gebiet. Aufgrund seiner zeitlosen Aktualität ist es nach wie vor zitierfähig.[9]

---

4 Der Begriff des personenbezogenen Datums ist im Datenschutzrecht grundlegend (vgl. Art. 4 Nr. 1 DSGVO) und konstituierend für dessen Anwendbarkeit (vgl. Art. 2 DSGVO: Sachlicher Anwendungsbereich).

5 Hier in Form sog. Activity Tracker, ebenso bekannt als Aktivitätstracker, Fitness-/Gesundheits-Armbänder, Smart Bands oder Fitness Tracker; funktional gilt dies naturgemäß auch für entsprechende Smartphone-Apps.

6 Vgl. hierzu Hayes 2003; grundlegend das bereits 1965 von Gordon Moore formulierte sog. „Mooresche Gesetz".

7 Vgl. hierzu richtungsweisend Steinmüller 1993; zum geflügelten Wort wurde der dort geprägte Begriff der „Informationellen Selbstbestimmung".

8 Vgl. Urteil vom 15. Dezember 1983 – BVerfGE 65, 1: sog. „Volkszählungsurteil".

9 In Hinblick auf digitale Strukturen war in der Folge das BVerfG-Urteil v. 27.2.2008 – 1 BvR 370/07, 595/07 (BVerfGE 120, 274) zur Vertraulichkeit und Integrität informationstechnischer Systeme richtungsweisend.

Im Gesundheitsbereich ergibt sich noch ein spezifisches, am Personenbezug anknüpfendes Problem: Die dort verarbeiteten Daten sind in der Regel und naturgemäß personenbezogen;[10] sowohl aufgrund notwendiger Individualisierung, Bezeichnung oder Verknüpfung sowie natürlicher Erfordernisse bei Diagnose und Behandlung im medizinischen Alltag, als auch bei „privat" genutzten Apps oder Tools. Bei Letzteren findet ein Personenbezug – oder insofern besser: eine Personenbeziehbarkeit – bereits anhand der den Nutzenden zuordenbaren Anschlüsse, Registrierungen und -konnektierungen[11] statt. Diese Möglichkeit wird von der Rechtsprechung als ausreichend für die Annahme eines Personenbezuges angesehen und dieser Begriff eher weit ausgelegt.[12]

Diese personenbezogenen Daten sind zudem kraft Sachzusammenhangs meist auch gesundheitsbezogen, somit „sensible Daten", und daher grundsätzlich einwilligungsbedürftig.[13] Zu diesem Grundsatz können zwar gewisse Ausnahmen bestehen.[14] Diese sind in der Regel jedoch weder auf das Phänomen von Wearables[15] oder DiGA – sofern nicht aufgrund gesetzlich geregelter Gesundheitsvorsorge oder arbeitsmedizinisch gefordert[16] – noch auf den Normalfall des Arzt/Pfleger-Patienten-Verhältnisses anwendbar.

3.2 Digitale Anwendungen

In Zeiten tragbarer „smarter" Anwendungen, die große Mengen personenbezogener Daten generieren, aufzeichnen und ggfs. auch an dritte Stellen – womöglich außerhalb des Geltungsbereichs der DSGVO, also Nicht-EU-Staaten (z.B. USA, China, Indien) – weiterleiten und regelmäßig auch durch Registrierungs- oder Login-Vorgänge individualisierbar und personifizierbar, somit „personenbezogen" im Sinne des Datenschutzrechts sind, erlangt dieses Rechtsgebiet eine stetig wachsende Bedeutung, tritt gar in ganz neue Dimensionen ein.[17]

Es scheint Nutzenden oft gar nicht bewusst zu werden, dass ein Personenbezug über einzelne, verknüpfbare technische Parameter (IP-Adresse, Personal ID etc.) sowie deren Rückverfolgbarkeit zum Endgerät zumindest für die regulär datenver-

---

10 Dies gilt nicht nur für vorgenannte Wearables in Form von sog. Activity Trackern (auch Aktivitätstracker, Fitnessarmband bzw. Fitness-Armband, Gesundheits-Armband, Smart Band oder Fitness Tracker genannt), sondern auch für Anwendungen im ärztlich-ambulanten, stationären oder auch häuslichen Kontext.
11 Vgl. Kapitel 3.1.
12 Vgl. zuletzt EuGH, Urt. v. 9.11.2023 – C-319/22 (nach Vorlage LG Köln, Beschl. v. 4.5.2022 – 84 O 223/20).
13 Vgl. Art. 9 Abs. 2 DSGVO.
14 Vgl. Art. 9 Abs. 2 lit. h: Gesundheitsvorsorge und Arbeitsmedizin; Art. 9 Abs. 2 lit. i: öffentliche Gesundheit.
15 Siehe auch Abschlussbericht des Hochschulverbund-Projekts InviDas 2023.
16 Vgl. Art. 9 Abs. 2 lit. h.
17 Inzwischen erscheinen die datenschutzrechtlichen Fragestellungen (z.B. einer Diabetes-App) teils schwerer handhabbar als die vermeintliche Behandlung selbst.

arbeitenden Stellen regelmäßig ohne größeren Aufwand herstellbar ist.[18] Insbesondere in diesem Bereich der von Tech- oder Pharmafirmen, insbesondere aber auch von Krankenkassen entwickelten bzw. betriebenen Applikationen (Wearables, Gesundheits-Apps etc.), welche auf den gängigen mobilen Endgeräten[19] oder anderen personalisierbaren Hardwareprodukten aufsatteln, hat sich in den letzten Jahren ein offenbar lukrativer Markt entwickelt. Gemäß einschlägiger Definition handelt es sich um „Medizinprodukte", für die der deutsche und europäische Gesetzgeber in den letzten Jahren zahlreiche Novellierungen und Änderungen geschaffen hat; mit einem wohl durchaus berechtigten Interesse, die digitalen Aspekte und Probleme dieses Phänomens angemessener abbilden und kontrollieren zu können.

Dabei haben sich deutsche Gesundheitsbehörden entschlossen, derartige Anwendungen gesondert zu deklarieren und zu behandeln. So wurde beim Bundesinstitut für Arzneimittel und Medizinprodukte (BfAM) eine eigene Prüf- und Zertifizierungsstelle für diese „Digitalen Anwendungen" (sog. DiGA) eingerichtet. Ein gesondertes Prüfkriterium ist hier bemerkenswerterweise u.a. auch der Datenschutz, allerdings lediglich in Form einer Selbstbewertung.[20]

3.3 Patientinnen- und Patientendaten

Ein praxisrelevantes Beispiel für Schwierigkeiten, die im Gesundheitsbereich mit gesetzeskonformer Datenverarbeitung einhergehen, ist die Einführung elektronischer Systeme zur Patientenverwaltung. Hier sei zuerst die elektronische Patientenakte (ePA)[21] genannt, die der Gesetzgeber einführen wird.[22] Weil auch von Ärzten, Kranken- und Pflegeeinrichtungen genutzte Datei- und Managementsysteme eine Vielzahl personen- und gesundheitsbezogener Daten verarbeiten (müssen), bedürften relevante Prozesse und Abläufe tatsächlich einer transparenten Gestaltung. Hierbei können jedoch scheinbar so profane Vorgänge wie Krankschreibungen oder Rezepte zu einem datenrechtlichen Problem werden. Sie könnten letztlich sogar –

---

18 Grundlegend hierzu das BGH-Urteil zu (dynamischen) IP-Adressen, Urteil vom 16. Mai 2017 – VI ZR 135/13: „Eine dynamische IP-Adresse, die von einem Anbieter von Online-Mediendiensten beim Zugriff einer Person auf eine Internetseite, die dieser Anbieter allgemein zugänglich macht, gespeichert wird, stellt für den Anbieter ein (geschütztes) personenbezogenes Datum dar."
19 Bei mobilen Endgeräten bestehen zudem Möglichkeiten des Standort-Trackings („Bewegungsprofile").
20 Vgl. Bundesinstitut für Arzneimittel und Medizinprodukte 2024.
21 Diese elektronische Aktenführung wird geregelt im sogenannten Patientendatenschutzgesetz (PDSG), online: https://www.bundesgesundheitsministerium.de/patientendaten-schutz-gesetz.
22 Neuartig ist dabei der in § 342 Abs. 1 S. 2 SGB V durch das PDSG eingeführte Paradigmenwechsel in Hinblick auf die Zustimmungsform. Hier gilt ab 15.1.2025 nicht mehr – wie im Datenrecht der DSGVO verankert und auch im Zivilrecht obligatorisch – der Grundsatz der (ausdrücklichen, zumindest aber konkludenten) Einwilligung, sonder eine sog. „Widerspruchslösung". D.h., dass – ähnlich wie bei der Organspende in § 3 Abs. 2 Nr. 1 TPG geregelt – der Patient ausdrücklich (und nachweisbar!) gegenüber seiner Krankenkasse widersprechen muss, wenn er keine derartige elektronische Aktenführung möchte; vgl. zur Kritik zu einem Entwurf des Patientendaten-Schutz-Gesetz (PDSG) Ballweber 2020.

entgegen dem zuletzt immer öfter in Gesellschaft und Politik geäußerten Bedürfnis nach „Entbürokratisierung" – einen erheblichen bürokratischen Mehraufwand bewirken; etwa dann, wenn sie weitere Dokumentations- und Rechenschaftspflichten mit sich bringen, weil sie zusätzlich digital strukturiert und bearbeitet werden müssen oder praxisbewährte Verfahren und Prozesse der analogen Welt ersatzlos und „schlagartig" abgelöst werden sollen.

Insofern könnte die Einführung der E-Patientenakte als Quantensprung, im negativen Sinne auch als Dammbruch in Hinblick auf die Transparenz[23] und „Gläsernheit" von Patienten angesehen werden. Dabei braucht man sich nicht erst die Gefahren großflächiger Leaks oder Datenpannen im Einzelfall oder deren Potenzial für kriminelle Nutzungen vor Augen zu führen. Alleine schon Begehrlichkeiten bestimmter „Stakeholder", wie etwa Krankenkassen, Sozialversicherungen oder Ärztevereinigungen, könnten dazu führen, dass vielfältige und zusätzliche, d. h. für das Patientenwohl nicht erforderliche Datenströme generiert oder gespeichert werden. Diese könnten zu Verarbeitungen und Weitergaben motivieren und letztlich auch führen, die nicht von Patientenseite intendiert oder überhaupt für diese erkennbar sind.[24]

Als ein datenrechtliches Korrektiv könnte hier das Recht auf Einsichtnahme in die eigene (analoge) Patientenakte gesehen werden, das sich bislang aus § 630 g des Bürgerlichen Gesetzbuches (BGB)[25] ergab, inzwischen aus Art. 15 DSGVO ableiten lässt und als eine vom Datenverantwortlichen kostenlos zu erbringende Leistung gegenüber Patienten mehrfach höchstrichterlich bestätigt wurde.[26] Insofern bleibt fraglich, ob die Umstellung auf die elektronische Form die weitere Existenz und Durchsetzbarkeit derartiger Ansprüche ermöglichen, erschweren oder sogar verhindern könnte.[27]

---

23 Interessant ist in diesem Zusammenhang die Ambivalenz dieses Begriffs: Während Art. 5 Abs. 1 lit. a DSGVO „Transparenz" als den ersten(!) Grundsatz einer rechtskonformen Datenverarbeitung benennt und beschreibt („Datenverarbeitung in nachvollziehbarer Weise"), wird er z.B. an dieser Stelle negativ verwendet: Nicht die Datenverarbeitung, sondern der hiervon Betroffene droht insofern „transparent" zu werden.

24 Vgl. in Hinblick auf die intransparente, in diesem Fall unzulässige Datenweitergabe trotz Einführung des sog. „Data Privacy Framework" (DPF) v. 10.7.2023 und „Einwilligung": OLG Köln, Urt. v. 3.11.2023 – 6 U 58/23.

25 Bereits aufgrund des Behandlungsvertrages haben Patienten das Recht, jederzeit ohne Angabe von Gründen und ohne Wartezeit mündlich oder schriftlich Einsicht in die eigene Patientenakte zu nehmen (§ 630 g BGB). Eingeschränkt wird dieses Recht für Fälle, in denen der Einsichtnahme erhebliche therapeutische Gründe oder sonstige Rechte Dritter entgegenstehen, z. B. wenn es sich um psychiatrische Erkrankungen handelt. Zudem ergibt sich ein solcher Anspruch aus dem ärztlichen Berufsrecht: § 10 Abs. 2 Musterberufsordnung (MBO) verpflichtet Ärztinnen und Ärzte, Einsicht in die „objektiven Teile" der Krankenunterlagen zu gewähren.

26 Zuletzt im Fall einer rein analogen Aktenführung: EuGH-Urt. v. 26.10.2023 – C-307/22; vgl. hierzu überblicksartig https://rsw.beck.de/aktuell/daily/meldung/detail/eugh-patientenakte--patient-hat-recht-auf-unentgeltliche-erste-kopie.

27 So wäre schon fraglich, ob bei Geltung der E-Patientenakte noch eine analoge Aktenführung obligatorisch und (z.B. auch bei faktischer analoger Aktenführung) eine Auskunft bzw. Einsichtnahme nach Art. 15 DSGVO (bzw. § 15 SGB I) oder § 630 g BGB möglich und bean-

Inwieweit sich die Einführung der elektronischen Patientenakte[28] auf bislang garantierte Rechte und Verfahren auswirken und Erleichterungen für Betroffene hinsichtlich Transparenz und Datenautonomie oder eher Erschwerungen und Hindernisse schaffen wird, bleibt daher abzuwarten.

4 GESUNDHEITSPOLITIK UND REGULIERUNG

Ein weiterer Schwerpunkt der juristischen Bearbeitung und (Vor-)Einschätzung im Projekt war neben der datenrechtlichen Problematik auch der Themenkomplex „Gesundheitspolitik und Regulierung".

In Hinblick auf die eingeschränkte Darstellbarkeit rechtlicher Problemfelder musste nicht nur mit einer komplexen, sondern auch volatilen Rechts- und Gesetzeslage umgegangen werden. Zahlreiche Reformierungs- und Umbruchbestrebungen in diesem Bereich erschwerten eine verlässliche und fundierte Einarbeitung in einschlägige (geltende bzw. zu erwartende) rechtliche Grundlagen sowie (präsumtive) Analysen der Effizienz oder Sinnhaftigkeit einzelner Regelungen oder auch eine Einschätzung der Einhaltung gesetzgeberischer Zielsetzungen. Jedenfalls war auch insofern ein gesteigertes Abstraktions- und Antizipationsvermögen der Projektbeteiligten gefordert.

In diesem Zusammenhang wären auf nationaler Ebene die vielfachen Gesetzesinitiativen zur „Elektronifizierung" des Gesundheitswesens,[29] insbesondere das Patientendatenschutzgesetz (PDSG)[30] sowie die damit einhergehende, oft sukzessive Einführung elektronischer Verfahren in der Kranken- und Patientenverwaltung zu nennen. Exemplarisch sei daneben auf diverse Initiativen des europäischen Gesetzgebers wie etwa zur Regulierung Künstlicher Intelligenz[31], des zugehörigen Haf-

---

spruchbar bliebe. Dieses Problem wirft grundsätzlich zu klärende Fragen der Gesetzeskonkurrenz auf.

28 Hiermit verbunden sein wird auch die ab 1.1.2024 eingeführte, aber zunächst freiwillige Vergabe einer sog. „Gesundheits-ID", welche mittelfristig dazu führen soll, dass für möglichst alle Patienten vollständige digitale Identitäten vergeben werden. Vgl. hierzu: https://www.gematik.de/telematikinfrastruktur/gesundheitsid.

29 Vgl. hierzu bereits erstmals die gesetzgeberische Vorgabe in § 67 SGB V: „Elektronische Kommunikation".

30 Gesetz z. Schutz elektronischer Patientendaten in der Telematikinfrastruktur (Patientendaten-Schutz-Gesetz) vom 14. Oktober 2020, Bundesgesetzblatt Jahrgang 2020 Teil I Nr. 46, siehe Überblick mit Downloadoption unter https://www.bundesgesundheitsministerium.de/patientendaten-schutz-gesetz (nicht zu verwechseln mit dem PatDSG der kirchlichen Seelsorgeeinrichtungen).

31 Vgl. Document 52021PC0206: Vorschlag für eine Verordnung des Europäischen Parlaments und des Rates zur Festlegung harmonisierter Vorschriften für künstliche Intelligenz (Gesetz über künstliche Intelligenz) und zur Änderung bestimmter Rechtsakte der Union, COM/2021/206 final, online unter: https://eur-lex.europa.eu/legal-content/DE/TXT/?uri=CELEX%3A52021PC0206.

tungsrechts[32], der Datenverarbeitung im digitalen Markt[33] und zur Marktmachtbegrenzung von digitalen Plattformen und großen High-Tech-Konzernen[34] hingewiesen. Inwieweit diese Gesetzesinitiativen Auswirkungen auf das bislang vornehmlich durch die DSGVO[35] geregelte Datenschutzrecht im Gesundheitswesen[36] oder gar Einfluss auf tradierte Grundsätze dieser Disziplin[37] haben werden, bleibt abzuwarten.

Wie bereits angedeutet hingen im Projekt ELSI-SAT H&C zahlreiche Initiativen und Rechtsakte[38] in Form kaum mehr überschaubarer Richtlinien, Verordnungen und Novellierungen in teilweise langwierigen Prozessen und Verfahrensschleifen der nationalen oder europäischen Gesetzgebung. Dies führte zu erheblichen Herausforderungen in Bezug auf eine rechtliche Einordnung oder ethische Bewertung bestimmter Verfahren und Technologien. Exemplarisch und vorrangig sei hier der AI-Act (KI-Verordnung) genannt.[39] Dieser erstmalige Versuch gesetzlicher Regulierung und rechtlicher „Einhegung" der Anwendungen Künstlicher Intelligenz hätte insofern Projektrelevanz erlangen können, als hiervon Auswirkungen auf den Umgang mit KI-basierten Technologien zu erwarten sein dürften.[40]

---

32 Vgl. Document 52022PC0496: Vorschlag für eine Richtlinie des Europäischen Parlaments und des Rates zur Anpassung der Vorschriften über außervertragliche zivilrechtliche Haftung an künstliche Intelligenz (Richtlinie über KI-Haftung), COM/2022/496 final, online unter: https://eur-lex.europa.eu/legal-content/DE/TXT/?uri=CELEX%3A52022PC0496; instruktiv zu Richtlinienvorschlägen der EU zum Haftungs- bzw. Produkthaftungsrecht: Staudenmayer 2023, S. 894f.

33 Vgl. insbesondere: Data Act (DA), Data Governance Act (DGA); insofern auch interessant, da hier Regulierungen zum Recht auf (Allgemein-)Nutzung von Gesundheitsdaten: European Health Data Space (EHDS).

34 Siehe insbesondere Digital Services Act (DSA) und Digital Markets Act (DMA).

35 Zum Verhältnis KI-VO vs. DSGVO: Baumgartner/Brunnbauer/Cross 2023, S. 543f.

36 Insbesondere der Titel des o.g. Patientendatenschutzgesetztes erscheint insofern mehr als hinterfragbar, dieses beschäftigt sich nur am Rande mit Datenschutz, vielmehr mit diversen Möglichkeiten neuer Technik zur Erhebung und Verarbeitung von Daten.

37 Hier sei insbesondere das im nationalen wie europäischen Datenschutzrecht zugrunde gelegte Prinzip des „Verbots mit Erlaubnisvorbehalt" zur Rechtmäßigkeit der Verarbeitung personenbezogener Daten genannt, vgl. z.B. kritisch: Rüpke/v. Lewinski/Eckhardt 2018, § 1 Rz. 3 bzw. 6.

38 Hier ist aus europarechtlicher Sicht besonders an grundsätzlich technologierelevante Regelungen zu denken, welche nicht unbedingt und ausschließlich einen gesundheits- oder pflegerechtlichen Einschlag haben, z.B.: KI-Verordnung (COM/2021/206), KI-Haftungsrichtlinie (COM/2022/496), Produkthaftungsrichtlinie (COM/2022/495), Cyber Resilience Act (COM/2022/454), NIS 2-Richtlinie (EU) 2022/2555, CER-Richtlinie (EU) 2022/2557, Maschinen-Verordnung (EU) 2023/1230 etc.

39 Vgl. Document 52021PC0206: Vorschlag für eine Verordnung des Europäischen Parlaments und des Rates zur Festlegung harmonisierter Vorschriften für künstliche Intelligenz (Gesetz über künstliche Intelligenz) und zur Änderung bestimmter Rechtsakte der Union, COM/2021/206 final, online unter: https://eur-lex.europa.eu/legal-content/DE/TXT/?uri=CELEX%3A52021PC0206.

40 So wird hier z.B. der Umgang mit (zulässiger) KI durch notwendig zu erteilende Informationen für Nutzende sowie (interne) Dokumentationspflichten der Betreibenden geregelt. Dabei soll eine Abstufung in Hinblick auf die Risiken sog. „Verbotener Systeme" und „Hochrisikosysteme" einerseits und Anwendungen mit geringerem oder vernachlässigbarem Risiko andererseits gelten. Jedoch regelt die KI-VO keine haftungsrechtlichen Fragen, dies bleibt der in Pla-

Da sich die in den Mitgliedstaaten ggfs. direkt geltende Verordnung aufgrund zäher Verhandlungen in europäischen Gremien (Kommission, Rat, Parlament) und in der Auseinandersetzung mit zahlreichen Lobby- und Interessengruppen einige Jahre und bis über das Ende des vorliegenden Projekts hinaus in diversen Gesetzgebungsverfahren befand,[41] konnte insofern keine abschließende Berücksichtigung, Einordnung oder Bewertung stattfinden.[42]

4.1 Medizinprodukte

Da sogenannte „Medizinprodukte" eine zentrale Rolle bei der rechtlichen Einordnung von neuartigen Technologien einnehmen, sind bei Entwicklung, Zulassung und Anwendung entsprechender Produkte und Technologien (z. B. bei sog. DiGA) die dabei relevanten gesetzlichen Vorgaben zu beachten und somit von besonderem Interesse. Hier hatte sich die Rechtslage zuletzt erheblich verschärft und ist im Zuge einer EU-Harmonisierung verändert worden. So sah das alte nationale Medizinprodukte-Gesetz (MPG)[43] vor, entsprechende Produktarten anhand eines reinen Anmeldeverfahrens relativ unkompliziert in Verkehr bringen und vertreiben zu können. Dieses Gesetz wurde in den letzten Jahren jedoch mehrfach novelliert und dadurch in seiner ursprünglichen Form fast vollständig aufgehoben, sodass lediglich noch eine Vorschrift über Vorhaltung und Pflege eines datenbankgestützten europäischen Informationssystems, dieses betrieben beim Bundesinstitut für Arzneimittelsicherheit und Medizinprodukte (BfArM)[44], übrig blieb (§ 33 MPG)[45]. Die Zulassung von Medizinprodukten und sonstigen nichtmedizinischen Anwendungen wird nunmehr anhand eines recht aufwendigen Prüf- und Bewertungsverfahrens durch eine europäische Verordnung (EU) 2017/745[46] sowie auf nationaler Ebene im sog. Medizinprodukterecht-Durchführungsgesetz (MPDG)[47] mit Medizinprodukte-

---

nung befindlichen, gesonderten EU-Haftungsrichtlinie vorbehalten, welche nach In-Kraft-Treten noch der Umsetzung durch die Mitgliedstaaten bedarf. Spannend wird dabei sein, wie sich diese neuen EU- bzw. nationalen Regelungen zum überlieferten Haftungsrecht, z. B. Produkthaftung (ProdHaftG), Bürgerliches Gesetzbuch (BGB), verhalten.

41 Vgl. Document 52021PC0206: Vorschlag für eine Verordnung des Europäischen Parlaments und des Rates zur Festlegung harmonisierter Vorschriften für künstliche Intelligenz (Gesetz über künstliche Intelligenz) und zur Änderung bestimmter Rechtsakte der Union, COM/2021/206 final, online: https://eur-lex.europa.eu/legal-content/DE/TXT/?uri=CELEX%3A52021PC0206.
42 Überblicksartig, jedoch aus Perspektive der Rechtsberatung, Schneider/Streitz 2023, S. 266f.
43 Medizinproduktegesetz in der Fassung der Bekanntmachung vom 7. August 2002 (BGBl. I S. 3146), zuletzt geändert durch Artikel 223 der Verordnung vom 19. Juni 2020 (BGBl. I S. 1328): https://www.gesetze-im-internet.de/mpg/BJNR196300994.html.
44 Siehe https://www.bfarm.de/DE/Home/_node.html.
45 Vgl. https://www.gesetze-im-internet.de/mpg/__33.html.
46 Vgl. Verordnung (EU) 2017/745 des Europäischen Parlaments und des Rates vom 5. April 2017 über Medizinprodukte zur Änderung der Richtlinie 2001/83/EG, der Verordnung (EG) Nr. 178/2002 und der Verordnung (EG) Nr. 1223/2009 und zur Aufhebung der Richtlinien 90/385/EWG und 93/42/EWG des Rates, https://lexparency.de/eu/MDR/.
47 Vgl. Medizinprodukterecht-Durchführungsgesetz vom 28. April 2020 (BGBl. I S. 960), zuletzt

Betreiberverordnung (MPBetreibV)[48] geregelt. Ergänzt werden diese Vorschriften durch die ebenfalls auf nationaler Ebene erlassene Verordnung zur Regelung der Abgabe von Medizinprodukten (MPAV)[49]. Diese Verordnung befasst sich jedoch vornehmlich mit arznei- und wirkstoffhaltigen sowie verschreibungs- und apothekenpflichtigen Medizinprodukten, die ihrem Zweck nach zur Anwendung durch Laien (d. h. Verbraucher) bestimmt sind.

4.2 Datenbanken im Gesundheitswesen

In Hinblick auf künftige Gesetzesvorhaben mit gesundheits-, insbesondere datenrechtlichem Bezug sei noch auf die europäische Gesetzesinitiative einer Verordnung des Europäischen Parlaments und des Rates zum europäischen Raum für Gesundheitsdaten[50] hingewiesen. Deren Umsetzung könnte die datenrechtliche Beurteilung von in Arztpraxen, Krankenhäusern, Forschungsinstituten und sonstigen Gesundheitseinrichtungen verarbeiteten Daten zwecks zentraler Zusammenführung und Verarbeitung grundlegend verändern.

Dieses Vorhaben sieht die europaweite Gesundheitsdatensammlung anhand der Einrichtung und des Betriebs supranationaler, aus datenschutzrechtlicher Sicht überaus umstrittener Datenbanken vor.[51] Auf nationaler Ebene plant das Bundesgesundheitsministerium zudem eine entsprechende Strategie zur Genommedizin (genomDE).[52] Dort steht nun nach Schaffung der rechtlichen Grundlage im Jahr 2021 der Aufbau einer entsprechenden Dateninfrastruktur an. Inwieweit hier Datentransparenz ermöglicht und umsetzbar wird, muss wiederum einer nachträglichen Analyse und Evaluation vorbehalten bleiben.

---

geändert durch Artikel 3 f des Gesetzes vom 28. Juni 2022 (BGBl. I S. 938), online unter https://www.gesetze-im-internet.de/mpdg/BJNR096010020.html.
48 Vgl. Medizinprodukte-Betreiberverordnung in der Fassung der Bekanntmachung vom 21. August 2002 (BGBl. I S. 3396), zuletzt geändert durch Artikel 7 der Verordnung vom 21. April 2021 (BGBl. I S. 833), online unter https://www.gesetze-im-internet.de/mpbetreibv/BJNR176200998.html.
49 Vgl. Medizinprodukte-Abgabeverordnung vom 25. Juli 2014 (BGBl. I S. 1227), zuletzt geändert durch Artikel 2a des Gesetzes vom 17. Juli 2023 (BGBl. 2023 I Nr. 190), online unter https://www.gesetze-im-internet.de/mpav/BJNR122710014.html.
50 Vgl. European Health Data Strategie (EHDS), online unter https://health.ec.europa.eu/ehealth-digital-health-and-care/european-health-data-space_de; der vorläufige Gesetzestext samt Verfahrensstand ist online abrufbar unter: https://eur-lex.europa.eu/legal-content/DE/ALL/?uri=CELEX%3A52022PC0197.
51 Vgl. hierzu kritisch z. B. Schulzki-Haddouti 2023.
52 Vgl. Bundesministerium für Gesundheit, online unter: https://www.bundesgesundheitsministerium.de/themen/gesundheitswesen/personalisierte-medizin/genomde-de.html.

5 KONKRETISIERUNG DURCH FALLBEISPIELE

Zur Verdeutlichung der Arbeitsweise im inzwischen abgeschlossenen Projekt ELSI-SAT H&C soll noch auf konkrete Problemlagen beim Einsatz digitaler, nicht zwangsläufig neuartiger Technologien durch eine exemplarische Darstellung von Fallbeispielen, wie sie sich auch im ELSI-Tool selbst finden, eingegangen werden. Dabei handelt es sich nicht um reine Kopien der dort aufgeführten Sachverhalte. Insbesondere werden hier Beispielsfälle dargestellt, die wegen notwendiger Auswahl und Priorisierung letztlich keinen Eingang in das Tool gefunden haben oder erst in Hinblick auf vorliegendes Review erstellt bzw. umgeschrieben wurden. Sie geben relevante Problemstellungen mit ethisch-rechtlichen Konfliktlagen wieder und bieten Vorschläge zum adäquaten Umgang damit an. Die formale Struktur der sog. ELSI-Karten des Tools wird dabei weitgehend beibehalten und somit anschaulich gemacht.[53]

5.1 Fallbeispiel 1: KI und Haftung

Dermatologe D setzt ein neuartiges, KI-gestütztes Diagnose-Gerät zur Früherkennung von Hautkrebs (sog. Melanome) ein. Bei einer routinemäßigen Untersuchung eines ihm gut bekannten langjährigen Patienten (P) generiert die ursprünglich anhand vielfältiger (Dritt-)Daten „gefütterte" KI das Ergebnis, dass es sich bei der Geschwulst im Gesicht von P mit einer 59-prozentigen Wahrscheinlichkeit um ein bösartiges Melanom handelt. D ist sich hingegen aufgrund der Beschreibung und Vorgeschichte des aus seiner langen hautärztlichen Erfahrung vertrauten Haut- und Krankheitsbildes ziemlich sicher, dass es sich lediglich um eine altersbedingte, gutartige Hautveränderung handelt und geht davon aus, dass hier wohl eine Fehleinschätzung bzw. Falschberechnung des Systems vorliegt. Eine vorsorgliche Entfernung der betreffenden Hautpartie wäre wegen der heiklen Lokation nicht ungefährlich für P.

Konflikte: D sieht sich in dieser Situation mit einer Gewissensfrage, mindestens aber mit einer Art Zielkonflikt konfrontiert: Handelt er nach seiner Überzeugung, darf er nicht operieren und P einer hierdurch erst geschaffenen Gefahr aussetzen. Handelt er hingegen nach der Systemempfehlung der KI-Anwendung, müsste er wohl umgehend operativ eingreifen, um (weiteren) Schaden von P abzuwenden.

Ob sich D mit Blick auf berufs- und standesrechtliche Regelungen (Stichwort: Hippokratischer Eid)[54] oder in Hinblick auf eine zivilrechtliche Haftung aufgrund eines „Kunst- und Behandlungsfehlers"[55] angreifbar, eventuell sogar strafbar im

---

53 Diese Fallbeispiele sind trotz ihres realen Bezugs rein fiktiv und frei erfunden und geben keine tatsächlichen Begebenheiten, Zustände oder Situationen wieder.
54 Dieser wurde inzwischen ersetzt durch das sog. „Genfer Gelöbnis", formal korrekt: „Deklaration von Genf", online unter: https://www.bundesaerztekammer.de/fileadmin/user_upload/BAEK/Themen/Internationales/Bundesaerztekammer_Deklaration_von_Genf_04.pdf.
55 Vgl. hierzu § 630 h BGB: Beweislast bei Haftung für Behandlungs- und Aufklärungsfehler >

Sinne des Strafgesetzbuches (z. B. § 223, 224 ff., 13 StGB)[56] gemacht haben könnte, wenn seine Einschätzung nicht den Tatsachen entsprochen und hier bei P ein lebensbedrohliches Melanom (ggfs. auch mit weitreichenden Schadensfolgen) vorgelegen hätte, bliebe einer Prüfung des Einzelfalls vorbehalten. Ebenso wären entsprechende Verstöße zu prüfen, wenn er der KI-Empfehlung folgte, sich dann jedoch bei einer nachträglichen Analyse des entfernten Gewebes herausstellte, dass es sich nicht um ein bösartiges Melanom handelte. Jedenfalls käme die Verletzung einer Sorgfaltspflicht bzw. eine Tatbegehung durch Unterlassen (ggfs. des Einsatzes weiterer rückversichernder Untersuchungen, einer umgehenden Operation o. Ä.) in Betracht. Auch eine Haftung wegen mangelnder oder fehlerhafter Patientenaufklärung über mögliche Risiken (der KI) wäre zu prüfen.[57]

Das Fallbeispiel geht davon aus, dass keine (objektive) Fehlfunktion der KI vorliegt. Fraglich wäre, ob es sich um eine fehlerhafte Bedienung oder sogar einen fehlerhaften Einsatz des Systems handelt. Davon wäre bei einer reinen Nichtbeachtung, d. h. „Überstimmung" des KI-Ergebnisses, wohl noch nicht auszugehen. Eine endgültige Beurteilung hinge zudem vom Vorliegen und Befolgen einer dem Gerät beigefügten Produktbeschreibung durch D im konkreten Einzelfall ab. Käme man hier zu einem für D negativen Ergebnis, wäre eine berufs- und/oder zivilrechtliche Haftung wohl indiziert.[58]

Relevanz für die Technikentwicklung: Es sollte bereits im Entwicklungsstadium neuer Technologien nicht nur auf eine hohe Zuverlässigkeit datengetriebener Systeme samt deren Ergebnisse geachtet werden. Denn eine sorgfältige Auswahl und ausreichende Anzahl von Trainingsdaten sind genauso selbstverständlich wie eine umfängliche und verzerrungsfreie Auswertung der solchermaßen generierten und verarbeiteten Daten in einer noch zu entwickelnden Software (Stichwort: Data Bias[59]). Darüber hinaus sollte schon hier auf eine korrekte und vollumfängliche Beschreibung des Produkts samt seiner Algorithmen,[60] welche auf Merkmale oder Eigenheiten der Ergebnisanalyse („Wahrscheinlichkeiten")[61] oder sonstige spezifische Risiken bei der praktischen Anwendung hinweist, hingearbeitet werden. Hierzu könnten auch relativierende Angaben zur Absolutheit und Verbindlichkeit

---

Fehlervermutung; zum Schmerzensgeld bei Arzthaftung vgl. zuletzt BGH, Urt. v. 8.2.2022 – VI ZR 409/19.

56 Zu strafrechtlichen Risiken bei Einsatz moderner Technologien für medizinische Therapien: Oğlakcıoğlu 2023, S. 283f.: Thematisierung des Strafbarkeitsrisikos nach § 92 ff. MPDG, dem Haftungsmaßstab der §§ 222, 229 StGB (Fahrlässigkeit) sowie der dabei heranziehbaren Rechtsfigur des „erlaubten Risikos".

57 Dieser Punkt ist im Arzt-Patientenverhältnis von grundsätzlicher Bedeutung, hängt jedoch oft von Regeln und Möglichkeiten des Nachweises sowie der Beweislast und Beweislastverteilung ab, siehe auch § 630 h BGB.

58 So fordern Artt. 11 f. KI-VO-E umfassende Produktinformationen für Hochrisikosysteme (Haftungsmaßstab).

59 Vgl. hierzu Lopez 2021, S. 26–28.

60 In zahlreichen Regelungen inzwischen gesetzlich gefordert, vgl. z. B. KI-VO-E, ProdHaftRL, ProdSG etc.

61 Zu „Wahrscheinlichkeiten" in Zusammenhang mit Art. 22 DSGVO: EuGH, Urt. v. 7.12.2023 – C-634/21.

generierter Ergebnisse und zur Notwendigkeit einer „menschlichen" Endkontrolle durch einen abschließenden Ergebnisabgleich (sog. Man in the Loop)[62] zählen.

Stufe 2:[63] Sofern es sich bei der betreffenden Technologie um Künstliche Intelligenz (KI) handelte, wäre anzumerken, dass eine besondere bereichsspezifische Haftung für KI-Systeme derzeit[64] noch nicht kodifiziert oder einheitlich geregelt wurde. Zwar gibt es Bestrebungen und Initiativen auf EU-Ebene, neben der geplanten KI-Verordnung[65] das in den europäischen Mitgliedstaaten bestehende (unspezifische) Haftungsrecht zu harmonisieren.[66] Dabei ist man sich insofern jedoch noch nicht sicher, welche Systeme überhaupt unter den (Rechts-)Begriff „Künstliche Intelligenz" fallen sollen und ob deren Definition aus einer (verabschiedeten) KI-Verordnung unverändert übernommen werden sollte. Dort zeichnet sich ein weiterer Anwendungsbereich ab, der z. B. auch einfachere Robotersysteme erfasst.[67]

Stufe 3: Zusammenfassend dürfte man derzeit aus haftungsrechtlicher Sicht jedenfalls davon ausgehen, dass nach nationalen Haftungsregeln grundsätzlich der KI-Hersteller[68] bzw. KI-Betreiber (hier: D) für Fehler bei Einsatz und Betrieb eines KI-Systems haftet. Ob eine Haftpflicht des Betreibers nur Produktfehler oder auch

---

62 Vgl. Art. 14 KI-VO-E: „Menschliche Aufsicht" für Hochrisikosysteme; im Zusammenhang mit Art. 22 DSGVO: Hoeren/Niehoff 2018, S. 53: „inhaltliche Auseinandersetzung" notwendig; Atzert 2024, Art. 22 DS-GVO, Rn. 56: „Mitwirkung" ausreichend.

63 Eine solche Struktur, die in mehreren Stufen (Levels) in weitere Tiefen rechtlicher Analyse vordringt, wurde im Projekt angedacht, aus Gründen der Übersichtlichkeit und schwieriger technischer Darstellbarkeit letztlich aber nicht umgesetzt. Sie soll hier trotzdem (oder gerade deshalb) exemplarisch dargestellt werden.

64 Stand 11/2023.

65 Vgl. hierzu: https://eur-lex.europa.eu/legal-content/DE/TXT/?uri=CELEX%3A52021PC0206; der Entwurf zur KI-Verordnung stellt dabei keinen umfassenden Rechtsrahmen zur KI dar und enthält im Gegensatz zur geplanten Haftungs-Richtlinie keine Regelungen zur haftungsrechtlichen Verantwortung für KI-Systeme. Er befasst sich vielmehr mit der Produktsicherheit und beinhaltet Vorgaben zum Risikomanagement, zu Sorgfalts- und Informationspflichten, insbesondere von kritischen und sog. „Hochrisikosystemen".

66 Vgl. https://www.europarl.europa.eu/doceo/document/TA-9-2020-0276_DE.pdf; Vorschlag EU-Parlament: https://commission.europa.eu/system/files/2022-09/1_2_197605_prop_dir_ai_de.pdf; EU-Rat vorliegend: Document 52022PC0496: Vorschlag für eine RICHTLINIE DES EUROPÄISCHEN PARLAMENTS UND DES RATES zur Anpassung der Vorschriften über außervertragliche zivilrechtliche Haftung an künstliche Intelligenz, COM/2022/496 final, vgl. auch https://eur-lex.europa.eu/legal-content/DE/TXT/?uri=CELEX%3A52022PC0496; zu EU-Richtlinienvorschlägen zum Haftungs- bzw. Produkthaftungsrecht aktuell: Staudenmayer 2023, S. 894f.

67 Stand 11/2023.

68 Grundsätzlich im Rahmen des einschlägigen, nationalen Produkthaftungsrechts (Deutschland: ProdHaftG, vgl. https://www.gesetze-im-internet.de/prodhaftg/BJNR021980989.html), basierend auf derzeit noch gültiger Produkthaftungs-Richtlinie der EU: Richtlinie 85/374/EWG des Rates vom 25. Juli 1985 zur Angleichung der Rechts- und Verwaltungsvorschriften der Mitgliedstaaten über die Haftung für fehlerhafte Produkte (Produkthaftungsrichtlinie), vgl. hierzu insoweit https://lexparency.de/eu/31985L0374/; diese in Ablösung begriffen durch novellierte EU-Richtlinie, Document 52022PC0495: Vorschlag für eine Richtlinie des Europäischen Parlaments und des Rates über die Haftung für fehlerhafte Produkte, COM (2022) 495 final; vgl. zum aktuellen Stand online unter: https://eur-lex.europa.eu/legal-content/DE/HIS/?uri=CELEX:52022PC0495.

Bedienungs- und Anwendungsfehler miteinschließt, dürfte davon abhängen, ob im konkreten Fall eher den Hersteller (z. B. unzureichende Produktinformation)[69] oder aber den Betreiber/Anwender (z. B. Fehlbedienung oder Einsatz im unspezifischen Kontext) ein Verschulden trifft. Da jedenfalls KI-Anwendungen – nach derzeitigem Rechtsverständnis – keine Rechtssubjekte darstellen und demzufolge keine Träger von Rechten oder Pflichten sein können,[70] bestünde keine Möglichkeit zur „Abwälzung" der Haftung auf das KI-System selbst.

5.2 Fallbeispiel 2: Persönliche Integrität – Zusätzliche Eingriffe durch Technologien?

In einem Ärztezentrum wird eine digitale Softwareanwendung als Assistenz zur Vordiagnose zwecks anschließender Terminvereinbarung beim einschlägigen Facharzt eingesetzt. Dadurch sollen längere Wartezeiten, unnötige oder falsche Konsultationen, nicht zuletzt aber auch Personalkosten vermieden bzw. eingespart werden. Hierfür werden bereits in diesem digitalen oder fernmündlichen Vorstadium bei den Patienten (gesundheitsbezogene) Daten zur Anamnese abgefragt und vom App-Anbieter bzw. -Betreiber, der als eigenständiges Unternehmen auftritt, geschäftsmäßig verarbeitet. Für Betroffene ist dabei weder ersichtlich noch nachvollziehbar, auf welcher Grundlage Daten erhoben und verarbeitet werden und nach welchen Kriterien Zuteilungen zum Facharzt sowie entsprechende Terminvergaben zustande kommen. Eine Einwilligung in hierbei getätigte Verarbeitungsvorgänge, die zunächst beim App-Anbieter stattfinden, jedoch an Subunternehmer (sog. Auftragsverarbeiter gem. Art. 28 DSGVO) weitergeleitet und von Drittanbietern (z. B. Analyse-Softwares) ausgewertet werden, wird von den Patienten nicht erteilt und von der App auch nicht abgefragt.

Konflikte: Während einerseits (schul-)medizinisches Grundwissen in steigendem Maß auch für Laien interessant, andererseits oft nicht verständlich und nachvollziehbar ist, besteht ein zunehmender Bedarf nach fachärztlicher Konsultation. Insofern wird eine Kanalisierung von Patientenströmen über eine geordnete und frühzeitige Zuweisung an die spezialisierten Fachärzte notwendig.[71] Bei Entwicklung und Einsatz diesem Problem abhelfender Technologien kann jedoch die Autonomie und Selbstbestimmung von Patienten gefährdet bzw. missachtet werden.

Relevanz für die Technikentwicklung: Beim Technikdesign ist zunächst darauf zu achten, dass Nutzende nicht dadurch überfordert werden, dass Medienkompetenz, Technikinteresse oder Lernbereitschaft vorbehaltlos vorausgesetzt werden.

---

69 Insofern können (selbst im B2B-Verhältnis) z. B. Aktualisierungspflichten des Software-Erstellers bestehen (vgl. § 327 u i.V.m. § 327 f BGB); vgl. hierzu auch: Söbbing/Schwarz 2024, S. 19f.
70 Vgl. hierzu instruktiv und eingängig: Schirmer 2019, S. 711f.; Klingbeil 2019, S. 718f.
71 Diese Sichtweise steht dem ehemals in Politik und Gesundheitswesen befürworteten „Hausarztmodell" entgegen. Derzeit ist ein Verteilungsmodell (per Telefon) in Hinblick auf die Notaufnahme in Krankenhäusern (Ruf: 112) bzw. die ärztlichen Notfall- und Bereitschaftsdienste (Ruf: 116 117) regierungsseitig geplant.

Nicht alle potenziell Nutzenden können intuitiv und ohne entsprechende Erfahrung mit einschlägigen Tools der Digitaltechnik umgehen. Dabei ist insbesondere an ältere oder auch behinderte Menschen zu denken. Schlimmstenfalls kann eine Technologie das zu lösende Problem verschärfen, wenn Anwendungsszenarien im ersten Entwicklungsstadium unrealistisch und allzu optimistisch angenommen und konstruiert wurden. Daher sollte bereits in diesem Stadium nicht nur auf möglichst einfache Bedienbarkeit für Nutzende, sondern auf sämtlichen Funktionsebenen des Assistenten auch auf (inhärente) Transparenz und Information geachtet werden. Um zu identifizieren, wo Nutzende auf Schwierigkeiten oder einzelne Anwendungen auf Ablehnung bei Nutzenden stoßen, kann in der Technologieentwicklung ein sog. partizipativer Forschungsansatz (z. B. Design Thinking oder Open Innovation)[72] verfolgt und optimalerweise auch umgesetzt werden.

In datenschutzrechtlicher Hinsicht wäre zu bedenken, dass einschlägige Applikationen in der Regel auch verstärkt von einer bestimmten oder bestimmbaren Personengruppe genutzt werden müssten. Diese sind oft mit (daten-/technologie-)rechtlichen Fragen nicht oder nur wenig vertraut. Im Bereich des Gesundheitswesens spielen zudem „sensible" Daten, d. h. gesundheitsbezogene Informationen und Angaben eine wesentliche Rolle. Dabei ist zu beachten, dass die entsprechenden Datenverarbeitungen einer möglichst nachweisbaren (d. h. bestenfalls schriftlichen) informierten Einwilligung der Patienten (hier: Terminanfragende) bedürfen. Daher sollte schon bei der Entwicklung bedacht werden, ob und wie ein System zum Datenschutzmanagement (DSMS) oder auch zum IT-Sicherheitsmanagement (ISMS) bereits gedanklich integriert, idealerweise in die Applikation implementiert werden könnte. Auf diese Weise können entsprechende Rechte von Betroffenen und Pflichten von Verantwortlichen rechtzeitig berücksichtigt und rechtskonform umgesetzt werden.

Erschwerenderweise betrifft beschriebene Konstellation ein Auftragsverarbeitungsverhältnis (AVV), das mit hohen rechtlichen Anforderungen an die Ausgestaltung sowie die praktische Umsetzung eines derartigen Vertrages zwischen Auftraggeber und Auftragnehmer verbunden ist (Art. 28 DSGVO).[73]

5.3 Fallbeispiel 3: Exportkontrolle in Forschung und Wissenschaft

Forschungsverbund F, bestehend aus Universitäten, Kliniken und privaten Unternehmen, hat Forschungsgelder zur projektmäßigen Entwicklung einer biotechnologischen bzw. -medizinischen Anwendung generiert. Für das Vorhaben werden bei einigen Projektpartnern Gastwissenschaftler aus sogenannten „proliferationsrelevanten Staaten"[74] eingestellt. Sie dürfen aufgrund der in Deutschland und Europa

---

72 Wobei diese Ansätze weniger rechtliche Aspekte (z. B. Datenschutz) als ökonomische Zielgrößen betreffen.
73 Vgl. zum genauen Wortlaut https://dejure.org/gesetze/DSGVO/28.html.
74 Dies sind Staaten mit hohem Proliferations-, also Weitergaberisiko. Zur Begrifflichkeit vgl. beispielsweise https://www.bafa.de/DE/Aussenwirtschaft/Ausfuhrkontrolle/Academia/academia_node.html.

gewährten und grundrechtlich garantierten Wissenschaftsfreiheit (Art. 5 Abs. 3 GG bzw. Art. 13 EU-Grundrechte-Charta) sowie nationalen Arbeitsmarkt- und Zuwanderungsregeln ungeprüft in Forschungseinrichtungen mitarbeiten. Diese Projektmitarbeiter sind – gleichgeordnet mit den anderen Wissenschaftlern – bei den Projektpartnern beschäftigt und auch mit projektinternen Aufgaben betraut. Es besteht daher ein weitgehend ungehinderter Zutritt zu Laboren und sonstigen Einrichtungen sowie ein Zugang (Passwort-Kenntnis) zu Forschungsdokumenten, Projektergebnissen etc.

Konflikte: In derartigen Konstellationen kann es leicht zu einem Abfluss von eingebrachtem oder erst im Projekt generiertem Wissen und Know-how kommen.[75] Dabei besteht eine besondere Gefahrenlage bei der Entwicklung sogenannter Dual Use-Güter[76]. Dies sind Produkte, die neben einer von dem Entwickler oder Hersteller intendierten Bestimmung auch für Zwecke genutzt werden können, die sich als ethisch oder rechtlich problematisch darstellen (z. B. militärischer/terroristischer Einsatz).[77]

Dieser Wissenstransfer kann für die Proliferationsstaaten oftmals die potenzielle Grundlage für die Erlangung einer wissenschaftlich-technischen Unabhängigkeit in sog. sensitiven Bereichen[78] bilden. Insofern kann auch die Zusammenarbeit mit Gastwissenschaftlern am eigenen Institut betroffen sein. Freier Zugang zu Hochschulen und anderen forschungsrelevanten Institutionen für Wissenschaftler, Studenten oder Techniker aus proliferationsrelevanten Staaten eröffnet diesen Personen bzw. Staaten die Möglichkeit, ein Grundlagen- oder Spezialwissen im Hochtechnologie-Bereich zu erwerben oder weiterzugeben bzw. für eigene Zwecke zu nutzen. Daneben besteht im privatwirtschaftlichen Bereich ein permanentes Risiko für Unternehmens- und Wirtschaftsspionage aus Sicht von projektbeteiligten Unternehmen oder privaten Forschungseinrichtungen.

Für die Exportkontrolle besteht ein gesondertes Regelwerk.[79] Dies ist Teil einer nationalen, aber auch internationalen Strategie, die primär den Gefahren im Zusammenhang mit Spionage und Proliferation, also unkontrollierter Ab- oder Weitergabe von (potenziellen) Rüstungsgütern oder der Verletzung von Menschenrechten und der Bedrohung durch internationalen Terrorismus vorbeugen soll. Hinsichtlich der privatrechtlich relevanten Unternehmens- und Wirtschaftsspionage sei im forschungstechnischen Zusammenhang lediglich auf einige Regelungen wie das Ge-

---

75 Vgl. BAFA 2019.
76 Vgl. hierzu https://www.zoll.de/DE/Fachthemen/Aussenwirtschaft-Bargeldverkehr/Warenausfuhr/Waren/Dual-Use-Gueter/dual-use-gueter_node.html.
77 „So können z. B. Schaltfunkenstrecken aus der Medizintechnik prinzipiell auch eingesetzt werden, um Kernsprengköpfe zu zünden." BAFA 2019, S. 10.
78 Hierzu gehören auch Einrichtungen der sog. Kritischen Infrastruktur (KRITIS). Vgl. hierzu die Informationen des Bundesamtes für Sicherheit in der Informationstechnologie (BSI), wonach der Gesundheitsbereich ein wesentlicher Teil der KRITIS ist: https://www.bsi.bund.de/DE/Themen/Regulierte-Wirtschaft/Kritische-Infrastrukturen/Allgemeine-Infos-zu-KRITIS/allgemeine-infos-zu-kritis_node.html.
79 Vgl. hierzu die ausführlichen Hinweise auf der Webseite des Bundesamtes für Ausfuhrkontrolle (BAFA): http://www.bafa.de/DE/Aussenwirtschaft/Ausfuhrkontrolle/Rechtsgrundlagen/rechts-grundlagen_node.html.

schäftsgeheimnisgesetz (GeschGehG)[80], das Patentgesetz (PatG)[81] oder das Gebrauchsmustergesetz (GebrMG)[82], welches ausdrücklich auch biotechnologische Anwendungen[83] schützt, hingewiesen.

Relevanz für die Technikentwicklung: Insofern ist über die gesamte Projektlaufzeit (und möglichst auch darüber hinaus) darauf zu achten, dass eine wirksame Exportkontrolle nur bei aktiver Mitwirkung von Forschungseinrichtungen und Forschenden erfolgen kann. Daher sollte eine Sensibilität in Hinblick auf Verdachtsmomente, welche auf (evtl. unbeabsichtigte) Verwicklungen in Proliferationsvorhaben hindeuten, vorherrschen. Besondere Aufmerksamkeit sollte dabei Ländern gelten, von denen bekannt ist oder vermutet wird, dass sie sich um einschlägiges technisches Wissen bemühen.

So sollten Anfragen oder Aufträge zur Lieferung entsprechender Güter bzw. Erbringung technischer Unterstützungsleistungen sowie Bewerbungen und Teilnahmeersuchen für insofern relevante Projekte oder Veranstaltungen einer genauen Prüfung unterzogen werden; insbesondere dann, wenn sich aus der Person oder dem Umfeld von Mitarbeitern oder der Zugehörigkeit zu einem problematischen Staat oder einer Institution Verdachtsmomente für eine missbräuchliche Nutzung technischen Wissens[84] ergeben könnten. Praktische Hilfen und Anleitungen hierzu finden sich im Handbuch der Deutschen Exportkontrolle (HADDEX) auf der Internetseite des BAFA.[85] Das konkrete Vorliegen einer solchen Situation im Einzelfall sollte von der Forschungseinrichtung vorgeprüft werden, da eine vollständige Delegation einer „Betroffenheitsanalyse" an das BAFA nicht möglich ist.[86]

Auch Wissenschaftler sind verantwortlich für die Einhaltung von Exportkontrollvorschriften rund um eigene Projekte und Vorhaben. Die Projekte müssen darauf geprüft werden, ob Genehmigungspflicht besteht.[87] Weder Zivilklauseln, die in Statuten von Forschungseinrichtungen enthalten sind, noch die Freiheit der Forschung an sich entbinden von einer Exportkontrolle.[88] Zur Beurteilung sind weder die persönliche Motivation noch die Frage, wer finanzielle Forschungsmittel (Drittmittel) zur Verfügung stellt oder zu welchem Zweck geforscht wird, erheblich.[89]

---

80 Abrufbar unter: https://www.gesetze-im-internet.de/geschgehg/BJNR046610019.html; instruktiv hierzu: Lejeune 2023, S. 293f.
81 Abrufbar unter: https://www.gesetze-im-internet.de/patg/BJNR201170936.html.
82 Abrufbar unter: https://www.gesetze-im-internet.de/gebrmg/BJNR201300936.html.
83 Vgl. § 1 Abs. 2 Nr. 5 GbrMG.
84 Vgl. BAFA-Broschüre „Technologietransfer und Non-Proliferation" (2. Aufl./Stand 5/2022), online unter: https://www.bafa.de/SharedDocs/Downloads/DE/Aussenwirtschaft/afk_merkblatt_technologietransfer.html.
85 Vgl. Bundesamt für Wirtschaft und Ausfuhrkontrolle, sämtl. Arbeitshilfen und Broschüren online abrufbar unter: https://www.bafa.de/DE/Aussenwirtschaft/Ausfuhrkontrolle/Arbeitshilfen/arbeitshilfen_node.html.
86 Vgl. BAFA 2019, S. 16, Fn. 79.
87 Vgl. hierzu BAFA-Broschüre Exportkontrolle und das BAFA, Grundlagen der Exportkontrolle, online abrufbar unter: https://www.bafa.de/SharedDocs/Downloads/DE/Aussenwirtschaft/afk_merkblatt_exportkontrolle_bafa.pdf?__blob=publicationFile&v=2.
88 Vgl. z.B. Leitfäden zur Exportkontrolle, online unter: https://vpr.harvard.edu/pages/export-controls-policies-and-procedures.
89 Hier kann es jedoch Unterschiede zwischen „Grundlagenforschung" und „angewandter For-

Fragen zu einer ethischen Verantwortung über Folgen des eigenen Handelns können nur dann verlässlich beantwortet werden, wenn rechtliche Grenzen klar sind.[90] Einige Wissenschaftsinstitutionen haben bereits zu einer über die gesetzlichen Pflichten hinausgehenden Verantwortung Empfehlungen ausgesprochen.[91]

6 RESÜMEE UND FAZIT

Abschließend lässt sich festhalten, dass im Projekt ELSI-SAT H&C erhebliche Herausforderungen sowohl hinsichtlich Konzeption als auch inhaltlicher Ausgestaltung zu bewältigen waren. Erschwerend kam hinzu, dass die Materie selbst überaus komplex ist und sich das Gesundheitssystem aufgrund hoher Sozialrelevanz, erheblichen Kostendrucks und wechselnder politischer Beteiligungen in einem permanenten Reformierungs- und Wandlungsprozess befindet. Hiervon zeugen die vielfältigen gesetzgeberischen Aktivitäten auf nationaler wie europäischer Ebene, die während der Projektlaufzeit kumulierten und auch in naher Zukunft nicht absehbar sind.

Dies führte in dem inter- bzw. intradisziplinären Projekt öfter zu Unklarheiten oder auch Divergenzen in Hinblick auf zu berücksichtigende Vorgaben und Parameter. Daher konnten – schon aus Gründen der Priorisierung und eines zu begrenzenden Umfangs – nicht sämtliche Beiträge aus rechtlicher Sicht ins ELSI SAT-Tool einfließen und dort Berücksichtigung finden. Zudem erschwerten die während der Projektlaufzeit (2020–2023) dauerhaft bestehenden „Corona-Verhältnisse" engere Abstimmungen und intensivere Absprachen durch persönliche Treffen. Insofern wurde durch diese Pandemie im Projekt selbst ein Bedarf an Digitaltechnologie geschaffen und sichtbar, das Projektthema gleichsam aufgegriffen und in einer Form bedeutsam, die eine praktische Einordnung gewissermaßen erleichterte.

Des Weiteren zeigte sich eine für inter- und intradisziplinäre Forschungsgruppen offenbar spezifische und typische Problematik: Die Eigenart des Sprachgebrauchs in den unterschiedlichen wissenschaftlichen Disziplinen. Zudem haben insbesondere Juristen nicht nur mit der Komplexität von Sachverhalten (d.h. Gesetzeslagen, hier auch: technologische Neuerungen), sondern auch mit der Vieldeutigkeit von Sprache und Semantik zu tun.[92] Gleichzeitig gilt es dabei, einen höchstmöglichen Grad an Klarheit, Verständlichkeit und Prägnanz zu erreichen, insbesondere auch für (fachfremde) Entwickelnde und Forschende, also die Nutzenden des

---

schung" geben, vgl. Hinweis in BAFA 2019, S. 13f.
90 Vgl. Hinweis in BAFA 2019, S.18, mit Verweis auf die Studie des European Research Council: „Ethics self-assessment" für Projekte unter Horizon 2020, online unter https://erc.europa.eu/sites/default/files/document/file/EthicsSelfAssessmentStepByStep.pdf.
91 Hierzu z. B. Gemeinsamer Ausschuss zum Umgang mit sicherheitsrelevanter Forschung an der Leopoldina, online unter: https://www.leopoldina.org/ueber-uns/kooperationen/; Deutsche Forschungsgemeinschaft (DFG), online unter: http://www.dfg.de/dfg_magazin/forschungspolitik/wissenschaftsfreiheit_wissenschaftsverantwortung/index.html.
92 Zur Sprache von Juristen (selbst-)kritisch, unterhaltsam und lehrreich: Wesel 1992, S. 165ff.

Tools. Nicht zuletzt angesichts der Komplexität der Materie ein nicht immer leichtes Unterfangen.

Insofern lässt sich ein gedanklicher Bogen zu bereits Gesagtem schlagen: Schwierigkeiten bei der Konzeptionierung und Umsetzung des Tools wurden durch unbestimmte und im Wandel begriffene Gesetzeslagen sowie das gegenläufige Erfordernis plastischer Vermittlung und prägnanter Darstellung potenziert.

BIBLIOGRAFIE

Atzert, Michael (2024): In: Schwartmann/Jaspers/Thüsing/Kugelmann, DS-GVO/BDSG. Kommentar Datenschutz-Grundverordnung Bundesdatenschutzgesetz. Kommentierung zu Artikel 22 DS-GVO. Heidelberg: C.F. Müller.

Ballweber, Jana (2020): Datenschützer:innen halten Patientendaten-Schutz-Gesetz für rechtswidrig. Online: https://netzpolitik.org/2020/elektronische-patientenakte-datenschuetzerinnen-halten-patientendaten-schutz-gesetz-fuer-rechtswidrig/ (letzter Zugriff: 06.03.2024).

Baumgartner, Ulrich/Brunnbauer, Jonas H./Cross, Samuel (2023): Anforderungen der DS-GVO an den Einsatz von Künstlicher Intelligenz. Welche Regelungen gelten für Anbieter und Anwender? In: MMR Heft 8, S. 543–548.

Boßow-Thies, Silvia,/Hofmann-Stölting, Christina/Jochims, Heike (Hrsg.) (2020): Das Öl des 21. Jahrhunderts – Strategischer Einsatz von Daten im Marketing. In: Data-driven Marketing. Wiesbaden: Springer Gabler.

Bundesamt für Wirtschaft und Ausfuhrkontrolle (BAFA) (2019): Exportkontrolle in Forschung & Wissenschaft. Online: https://www.bafa.de/SharedDocs/Downloads/DE/Aussenwirtschaft/afk_aca_broschuere_awareness.pdf?__blob=publicationFile&v=2 (letzter Zugriff: 25.09.2024).

Bundesinstitut für Arzneimittel und Medizinprodukte (BfAM) (2024): DiGA – Digitale Gesundheitsanwendungen. Online: https://www.bfarm.de/DE/Medizinprodukte/Aufgaben/DiGA-und-DiPA/DiGA/_node.html (letzter Zugriff: 24.10.2024).

Chalmers, A. F. (2001): Der Falsifikationismus. In: Bergemann, N.,/Altstötter-Gleich, C. (Hrsg.): Wege der Wissenschaft. Berlin/Heidelberg: Springer. Online: https://doi.org/10.1007/978-3-662-10879-6_6.

Coing, Helmut (1993): Grundzüge der Rechtsphilosophie. Berlin/New York: de Gruyter.

Deutscher Ethikrat (Hrsg.) (2023): Mensch und Maschine – Herausforderungen durch Künstliche Intelligenz. Stellungnahme. Online: https://www.ethikrat.org/fileadmin/Publikationen/Stellungnahmen/deutsch/stellungnahme-mensch-und-maschine.pdf (letzter Zugriff: 06.03.2024).

Hayes, Brian (2003): Im Reich der Terabytes. In: „spektrum.de" vom 01.12.2003. Online: https://www.spektrum.de/magazin/im-reich-der-terabytes/830398 (letzter Zugriff: 06.03.2024).

Heinrich, Jörg (2022): Google-KI verbessert Ärzte-Handschrift. In: w&v, Art. v. 19.12.2022. Online: https://www.wuv.de/Themen/Performance-Analytics/Google-KI-verbessert-Aerzte-Handschrift (letzter Zugriff: 06.03.2024).

Hoeren, Thomas/Niehoff, Maurice (2018): KI und Datenschutz – Begründungserfordernisse automatisierter Entscheidungen. In: RW 1/2018, S. 4–65. Online: https://www.nomos-elibrary.de/10.5771/1868-8098-2018-1-47.pdf?download_full_pdf=1 (letzter Zugriff: 06.03.2024).

InviDas (2023): Wearables und individuelle digitale Souveränität (Mai 2020 bis April 2023). Abschlusspublikation. Online: https://invidas.gi.de/fileadmin/PR/InviDas/Invidas-Abschlusspraesentation.pdf (letzter Zugriff: 24.10.2024).

Keller, Martina (2024): Lauterbachs Revolution? – Doku über den Kampf um die Krankenhausreform. In: SWR 2, Feature | ARD Radiofeature, 04.01.2024. Online: https://www.swr.de/swr2/doku-und-feature/lauterbachs-revolution-doku-ueber-den-kampf-um-die-krankenhausreform-swr2-feature-2024-01-05-100.html (letzter Zugriff: 06.03.2024).

Keuth, Herbert (Hrsg.) (2005): Karl R. Popper (1935) – Band 3: Logik der Forschung (Wien: Springer). Tübingen: Mohr Siebeck.
Klingbeil, Stefan (2019): Schuldnerhaftung für Roboterversagen. Zum Problem der Substitution von Erfüllungsgehilfen durch Maschinen. In: JZ 14/2019, S. 718–725.
Lejeune, Mathias (2023): Der Schutz von Geschäftsgeheimnissen nach Einführung des GeschGehG – ein Update. Aktuelle Entwicklung unter Berücksichtigung ergangener Gerichtsentscheidungen. In: IT-Rechtsberater, Heft 11/23, S. 293–299.
Lopez, Paola (2021): Diskriminierung durch Data Bias. Künstliche Intelligenz kann soziale Ungleichheiten verstärken. WZB Mitteilungen, Heft 171, März 2021, S. 26–28. Online: https://bibliothek.wzb.eu/artikel/2021/f-23704.pdf (letzter Zugriff: 06.03.2024).
Oğlakcıoğlu, Mustafa Temmuz (2023): Strafrechtliche Risiken im Rahmen Algorithmus gestützter Therapien – Zwischen Medizinprodukterecht, erlaubtem Risiko und Fahrlässigkeit. In: medstra Ausgabe 5/2023, S. 283ff.
Popper, Karl R. (2005 [1935]): Logik der Forschung. In: Keuth (Hrsg.): Karl R. Popper (1935) – Band 3. Tübingen: Mohr Siebeck.
Rüpke, Giselher/von Lewinski, Kai/Eckhardt, Jens (2018): Datenschutzrecht. München: CH Beck oHG.
Schirmer, Jan-Erik (2019): Von Mäusen, Menschen und Maschinen. Autonome Systeme in der Architektur der Rechtsfähigkeit. In: JZ 14/2019, S. 711–718.
Schneider, Jochen/Streitz, Siegfried (2023): ITRB-Themenradar: KI-Verordnung. In: IT-Rechtsberater Heft 10/23, S. 266–268.
Schulzki-Haddouti, Christiane (2023): EHDS: Experten sehen Korrekturbedarf für Europäischen Gesundheitsdatenraum. Online: https://www.heise.de/news/EHDS-Experten-sehen-Korrekturbedarf-fuer-Europaeischen-Gesundheitsdatenraum-7522859.html (letzter Zugriff: 06.03.2024).
Söbbing, Thomas/Schwarz, Alexander (2024): Unkalkulierbares Haftungsrisiko für App-Ersteller durch die DI-RL beim B2B-Geschäft? In: IT-Rechtsberater Heft 1/24, S. 19–24.
Staudenmayer, Dirk (2023): Haftung für Künstliche Intelligenz. In: NJW 2023, S. 894–901.
Steinmüller, Wilhelm (1993): Informationstechnologie und Gesellschaft. Einführung in die angewandte Informatik. Darmstadt: Wissenschaftliche Buchgesellschaft.
Wesel, Uwe (1992): Juristische Weltkunde. Eine Einführung in das Recht. Frankfurt/Main: Suhrkamp.

KURZBIOGRAFIEN

Sarah Bacher, B.A.
Sarah Bacher ist seit 2023 wissenschaftliche Mitarbeiterin in der Information Experience and Design (IXD) Research Group an der Hochschule der Medien in Stuttgart. Zuvor studierte sie Informationsdesign (B.A.) und arbeitete über ein Jahr als UX Engineer in der agilen Softwareentwicklung. Aktuell beschäftigt sich Sarah Bacher in Industrie- und Forschungsprojekten insbesondere mit dem Bereich Usability und User Experience. Ihre derzeitigen Projekte umfassen die Erforschung und Konzeption positiver Erlebnisse in der Softwareentwicklung sowie die Entwicklung einer digitalen Plattform für Bildung und lebenslanges Lernen.

Annalena Binder, B.Sc., M.A.
Annalena Binder ist Absolventin des Masterstudiengangs Medienmanagement der Hochschule der Medien Stuttgart.

Prof. Dr. Michael Burmester
Prof. Dr. Michael Burmester ist Professor für ‚Informationsdesign, insb. Human-Centered Design' an der Hochschule der Medien in Stuttgart (HdM). Seit 2002 lehrt er im Studiengang Informationsdesign, leitet das User Experience Research Lab (UXL) und ist Sprecher der Information Experience Design Research Group (IXD). Er leitete das Mittelstand 4.0-Kompetenzzentrum Usability (2017–2023) und seit Mai 2023 das Mittelstand-Digital Zentrum Fokus Mensch (2023–2026), gefördert durch das Bundesministerium für Wirtschaft und Klimaschutz (BMWK). Seine aktuellen Forschungsarbeiten beschäftigen sich mit menschzentrierter digitaler Transformation, wobei die Themen menschzentrierte Künstliche Intelligenz, transdisziplinäres Co-Design beim Einsatz von Extended Reality Technologie für Off-Highway-Machines sowie Gestaltung digitaler Technologien für positive User Experience und Wohlbefinden in Freizeit- und Arbeitskontexten im Vordergrund stehen.

PD Katharina Crepaz PhD
Katharina Crepaz ist Senior Researcher am Center for Autonomy Experience, Eurac Research, in Bozen und Privatdozentin am Lehrstuhl für Soziale Determinanten der Gesundheit an der Technischen Universität München (TUM). Sie hat Anglistik und Amerikanistik und Politikwissenschaft (MMag. Phil.) sowie Skandinavistik (B.A.) an den Universitäten Innsbruck und Wien studiert und 2015 in Politikwissenschaft

promoviert (PhD); 2020 folgte die Habilitation in Gesundheitswissenschaften unter besonderer Berücksichtigung von Diversity Governance an der TUM. Von 2015 bis 2020 war sie als Post-Doc am Max-Planck-Institut für Sozialrecht und Sozialpolitik und am Lehrstuhl für Diversitätssoziologie (TUM) tätig. Sie forscht zu Gender & Diversity, sozialen Determinanten der Gesundheit, Minderheiten, Migration, und Diversity Governance. Im Dezember 2022 wurde sie mit dem Habilitationspreis der Freunde der TUM e.V. ausgezeichnet.

Jan Doria, M.A.
Jan Doria ist Medienwissenschaftler und arbeitet als Akademischer Mitarbeiter am Institut für Digitale Ethik (IDE) der Hochschule der Medien (HdM) Stuttgart im Forschungsprojekt IKID – Integrierte KI-Lehre. Daneben promoviert er an der Geistes- und Kulturwissenschaftlichen Fakultät der Universität Passau und ist Fellow am Passau Young Researchers Excellence Centre (PYREC). Seine Tätigkeitsschwerpunkte sind die Ethik der Künstlichen Intelligenz, Narrative Werteforschung und die Schnittstelle zwischen Digitalisierung und Nachhaltigkeit.

Benjamin Fetzer, B.A., M.A.
Benjamin Fetzer ist Absolvent des Masterstudiengangs Medienmanagement der Hochschule der Medien Stuttgart.

Anna Maria Gebert, B.A.
Anna Maria Gebert ist Studentin im Masterstudiengang Unternehmenskommunikation der Hochschule der Medien Stuttgart.

Mala Ginter, B.A.
Mala Ginter ist Studentin im Masterstudiengang Unternehmenskommunikation der Hochschule der Medien Stuttgart.

Prof. Dr. Petra Grimm
Prof. Dr. Petra Grimm ist seit 1998 Professorin für Medienforschung und Kommunikationswissenschaft an der Hochschule der Medien (Stuttgart). Sie ist Leiterin des Instituts für Digitale Ethik (IDE) und Ethikbeauftragte der Hochschule der Medien. Ihre Forschungsschwerpunkte sind „Digitalisierung der Gesellschaft", „Ethik der KI und Robotik", „Narrative Ethik" und „Mediennutzung von Kindern und Jugendlichen". Hierzu hat sie zahlreiche Publikationen veröffentlicht und Forschungsprojekte durchgeführt. Ihr Lehrgebiet ist Digitale Ethik und Narrative Medienforschung in Master- und Bachelor-Studiengängen. Sie ist (Mit-)Herausgeberin der Schriftenreihe Medienethik und der Schriftenreihe Daten, Recht und Digitale Ethik. Sie ist u.a. Mitglied im Promotionsverband der HAW Baden-Württemberg,

der Deutschen Gesellschaft für Publizistik (Fachgruppe Kommunikations- und Medienethik), Kulturbeirat der Akademie Bad Boll sowie der Verbraucherkommission Baden-Württemberg.

Jörn Hoffmann
Jörn Hoffmann (Assessor jur.) ist zertifizierter Datenschutzbeauftragter und Datenschutzauditor (TÜV). Nach einer technisch-naturwissenschaftlichen Aus- und Schulbildung studierte er Soziologie, Philosophie sowie Rechts- und Medienwissenschaften. Er war einige Jahre rechtsberatend im Bereich des Urheber-, IT- und Medienrechts tätig und gehört seit 2017 dem Institut für Digitale Ethik (IDE) der Hochschule der Medien (HdM) an. Dort begleitet er unterschiedlichste interdisziplinäre Projekte mit ethischen, rechtlichen und sozialen Implikationen (ELSI) aus rechtlicher Perspektive; insbesondere in Hinblick auf das Datenschutz-, KI- und Haftungsrecht sowie das rechtliche Monitoring der Prinzipien von Privacy by Design und Privacy by Default, also der Beachtung von Privatheit und Datenschutz schon bei der Technikgestaltung (Projekte bislang: KoFFI, PräDiSiKo, ELSI-SAT, ELSI-SAT H&C, SHUFFLE, ZEN-MRI).

Julia Kozlova, B.A.
Julia Kozlova ist Studentin im Masterstudiengang Medienmanagement der Hochschule der Medien Stuttgart.

Susanne Kuhnert, M.A.
Susanne Kuhnert hat Philosophie, Interkulturelle Kommunikation und Neuere Deutsche Literatur an der Ludwig-Maximilians-Universität in München studiert und ist als wissenschaftliche Mitarbeiterin seit Februar 2017 am Institut für Digitale Ethik an der Hochschule der Medien in Stuttgart beschäftigt. Sie arbeitete in dieser Zeit in den vom Bundesministerium für Bildung und Forschung geförderten Forschungsprojekten KoFFI (Kooperative-Fahrer-Fahrzeug-Interaktion) und SmartIdentifikation (Smartphone-basierte Analyse von Migrationstrends zur Identifikation von Schleuserrouten). In diesen Projekten konnte sie sich intensiv mit technikethischen Fragen der Digitalisierung auseinandersetzen, bis sie im Juli 2020 zum vom MWK Baden-Württemberg geförderten Projekt Digital Dialog 21 wechselte, das die gesellschaftlichen Herausforderungen der Digitalisierung in den Mittelpunkt stellte. In dieser Zeit war sie mitverantwortlich für die Gestaltung von medienethischen Tools wie der Podcast-Reihe „Digital & Glücklich", dem Online-Datenschutz-Tool „Privat-o-Mat" und für das E-Book „Märchen und Erzählungen der Digitalen Ethik". Im BMBF-Projekt „ELSI-SAT Health & Care" wirkte sie von April 2022 bis Juli 2023 an der Gestaltung des gleichnamigen Softwaretools mit, das Forschungsprojekte bei der Antragsstellungsstellung unterstützen soll, ELS-Aspekte rechtzeitig zu erkennen und in die Forschungsanträge zu integrieren. Aktuell arbeitet sie am Institut für Digitale Ethik in den Forschungsprojekten SHUFFLE,

bei dem es um die Förderung von digitaler Barrierefreiheit in der Hochschullehre geht, im BMBF-Forschungsprojekt GEISST (Generator für Emotional Individualisierbare Synthetik-Stimmen), das sich mit generativer Künstlicher Intelligenz in den Medien befasst, und im BMBF-Projekt KoodiKo (Kooperative digitale Kommune durch innovative Kommunikations- und Interaktionsstrategien), welches digitale Bürgerbeteiligungsformate der Zukunft erforscht. Susanne Kuhnert war von 2018 bis 2021 neben ihrer Arbeit am Institut für Digitale Ethik auch als Lehrbeauftragte für das Hasso-Plattner-Institut an der Universität Potsdam tätig.

Tobias List, M.A.
Tobias List studierte von 2013 bis 2019 Medienmanagement im Bachelor und Master an der Hochschule Macromedia, dem Griffith College Dublin (Bachelor) und an der Hochschule der Medien Stuttgart (Master). Seit 2019 arbeitet er als wissenschaftlicher Mitarbeiter am Institut für Digitale Ethik (IDE) an der Hochschule der Medien Stuttgart. In den Forschungsprojekten ELSI-SAT und ELSI-SAT Health & Care konnte er sich mit ethischen und rechtlichen Implikationen von Mensch-Technik-Interaktionen auseinandersetzen. Aktuell arbeitet er im BMBF-Projekt KoodiKo zur Erforschung von digitalen Bürgerbeteiligungsformaten. Tobias List arbeitet seit 2022 an seiner Dissertation am Institut für Technikfolgenabschätzung und Systemanalyse (ITAS) am Karlsruher Institut für Technologie zu Ethics by Design.

Dr. Jan Mehlich
Jan Mehlich studierte von 2002 bis 2012 Chemie (Diplom, Promotion) und Angewandte Ethik (Master) an der Westfälischen Wilhelmsuniversität Münster. Ausgestattet mit Kenntnissen der Nanowissenschaft sowie der Anforderungen an ethischen Diskurs übernahm er die Koordination eines Begleitforschungsprojekts zu ethischen und sozialen Implikationen von Nanomedizin an der Europäischen Akademie Bad Neuenahr-Ahrweiler GmbH, einer Institution im Bereich Technikfolgenbewertung. Als Stipendiat der Alexander-von-Humboldt-Stiftung forschte er in Taiwan an der National Chung Hsing University und der Tunghai University zu der Frage, inwiefern ethische, soziale und ökologische Aspekte im Rahmen der taiwanischen National Nanotechnology Initiative berücksichtigt wurden. Im Anschluss an dieses Postdoktorat bekleidete er Stellen zunächst als wissenschaftlicher Mitarbeiter und dann als Assistenzprofessor an der International School of Technology and Management an der Feng Chia University, wo er sich mit der Rolle verschiedener Akteure im normativen Innovationsdiskurs befasste. Zu seinen Lehraktivitäten gehören Kurse in Wissenschafts- und Technikethik, Innovationsmanagement, Kritisches Denken und Diskurskompetenz. Seit Oktober 2021 arbeitet er am Center for Life Ethics der Rheinischen Wilhelmsuniversität Bonn, unter anderem im Projekt ELSI-SAT Health & Care.

Prof. Dr. Claudia Paganini

Prof. Dr. Claudia Paganini ist Philosophin und war – nach Stationen als Gastdozentin an den Universitäten von Mailand, Athen, Zagreb und Limerick – von 2021 bis 2024 Professorin für Medienethik an der Hochschule für Philosophie München. Seit Herbst 2024 forscht und lehrt sie an der Universität Innsbruck. Bevor sie 2018 mit einer preisgekrönten Arbeit im Fachbereich „Medienethik" habilitierte, war sie einige Jahre sowohl als Pressesprecherin als auch als Journalistin tätig. Sie ist in der interdisziplinären Lehre und in der Erwachsenenbildung engagiert, Mitglied mehrerer Ethikkommissionen und Sprecherin der Fachgruppe Kommunikations- und Medienethik der Deutschen Gesellschaft für Publizistik und Kommunikationswissenschaft (DGPuK).

Elena Schäuble, B.A.

Elena Schäuble ist Studentin im Masterstudiengang Unternehmenskommunikation der Hochschule der Medien Stuttgart.

Patrizia Schiffrer, B.A.

Patrizia Schiffrer ist UX-Designerin in München. Nach ihrem Informationsdesign-Studium (B.A.) arbeitete sie über ein Jahr als wissenschaftliche Mitarbeiterin in der Information Experience and Design (IXD) Research Group an der Hochschule der Medien Stuttgart. Dort war sie mit ihren Schwerpunkten Usability und User Experience maßgeblich an der Konzeption und Gestaltung des Ethik-Tools „ELSI-SAT Health & Care" beteiligt. Im Rahmen des Projekts ging sie der Frage nach, wie Forschende ELSI-Themen bestmöglich in ihre Arbeit einbeziehen können.

Prof. Dr. phil. habil. Karsten Weber

Prof. Dr. phil. habil. Karsten Weber ist seit 2022 Professor für Technikfolgenabschätzung für KI-gestützte Mobilität; außerdem ist er einer der drei Direktor*innen des Regensburg Center of Health Sciences and Technology (RCHST) sowie Ko-Leiter des Instituts für Sozialforschung und Technikfolgenabschätzung (IST) der OTH Regensburg. Er ist außerdem Gründungsmitglied und einer der drei Sprecher*innen der Gemeinsamen Ethikkommission der Hochschulen Bayerns (GEHBa). Die Forschungsschwerpunkte Prof. Webers sind angewandte Ethik sowie Technikfolgenabschätzung der Informations- und Kommunikationstechnologien insbesondere für die Bereiche Gesundheit, Mobilität und Energie. Hierzu hat er zahlreiche Publikationen vorgelegt. Lehrgebiete sind Ethik der Informatik sowie Technikfolgenabschätzung in der Informatik. Aktuelle Forschungsprojekte behandeln insbesondere KI-Anwendungen, so bspw. im Projekt KINiro, das vom BMFSFJ gefördert wird, oder im Projekt EVEKT, das vom BMWK unterstützt wird.

Prof. Dr. Oliver Zöllner
Prof. Dr. Oliver Zöllner ist seit 2006 Professor für Medienforschung, Soziologie der Medienkommunikation und Digitale Ethik an der Hochschule der Medien Stuttgart und dort einer der drei Leiter des Instituts für Digitale Ethik (IDE). Zudem ist er seit 2006 Honorarprofessor für Kommunikations- und Medienwissenschaft an der Heinrich-Heine-Universität Düsseldorf. Zöllner forscht und lehrt zu Fragen der Digitalisierung, der digitalen Transformation und der damit verbundenen Aspekte der reflexiven Medienkompetenz und Digitalen Ethik. Zu seinen Spezialgebieten zählen außerdem die strategische Eigendarstellung von Staaten im System der internationalen Kommunikation (Public Diplomacy, Nation Branding, Competitive Identity) wie auch Prozesse der Identitätsbildung in Gesellschaften, etwa im Kontext von Migrationsdebatten.

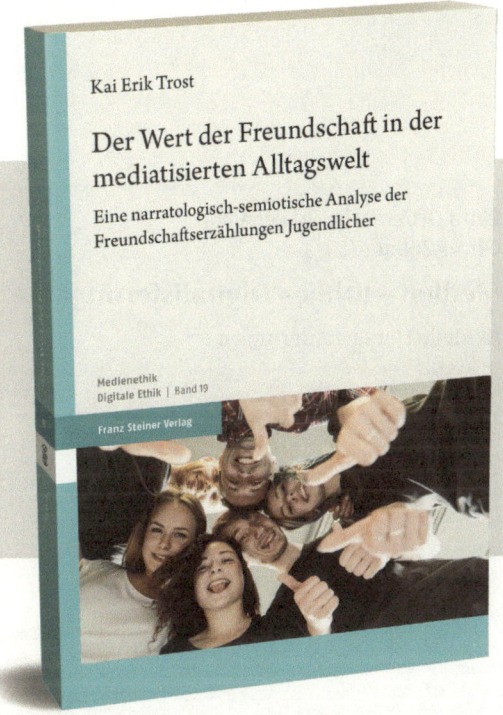

Kai Erik Trost

Der Wert der Freundschaft in der mediatisierten Alltagswelt

Eine narratologisch-semiotische Analyse der Freundschaftserzählungen Jugendlicher

MEDIENETHIK / DIGITALE ETHIK – BAND 19
2023. 292 Seiten mit 12 Farb-Abbildungen und 6 Tabellen

978-3-515-13546-7 KARTONIERT
978-3-515-13550-4 E-BOOK

Kai Erik Trost untersucht, wie heutige Jugendliche Freundschaft praktizieren und als sinnhaft erleben. Welche subjektiven Bedeutungen haben die Beziehungen im digitalisierten Alltag? Welche Werte sind in besonderem Maße relevant? Methodisch arbeitet der Autor mit Erzählinterviews. Für die Auswertung der Geschichten entwickelt er einen neuartigen, narratologisch-semiotisch fundierten Analyseansatz und wendet ihn empirisch an. In seiner Analyse identifiziert Trost sechs Freundschaftssemantiken, die anhand der sozialen Funktionen der sozialräumlichen und gesellschaftlichen Verortung, der psychosozialen Stabilisierung und der Selbstauseinandersetzung logisch paradigmatisiert werden.

Die Ergebnisse zeigen, dass heutige Freundschaften als offene Beziehungen zu verstehen sind, die einem relativen Privatismus sowie einer besonderen Form der Selbstreflexivität und des Egozentrismus unterliegen. Sie erweisen sich als sehr fragil, werden zugleich aber moralisch in besonderem Maße idealisiert.

DER AUTOR

Kai Erik Trost ist wissenschaftlicher Koordinator am Institut für Digitale Ethik (IDE) an der Hochschule der Medien in Stuttgart. Seine Forschungsschwerpunkte liegen im Bereich der empirischen Medien- und Sozialforschung, Narrations- und Textanalyse sowie der Interview- und Gesprächsforschung. Am Institut arbeitet er in verschiedenen Projekten im Bereich der Roboterethik & Mensch-Roboter-Interaktion sowie der interdisziplinären Forschung zu Künstlicher Intelligenz.

AUS DEM INHALT

Freundschaft als erzählte Geschichte | Die Freundschaft im Kontext jugendlicher Alltags- und Lebenswelten | Die Analyse von Erzählinterviews nach einem narratologisch semiotischen Ansatz | Vorgehensweise und Ablauf der Untersuchung | Subjektive Freundschaftssemantiken | Normative Freundschaftskonzeptionen | Heutige Freundschaftsbeziehungen | Narrative Freundschaftsanalysen

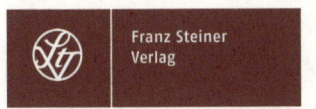

Hier bestellen:
service@steiner-verlag.de

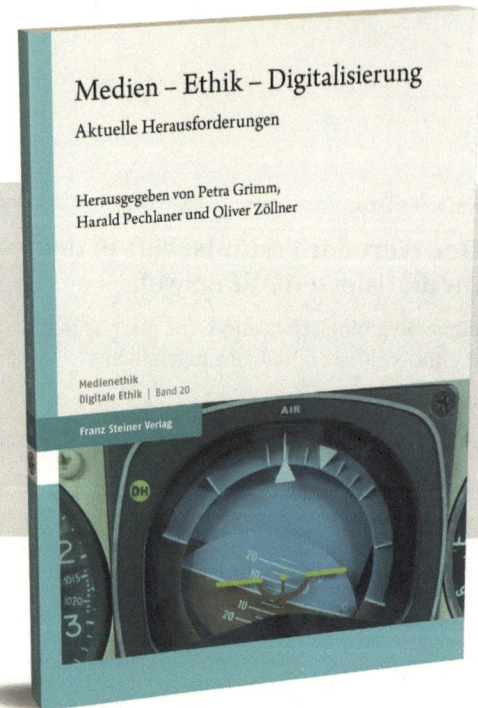

Petra Grimm, Harald Pechlaner,
Oliver Zöllner (Hg.)

Medien – Ethik – Digitalisierung

Aktuelle Herausforderungen

MEDIENETHIK – BAND 20
2023. 224 Seiten mit 23 sw-Abbildungen und 2 Tabellen

978-3-515-13599-3 KARTONIERT
978-3-515-13601-3 E-BOOK

Die tiefgreifende Vernetzung, die die Digitalität ermöglicht, weitet Handlungs- und Erfahrungsmöglichkeiten aus – teilweise allerdings bis hin zur Überforderung vieler Nutzenden. Letzteres erfolgt etwa mit Blick auf die zahlreich zu beobachtenden überhitzten Auseinandersetzungen im Netz, die aus Sicht einer liberalen Demokratie unerwünschte, destabilisierende Phänomene wie Hassrede, Fake News und Verschwörungsmythen wachsen lassen. Die Digitalität erfordert somit neue ethische Ansätze für das Leben im Kontext einer allumfassenden Mediatisierung. Zugleich bringt der Vormarsch von Künstlicher Intelligenz neue Herausforderungen mit sich, ebenso Fragen nach der ökologischen Verantwortung von digitalen Technologien. Allen Beiträgen im Band gemein ist daher – unabhängig von der gewählten Perspektive – die Frage: Wird der Mensch zentral in den Blick genommen, wenn neue Technologien entwickelt und angewendet werden?

MIT BEITRÄGEN VON

Petra Grimm | Harald Pechlaner | Oliver Zöllner | Christopher Koska | Michael Reder | Marina Moreno | Adriano Mannino | Nikil Mukerji | Jan Mehlich | Marcel Schlegel | Michael de Rachewiltz | Susanne Kuhnert | Mirjam Gruber | Valeria von Miller | Jan Doria | Laura Braxmaier

Franz Steiner Verlag

Hier bestellen:
service@steiner-verlag.de